カラーアトラス人体
解剖と機能

第4版

Photographic Anatomy of the Human Body

カラーアトラス人体
解剖と機能

第4版

横地千仭
神奈川歯科大学名誉教授

Johannes W. Rohen
Erlangen-Nürnberg 大学名誉教授

Eva Lurie Weinreb
元 Philadelphia 短期大学教授

医学書院

Photographic Anatomy of the Human Body
Fourth Edition

Chihiro Yokochi, M.D.
Professor Emeritus
Department of Anatomy
Kanagawa Dental College
Yokosuka, Japan

Johannes W. Rohen M.D.
Professor Emeritus
Department of Anatomy
University of Erlangen–Nürnberg
Erlangen, Germany

Eva Lurie Weinreb, Ph.D.
Former Professor, Department of Biology
Division of Life Sciences and Allied Health Services
Community College of Philadelphia
Philadelphia, Pennsylvania, U. S. A.

	カラーアトラス人体—解剖と機能	
発　行	1970年 5 月 1 日	第 1 版第 1 刷
	1976年 8 月15日	第 1 版第 5 刷
	1979年 1 月15日	第 2 版第 1 刷
	1990年 3 月 1 日	第 2 版第 9 刷
	1991年 4 月15日	第 3 版第 1 刷
	2013年 4 月 1 日	第 3 版第22刷
	2013年12月 1 日	第 4 版第 1 刷 Ⓒ
	2020年10月15日	第 4 版第 7 刷

著　者　横地千䂓・J. W. Rohen・E. L. Weinreb
発行者　株式会社　医学書院
　　　　代表取締役　金原　俊
　　　　〒113-8719　東京都文京区本郷 1-28-23
　　　　電話　03-3817-5600（社内案内）
印刷・製本　横山印刷

本書の複製権・翻訳権・上映権・譲渡権・貸与権・公衆送信権（送信可能化権を含む）は株式会社医学書院が保有します．

ISBN978-4-260-01646-9

本書を無断で複製する行為（複写，スキャン，デジタルデータ化など）は，「私的使用のための複製」など著作権法上の限られた例外を除き禁じられています．大学，病院，診療所，企業などにおいて，業務上使用する目的（診療，研究活動を含む）で上記の行為を行うことは，その使用範囲が内部的であっても，私的使用には該当せず，違法です．また私的使用に該当する場合であっても，代行業者等の第三者に依頼して上記の行為を行うことは違法となります．

JCOPY 〈出版者著作権管理機構　委託出版物〉
本書の無断複製は著作権法上での例外を除き禁じられています．複製される場合は，そのつど事前に，出版者著作権管理機構（電話 03-5244-5088，FAX 03-5244-5089，info@jcopy.or.jp）の許諾を得てください．

第4版 序

　肉眼解剖学は，医学と同様に allied health（いわゆるコメディカルの領域）の課程においても基本となる最も重要な学問の一つである．今日まで世界中で多くの解剖学書が出版されてきたが，本書が刊行されるまでは，allied health の学生，あるいはすでにそれに従事している人々にとっても，適切な参考書といえるものはない状況であった．解剖標本はその構成が複雑なために，昔ながらの図や写真が載せられているに過ぎない従来の本では，人体の三次元的な構造を把握することは容易ではなかった．もちろん実際に解剖実習を行うのが肉眼解剖を学ぶうえで最も望ましいことであるが，遺体の入手は困難であること，さらには授業時間や設備上の制約などから実行が難しいのは今日でも変わらない．その制約を少しでも補おうという意図から本書は作成された．1969年の英文版の初版刊行以来，幸いにも本書は海外で非常に好評を博し，J.W. Rohen 教授が著者として加わった1978年発行の第2版では初版に続いて直ちにドイツ語，フランス語，イタリア語，スペイン語版がそれぞれの国で出版され，広く世界に受け入れられてきた．

　第3版からは，米国から E.L. Weinreb 教授を著者に加え，解剖学を学ぶ allied health 領域の学生の方向づけのための序論としての新しい写真や模式図による総論的な1章が新設された．解剖学のみならず診断学などの新たな技術的進歩に加え，カラー写真自体の改良が進んだことから，第3版ではページ数も内容も非常に充実したものとなった．写真のうちのあるものは J.W. Rohen／横地千仭：Color Atlas of Anatomy, 第2版（医学書院／F.K. Schattauer, 1988）から転載されたものであったが，使用された標本はできるだけ正常な状態のものを選び，一部では微細な解剖学的構造を示す目的であえて新鮮状態の標本を使用した．また入り組んで互いに識別し難い血管やリンパ管，神経などでは，実物に着色して識別しやすくしてある．さらに人体の三次元的立体構造を少しでも分かりやすく理解する助けとして，多彩なシェーマと断面解剖の写真を随所に取り入れた．

　このたびの改訂第4版においても，第3版をベースにして，写真，シェーマの入れ替えを行った．とくに著者としては，allied health の学生に人体の実物を見ておいてほしいという強い願いから，前版ではシェーマで示されていた人体の図を写真に置き換えた．また，全身の骨格，筋などが一目で分かるような写真を掲載している．これらも著者による人体の実物から学んでほしいという考えから示されているものである．さらに付録として今版から病理の標本も掲載した．92, 93ページに見開きで掲載した「胎児とその発育」の連続写真は看護学生が解剖学教室の見学に来たときに最も反響が大きい写真であり，本書の読者におかれても注目していただきたい．

　本書は undergraduate curriculum で行われる解剖あるいは解剖生理学の教科の副読本として作られたものであるが，すでに allied health の分野の仕事に従事している人たちにとっても大いに役立つものであり，これからも本邦でも従来同様に広く利用していただけるものと考えている．

　最後に著者らは本書の出版に協力して下さった多くの方々に深く感謝の意を表したい．

2013年10月

著者を代表して　横地千仭

目 次

1 解剖学とは ……………………………… 1
体の構成 ……………………………………… 1
体腔 …………………………………………… 2
体の部位と方向を表す用語 ………………… 4
体の面 ………………………………………… 5
体の部位 ……………………………………… 6
骨 ……………………………………………… 6
関節 …………………………………………… 9
筋 ……………………………………………… 13
血管 …………………………………………… 16

2 骨格 …………………………………………… 18
骨の構造 ……………………………………… 18
小児の骨格 …………………………………… 19
椎骨と脊柱 …………………………………… 20
体幹と上肢帯および胸郭の骨格 …………… 22

3 胸部，腹部および背部 …………………… 24
胸・腹壁の筋 ………………………………… 24
鼠径部 ………………………………………… 26
背部の筋と神経 ……………………………… 27
脊髄 …………………………………………… 31

4 上肢と下肢 ………………………………… 32
上肢 ………………………………………… 32
肩関節と上腕骨 ……………………………… 32
前腕および手，指の骨 ……………………… 34

腕および手，指の靱帯 ……………………… 36
肩および上肢の筋 …………………………… 37
上肢の動脈 …………………………………… 40
上肢の静脈，腕神経叢 ……………………… 42
上肢の神経 …………………………………… 44
下肢 ………………………………………… 45
骨盤 …………………………………………… 45
股関節と大腿骨 ……………………………… 46
膝関節と下腿の骨 …………………………… 48
足の骨と靱帯 ………………………………… 50
下肢の生体観察と筋 ………………………… 52
下肢の動脈 …………………………………… 58
下肢の静脈 …………………………………… 60
下肢の神経 …………………………………… 61
下腿，足背，足底の血管と神経 …………… 62

5 胸部内臓 …………………………………… 63
循環系 ………………………………………… 63
心臓 …………………………………………… 66
心臓の弁 ……………………………………… 67
心臓の血管 …………………………………… 68
心臓の刺激伝導系 …………………………… 70
リンパ系，脾臓 ……………………………… 71
呼吸器，肺 …………………………………… 72
前胸壁・乳腺・腋窩リンパ節 ……………… 74
気管支樹 ……………………………………… 75
横隔膜 ………………………………………… 76

6 腹部内臓 … 77

- 消化管 … 77
- 胃, 膵臓, 胆嚢 … 78
- 肝臓と門脈 … 80
- 腸と腸粘膜 … 82
- 腹部の血管と神経 … 83

7 泌尿生殖器および腹膜後器官 … 84

- 泌尿器系 … 85
- 腎臓 … 86
- 男性生殖器 … 87
- 女性生殖器 … 90
- 胎児とその発育 … 92
- 女性外陰部 … 94

8 頭頸部 … 95

- 頭蓋骨 … 95
- 頭部の筋 … 98
- 頭頸部の神経とリンパ系 … 100
- 頭頸部の血管 … 102
- 脳神経 … 104
- 大脳, 脳幹 … 106
- 脳の動脈 … 108
- 脳室 … 109
- 頭部と脳の断面 … 111
- 自律神経 … 112

9 頭部の感覚器 … 114

- 眼と視覚路 … 114
- 眼球付属器 … 116
- 平衡聴覚器 … 117
- 中耳と内耳 … 118

10 上部の呼吸器および消化器系 … 120

- 鼻腔 … 120
- 喉頭 … 122
- 口腔, 歯 … 124
- 咀嚼筋 … 127
- 舌 … 128
- 舌筋, 咽頭筋 … 129

11 内分泌腺 … 130

- 松果体, 下垂体 … 130
- 甲状腺, 上皮小体, 胸腺, 腎上体(副腎) … 131

12 人体の断面 … 132

- 頭部の断面 … 132
- 胸部および腹部の断面 … 133
- 骨盤部および大腿の断面 … 134

付録1 解剖学用語の漢字の起源 … 135
付録2 病理標本 … 136

索引(和英対照) … 139

1 解剖学とは

　解剖学 anatomy は体の形態と構造や，体の各部分の相互の関係を学ぶ学問である．もしこの場合肉眼で観察することができる限界である 0.1 mm より大きいものだけに限るならば，**肉眼解剖学** gross anatomy と呼ばれる．解剖学の語源はギリシャ語の ana と tome とからきており，これは「切りきざむ」または「切開する」という意味で，このような方法によって一般に体の構造が明らかにされるのである．解剖学はまた局所解剖学と系統解剖学とに分けられる．**局所解剖学** regional anatomy とは，たとえば頭とか胸とかのような特定の部位が解剖されたときに，その中にある骨とか筋とか血管，あるいは神経や内臓のような諸系統相互の関係を取り扱うものである．それに対して**系統解剖学** systemic anatomy では，体の構成を骨格系や筋系あるいは神経系などの系統別に区分し，別々に取り扱っている．系統解剖学的なアプローチはしばしば序論的なコースに，あるいは機能を理解させるのに好都合である．一方，局所解剖的なアプローチは臨床的あるいは外科的な応用が考えられる場合に用いられる．解剖室で使われる遺体は一般に局所解剖的に解剖されるので，この図譜では局所解剖的なアプローチがとられている．

体の構成 *structure of human body*

　人体は左右対称に作られており，右半分と左半分とは互いに鏡像のようになっている．同時に人体はまた上下に分節的になっている．しかしこれは成人では胎生期の場合のようにははっきりしていない．成人における分節構造の証拠は脊柱や血管や末梢神経の配列にはっきりと認められる．また 4 つの基本的な組織（上皮，結合組織，筋および神経組織）から構成されるいろいろな器官が 1 つの目的のために互いに協力する集まりを作ったものを**系統（器官系）**というが，それらは 10 の集まりに分けられる．すなわち外皮系，骨格系，筋系，神経系，循環器系（心臓血管系，リンパ系），呼吸器系，消化器系，泌尿器系，生殖器系および内分泌器系である．これらの系が作る器官は次のようなものである．

- **外皮系**：皮膚とその付属物――毛，爪，皮脂腺，汗腺，乳腺の一部．
- **骨格系**：骨，軟骨，関節．
- **筋系**：骨格筋とそれに付随する結合組織――筋膜，腱，腱膜．
- **神経系**：中枢神経として脳，脊髄，末梢神経として神経，神経節，終末器．
- **循環器系**：心臓血管系としては心臓，血管――動脈，毛細血管，静脈；リンパ系としてはリンパ管，リンパ組織．
- **呼吸器系**：鼻部，咽頭，喉頭，気管，気管支および肺．
- **消化器系**：口とその付属器，咽頭，食道，胃，小腸，大腸，肝臓，胆管，膵臓．
- **泌尿器系**：腎臓，尿管，膀胱，尿道．
- **生殖器系**：性腺（精巣と卵巣），それに連なる生殖管と腺，外陰部．
- **内分泌器系**：松果体，下垂体，甲状腺，上皮小体，胸腺，膵島，腎上体および性腺（精巣と卵巣）．

　器官系は一局所にのみ存在するとは限らない．たとえば消化器系は頭から始まり，頸・胸・腹部を通り骨盤内に終わる．また単一の器官でも一局所に限局してあるとはかぎらない．たとえば食道は頸と胸を通って横隔膜を貫通し腹部にいたり，ここで胃に開口する．骨，筋，脈管および神経系は全身に分布している．動脈とか神経のように長く伸びているものを全部見るためには，たくさんの写真の中に示されているように体のいろいろな部位を解剖して，これらの構造物を結び付けて確認する必要がある．

解剖学とは

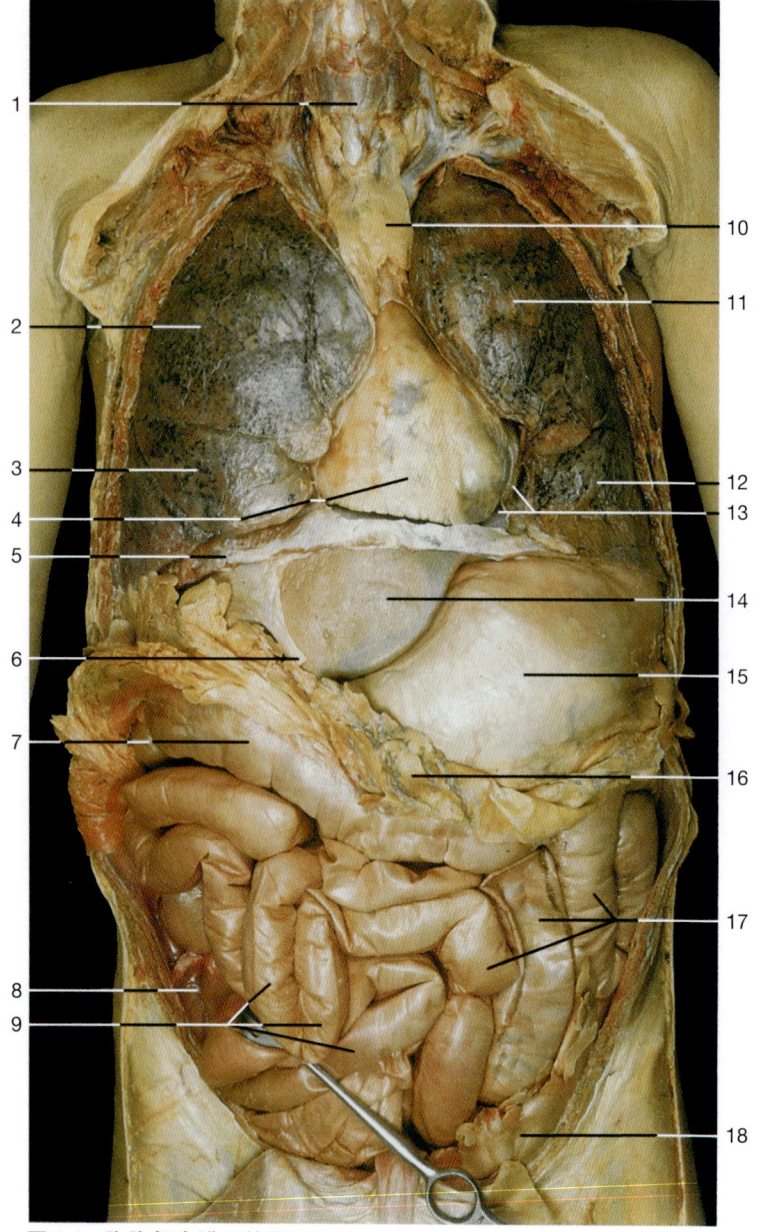

図 1.1 胸腹部内臓の位置　大網は部分的に除去され，翻転されている．

1　甲状腺
2　右肺の上葉
3　右肺の中葉
4　心臓
5　横隔膜
6　肝円索
7　横行結腸
8　盲腸
9　小腸（回腸）
10　胸腺
11　左肺の上葉
12　左肺の下葉
13　心膜（切断縁）
14　肝臓（左葉）
15　胃
16　大網
17　小腸（空腸）
18　S状結腸

体腔 *body cavities*

内臓は滑らかな膜で裏打ちされた体の腔所の中に収められている．体の前表面に近い前側の体腔は横隔膜により，上は胸腔に，下は腹（腹骨盤）腔に分けられる（図1.1）．胸腔は肺を容れている右と左の胸膜腔，および心臓とそれに出入する大血管を容れている心膜（心嚢）を含んでいる．胸腔の前方は胸骨，後方は胸椎に，上方は胸郭上口，下方は横隔膜に囲まれ，肺と胸膜以外の器官は縦隔を構成している．縦隔を構成する器官は胸腺，気管，食道，心臓とそこに出入する血管，リンパ管，リンパ節および神経などである．

腹腔は横隔膜から恥骨のところまで達しており，狭い意味（固有）の腹腔と骨盤腔とに分けられる．肝臓，胆管，脾臓，膵臓，胃，小腸の大部分，大腸の一部，腎臓や尿管が固有の腹腔を占領している．一方，S状結腸，直腸，膀胱および男女生殖器の一部が骨盤腔を占めている．膵臓，十二指腸，直腸，膀胱および子宮（女性）は後腹壁の前あるいは骨盤床の上にあり，腹膜に覆われていないので腹膜後器官と呼ばれる．

体腔　3

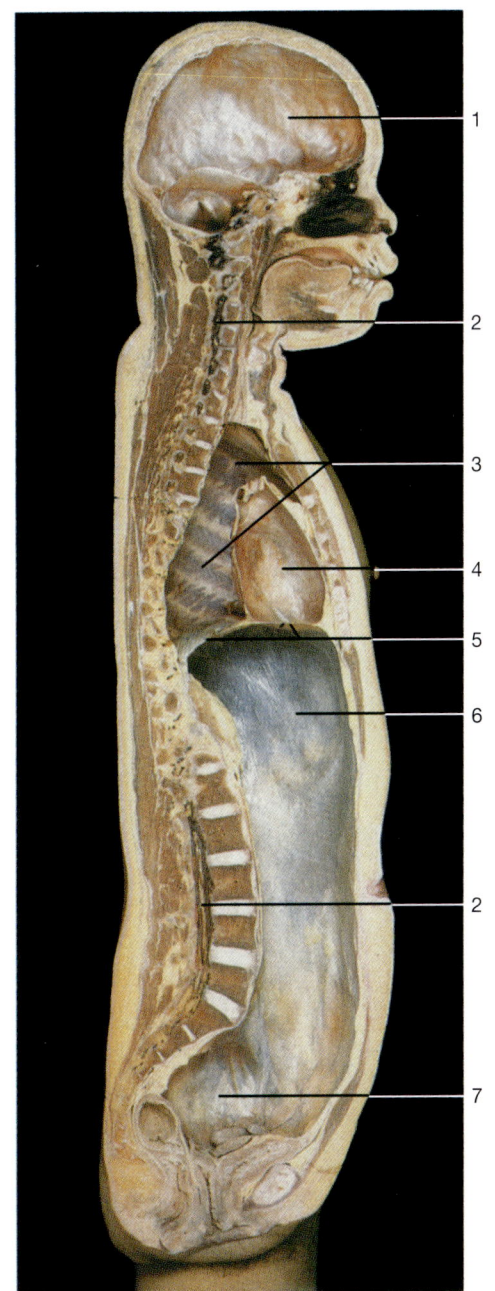

1　頭蓋腔
2　脊柱管
3　胸腔
4　心膜腔
5　横隔膜
6　腹腔
7　骨盤腔

図1.2　人体の正中断面（女性）
主な体腔を示す．中の内臓は除去されている．

　背面に近い後側の体腔は脳を容れる頭蓋腔*と，脊椎の中にある脊柱管とよりなる．脊柱管は脊髄と脊髄神経根を容れている．脊髄神経根は脊髄と脊髄神経とを結び付けている．

＊注：頭蓋腔は，ヒトでは体の上端の真中にあるように見えるが，毛虫や魚のように筒状の体の動物を見れば，体の後ろに位置していることがわかる．なお体の一番の先端は口である．

体の部位と方向を表す用語 *anatomical position and directional terms*

体の部分の位置とそれらの相互関係を記述するためには体を標準的な解剖学的姿勢をとらせる必要がある（図1.3）．この姿勢では体を直立し，足は地面に平に接し，腕は手掌を前方に向け母指を体から離した状態で胴の両側に真直ぐに下げている．体の各部の位置はこの姿勢において頭を含む体との関係を示す言葉，すなわち前，後，正中線，外側というように記述される．正確な用語の使用は記述においてあいまいになるのを防ぎ，正確さを確実にするのである．

上方または**頭方**は体の頭または最も上の部分への方向を表す．たとえば肩は腰より上方にあり，腰は膝より上方にある．

下方または**尾方**は尾の先の方向または体の最も低い部分への方向を表す．たとえば腰は肩より下方にあり，膝は腰より下方にある．

前方または**腹側**は額や腹の表面への方向を意味している．たとえば，胸郭の肋骨や胸骨は肺や心臓の前方にあるが，心臓は脊柱の前方にある．

後方または**背側**は前の表面とは反対の背中の表面の方向を意味している．たとえば脊柱は心臓の後方にあるが，心臓は胸骨の後方にある．

前または**後**という用語は人体解剖学においては体腔と神経系のいろいろな部分に関して用いられている．一方これらの用語は四つんばいの動物の場合にはヒトと違ってそれぞれ前額方向とか腹側あるいは背側というように記述される．

内側とは体の正中面に近い方を意味する．たとえば胸骨は肋骨の内側にある．

外側とは体の正中面から遠い方を意味する．たとえば，肋骨は胸骨の外側にある．腕は体幹の外側にある．

近位とは体幹に近い方を，**遠位**とは体幹から遠い方をいい，主に体肢に用いられる．

浅いというのは表面に近いことを意味する．たとえば，外腹斜筋は内腹斜筋より浅いところにある．

深いとはその反対で，たとえば内腹斜筋は外腹斜筋より深いところにある．

外および**内**という用語は浅・深と同じ意味に使われ，両者にははっきりした区別はない．

掌側とは前腕や手の場合に前面の代わりに，より厳密に表現するために使われる．

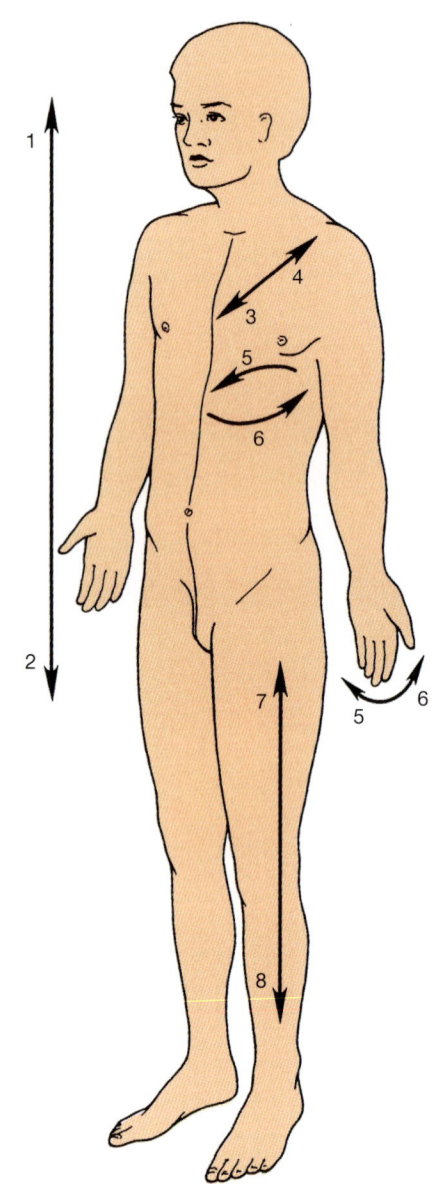

図1.3 ヒトが標準的な解剖学的姿勢をとっている場合の**位置**と**方向**を示す用語
1　上，上方(頭方)　　5　内側
2　下，下方(尾方)　　6　外側
3　前，前方(腹側)　　7　近位
4　後，後方(背側)　　8　遠位

足底側は足底の場合に使われる；たとえば足くびを足底側に曲げる．

足の甲は足の背側と同じである．

部位，方向および面を表す解剖用語 5

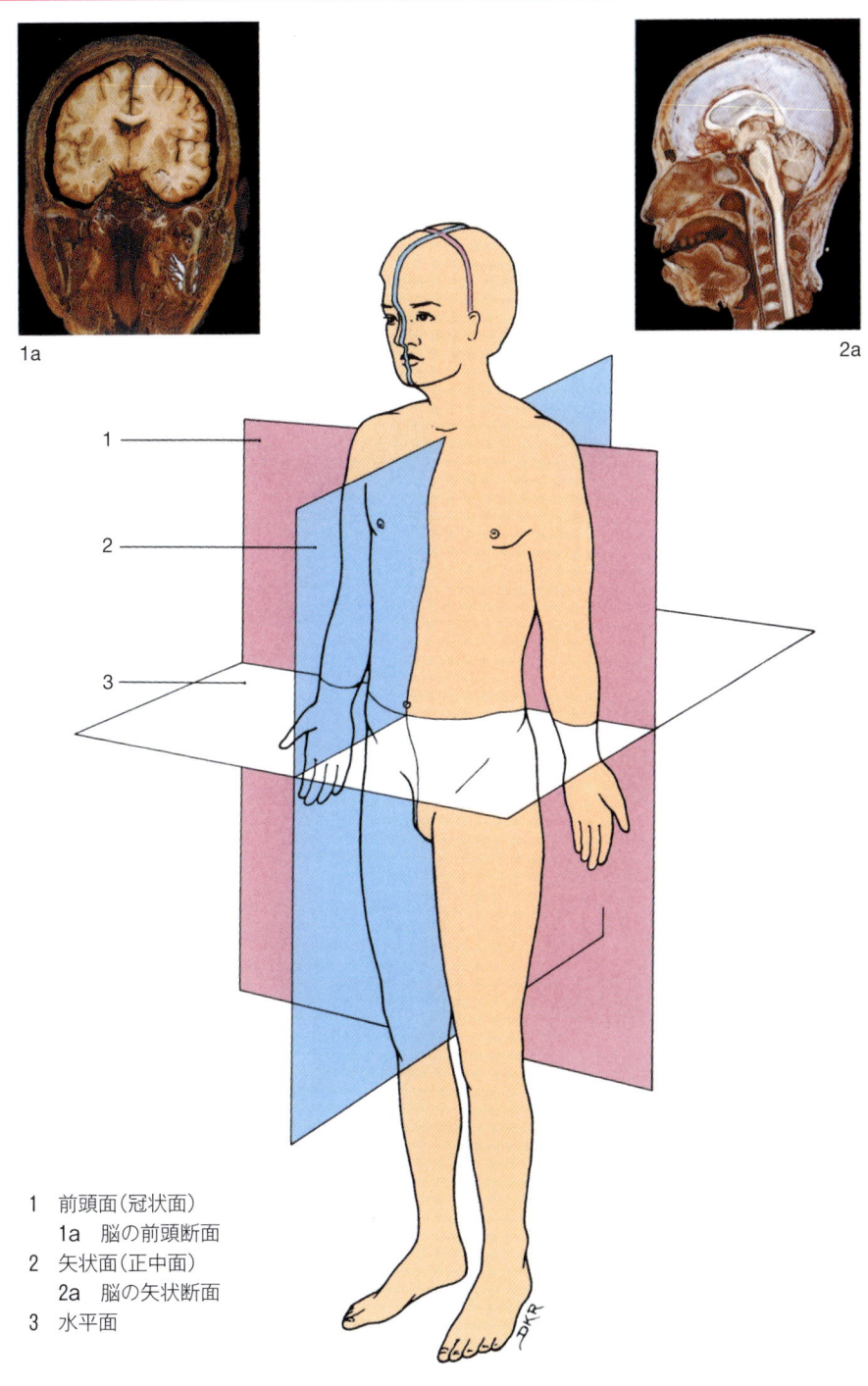

1　前頭面（冠状面）
　1a　脳の前頭断面
2　矢状面（正中面）
　2a　脳の矢状断面
3　水平面

図 1.4　体の面

体の面 *body planes*

人体を解剖するにあたっては，垂直または縦の面，あるいは水平または横断面に沿って行われる．体を右と左の部分に分ける垂直面を**矢状面**または**正中面**という．体を右と左が半分ずつ同じになるように分ける面を**正中面**といい，面が体の正中を通る線から右か左に片寄っている場合には**矢状面**という．

矢状面と直角な垂直面を**前頭面（前額面，冠状面）**といい，体を前の部分と後ろの部分とに分けている．矢状面と前頭面の両方に直角で，体のいろいろな高さを通る面を**水平面**といい，放射線科ではCT（computed tomography），PET（positron emission tomography），MRI（magnetic resonance imaging）などの検査で日常使われている．

体の部位 *body regions*

一般に内臓の位置を体表面に投影して表す場合に便利なように，体の前面を2本の垂直線と2本の水平線とで区分している（図1.5）．すなわち右下肋部，上胃部，左下肋部，右側腹部，臍部，左側腹部，右鼠径部，下腹部および左鼠径部である．もっと大まかに区分する場合には，体表を臍を通る垂直線と水平線とで4つの区域に分ける．すなわち上右1/4，上左1/4，下右1/4と下左1/4とである．

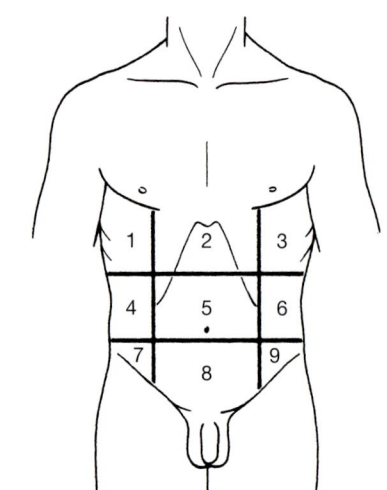

1 右下肋部
2 上胃部
3 左下肋部
4 右側腹部
5 臍部
6 左側腹部
7 右鼠径部
8 下腹部（恥骨部）
9 左鼠径部

図1.5 腹部の9つの区域(Weinreb, E. L. : Anatomy and Physiology. Addison-Wesley Publ. Co., Reading, Mass., 1984 より)

骨 *bones*

人の骨格は全部で200個あまりの骨からなる．骨はいろいろな機械的および代謝機能を持った新陳代謝活性のある組織である．すなわち，体重を支え，頭のように体のある部分の形を整え，あるいは心臓や肺のような内臓を保護し，筋，腱ならびに靱帯の付着部となる．関節や筋と一緒になって骨は梃子（てこ）として働き，体のいろいろな運動を可能にしている．一方，骨はカルシウム，リンなどのミネラルの貯蔵庫であり，また赤色骨髄の中では血球を生産する．

骨はその形態に従って手根骨のような短骨，椎骨のような不規則骨，頭蓋骨や胸骨，肩甲骨のような扁平骨，大腿骨のような長骨に分類される（図1.6および1.7）．また骨組織は海綿質と緻密質よりなる．**海綿質**はすべての骨に存在し，扁平骨では緻密質の層の間にサンドイッチ状にはさまれており，長骨では骨端を満たしている．海綿質は骨小柱の作る格子からできており，その間の隙間を骨髄が満たしている．

緻密質は骨の皮質（表層部）を作る．また緻密質は長骨の骨幹（中央部）を作り，内部に髄腔を容れている．緻密質はハバース系またはオステオン（骨単位）と呼ばれる円筒形の構造が規則正しく並んでできており，これが骨の長軸に平行に並んで構成されている（図1.8），各骨単位（オステオン）は血管，神経，結合組織を含む中心管（ハバース管）のまわりを同心円状にとり巻いている骨基質からなる骨層板から成り立っている．骨層板の間には骨細胞を容れている骨小腔が規則的に存在している．骨小腔から放射状に出た骨小管の中には骨細胞の原形質でできた突起が伸びており，骨基質の中を通って互いに結び合った小管の網目を作っている．栄養や代謝物は，これらの小管を通って骨細胞と骨基質の間でやり取りされる．

骨の大部分の表面は，関節や腱・靱帯の付着部を含めて丈夫な結合組織でできた骨膜によって覆われている．髄腔の壁は骨内膜という繊細な結合組織で内張りされている．骨膜と骨内膜は両方とも新たな骨細胞の源となる．骨膜は血管や神経に富み，骨の成長と再生に重要な働きをする．成長期の間は骨端板と呼ばれる軟骨性の部分が骨幹と骨端の間にはさまっている．この骨端板は骨幹端（骨端中節）の中にある空胞のある細胞の柱によって骨幹に連結されている．骨の長軸方向への成長と石灰化が完了したあとで，骨端板は閉鎖して骨端線といわれる痕跡として残る．

体の部位と骨

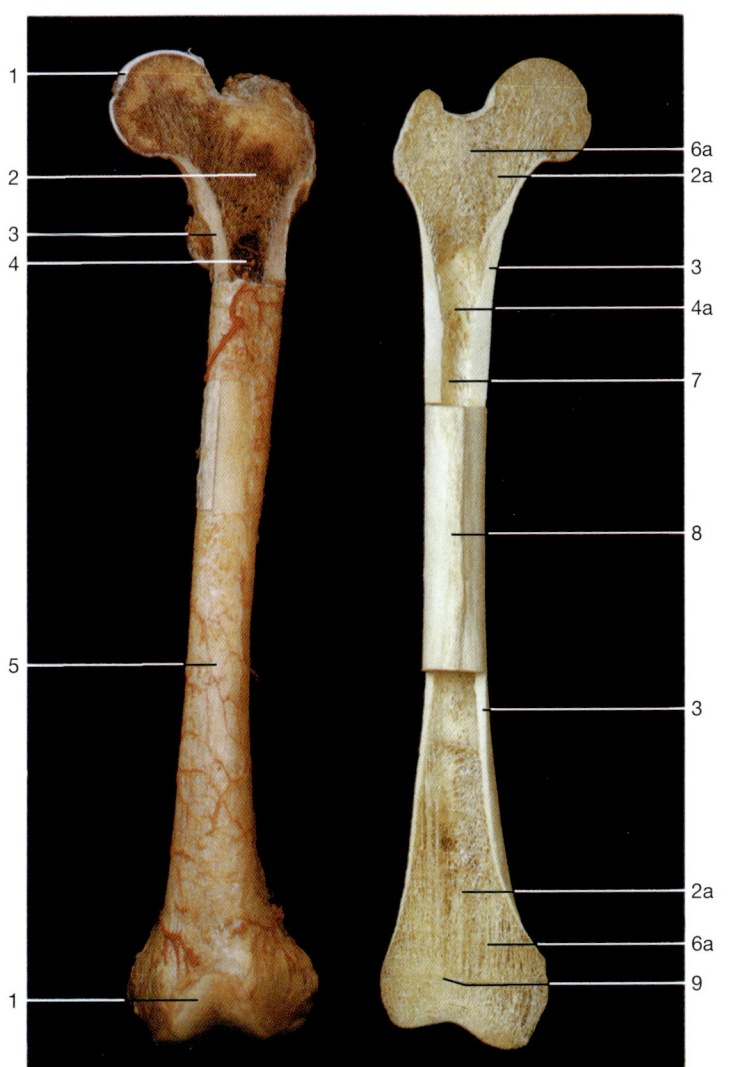

図1.6 成人の大腿骨 左側の骨は骨膜と骨端の栄養静脈を示す．骨膜の一部は長方形に窓を開けられて左側にめくり上げられており，下端中央は関節軟骨で覆われている．右側は晒した骨で，両端を開放して内部の海綿質と髄腔を，骨幹では緻密質を示す．

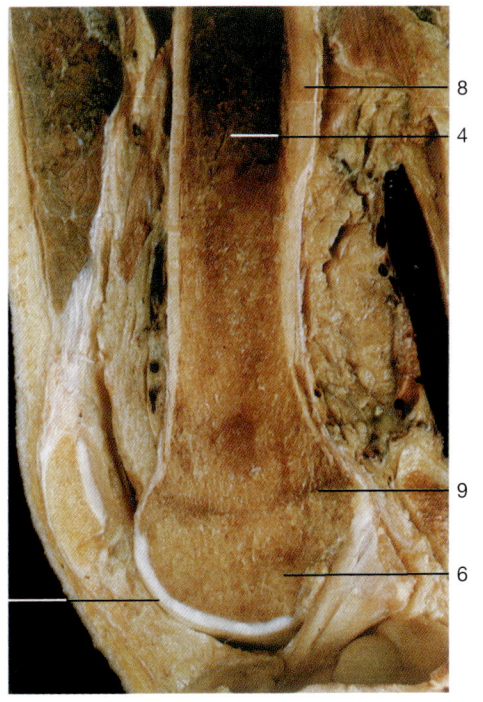

図1.7 大腿骨下端の矢状断面（20歳，男性）

1 関節軟骨
2 赤色骨髄を容れた海綿質
　2a 海綿質
3 緻密質
4 黄色骨髄を容れた髄腔
　4a 髄腔
5 骨膜
6 赤色骨髄を容れた髄端
　6a 骨幹端
7 骨内膜の付いていた場所
8 骨幹
9 骨端線

図1.8 緻密質の模式図
横断面と縦断面でオステオン（骨単位）を示す．

1 外環状層板
2 介在層板
3 内環状層板
4 骨内膜
5 海綿質の骨小柱
6 オステオン（骨単位またはハバース系）
　a 中心管（ハバース管）
　b オステオン層板
　c 骨細胞を容れた骨小腔
　d 骨小管
7 骨膜
　a ［外］線維層
　b ［内］骨形成層
8 血管とハバース管の内張りをしている骨内膜
9 貫通管（フォルクマン管）

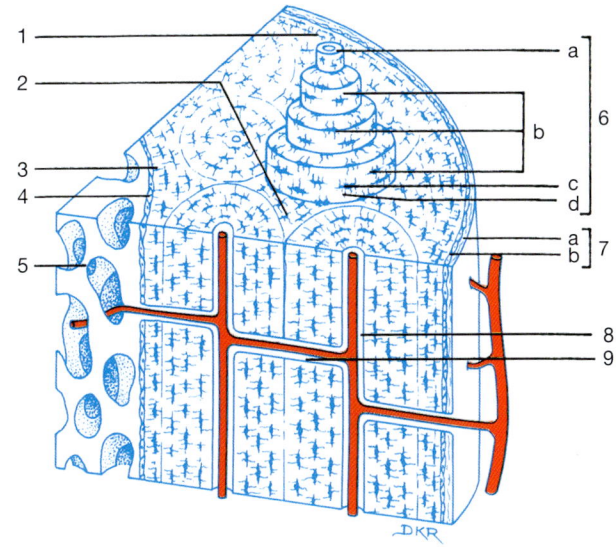

8　解剖学とは

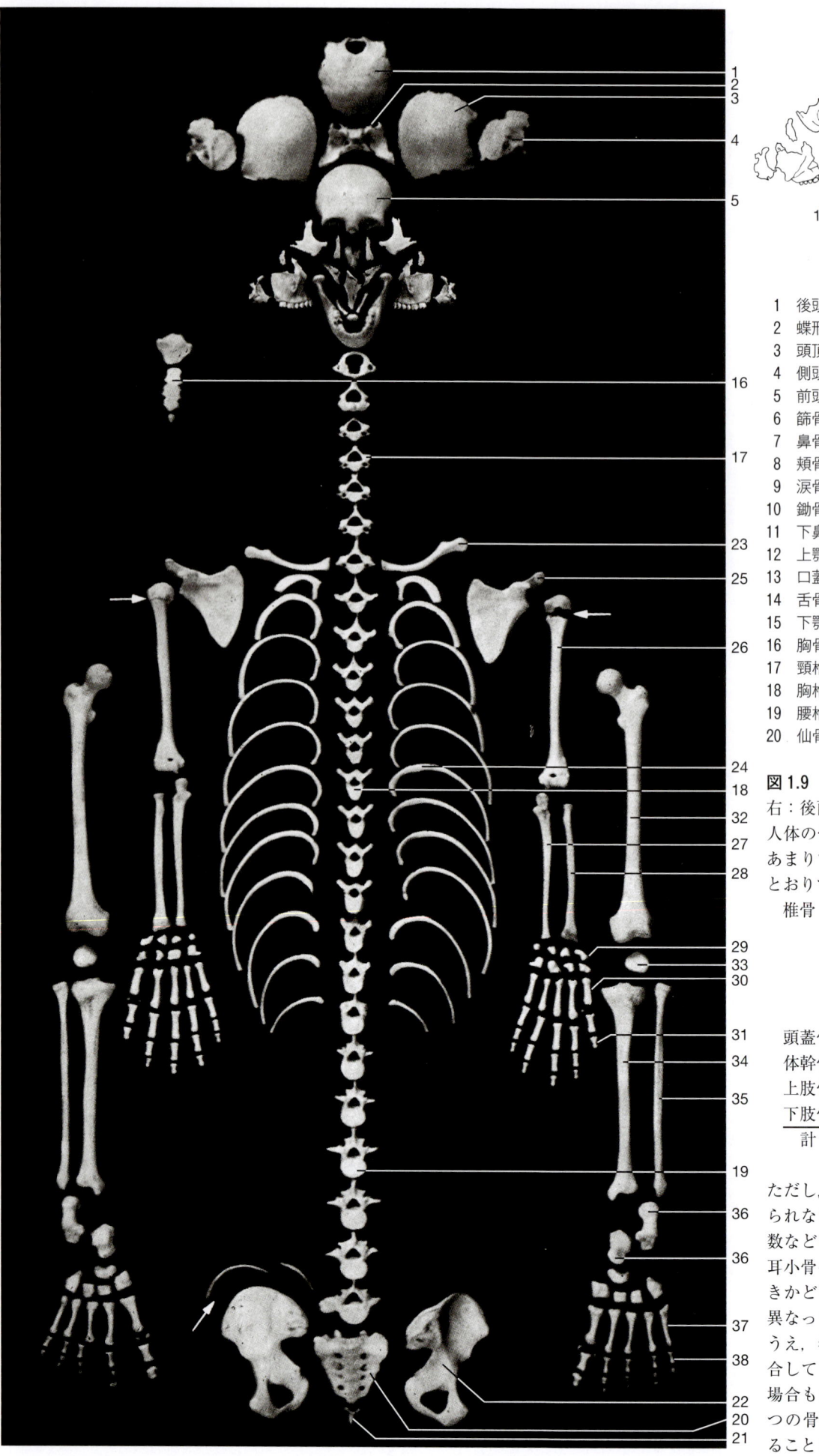

1	後頭骨	21	尾骨
2	蝶形骨	22	寛骨
3	頭頂骨	23	鎖骨
4	側頭骨	24	肋骨
5	前頭骨	25	肩甲骨
6	篩骨	26	上腕骨
7	鼻骨	27	尺骨
8	頬骨	28	橈骨
9	涙骨	29	手根骨
10	鋤骨	30	中手骨
11	下鼻甲介	31	指骨
12	上顎骨	32	大腿骨
13	口蓋骨	33	膝蓋骨
14	舌骨	34	脛骨
15	下顎骨	35	腓骨
16	胸骨	36	足根骨
17	頸椎	37	中足骨
18	胸椎	38	趾(指)骨
19	腰椎	矢印	骨端線
20	仙骨		

図 1.9　全身の骨格展開
右：後面，左：前面
人体の骨格の数はおよそ200個あまりであるがその内訳は次のとおりである．

椎骨：	頸椎	7	
	胸椎	12	
	腰椎	5	31～35
	仙椎	5	
	尾椎	2～6	
頭蓋骨			23
体幹骨(上記2種を除く)			25
上肢骨			64
下肢骨			62
計			205～209

ただし，骨の数は厳密には決められない．というのは，尾骨の数などは人によって異なるし，耳小骨のようなものを数えるべきかどうかも人によって見解が異なっているからである．そのうえ，年をとると骨の境界が癒合して1つの骨になってしまう場合もあるし，逆に小児では1つの骨が2～3個に分かれていることもある．

関節 *articulations (joints)*

骨と骨との機能的結合を**関節**という．関節は構造や機能によって表1.1のように分類される．線維または軟骨結合は骨と骨との間に関節腔がない．線維結合，たとえば縫合は線維性結合組織によってしっかりと結合されており，実際には動かないので不動関節と呼ばれる．線維軟骨によって結合される線維軟骨結合のような軟骨性結合では，少しは動くことができるので，半関節といわれる．体の中の関節の大部分は滑膜性の連結で，自由に動くことができるので可動関節といわれる．可動関節は滑液で満たされ，関節包によって閉鎖された関節腔をもつ（図1.10）．関節包は，外側の骨膜と続いている丈夫な線維膜と内側の滑膜からなる．骨の関節面は硝子軟骨によって覆われている．関節によっては腱の動きを滑らかにするために，滑膜性の腱鞘や滑液包が付いていたり，骨突起の上を筋肉が覆っている．

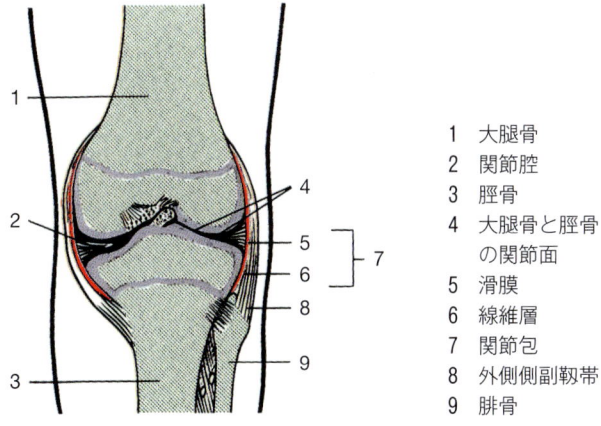

図1.10　滑膜性関節　2つの相接する骨と関節腔を示す．膝関節の前頭断．

1　大腿骨
2　関節腔
3　脛骨
4　大腿骨と脛骨の関節面
5　滑膜
6　線維層
7　関節包
8　外側側副靭帯
9　腓骨

表1.1　関節の分類

	可動性	実例
A. 線維性の連結		
1. 縫合	なし	頭蓋骨の縫合
2. 靭帯結合	なし	遠位脛腓関節
3. 釘植	なし	歯根と歯槽の結合
B. 軟骨性の連結		
1. 軟骨結合	なし	骨端線
2. 線維軟骨結合	わずか	恥骨結合
		椎間関節
C. 滑膜性の連結（狭義のいわゆる関節）		
1. 蝶番関節	一軸性	指節間関節
		腕尺関節
		距腿関節
2. 車軸関節	一軸性	環軸関節
		上橈尺関節
3. 滑動関節	一軸性	手根骨間
		足根骨間
		仙腸関節
4. 楕円関節	二軸性	橈骨手根関節
5. 鞍関節	二軸性	第1手根中手関節
6. 球関節	多軸性	肩関節，股関節

10　解剖学とは

橈骨手根関節（楕円関節）

母指の手根中手関節（鞍関節）

指節間関節（蝶番関節）

肩関節（球関節）
関節窩が浅い

股関節（臼状関節）　＊関節唇

恥骨結合（線維軟骨結合；矢印）

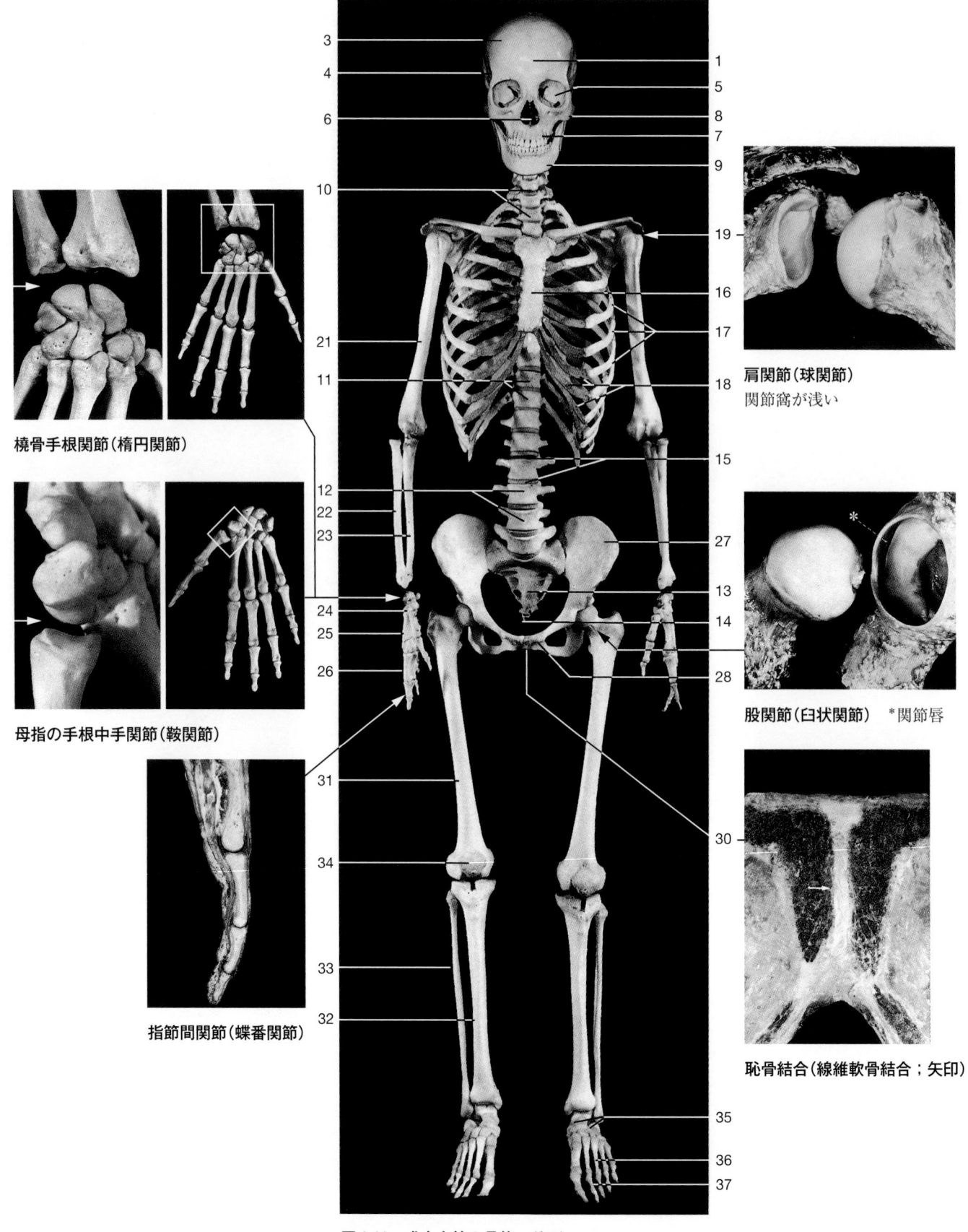

図 1.11　成人女性の骨格　前面

全身の骨格と関節

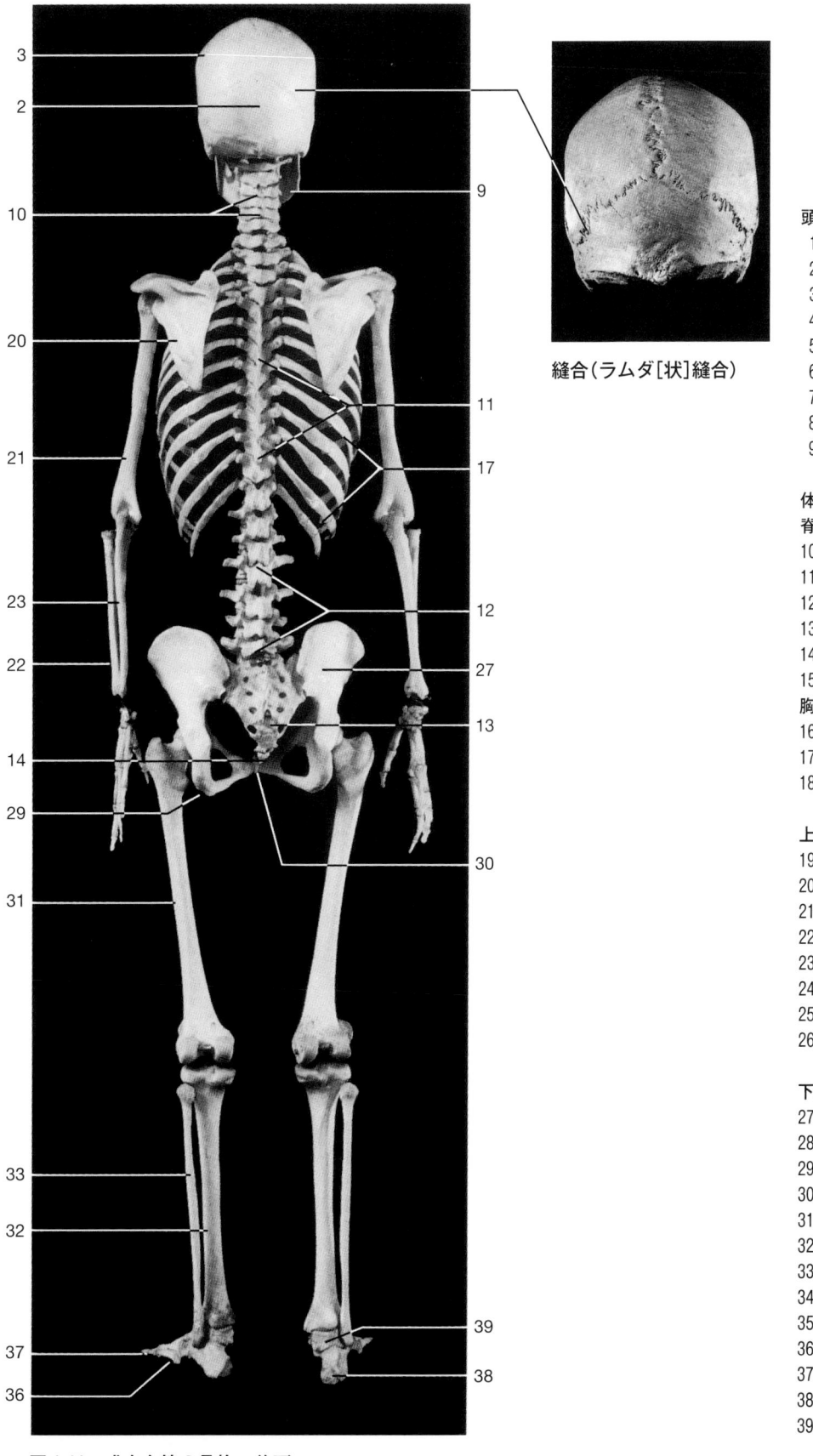

縫合(ラムダ[状]縫合)

頭部
1 前頭骨
2 後頭骨
3 頭頂骨
4 側頭骨
5 眼窩
6 鼻腔
7 上顎骨
8 頬骨
9 下顎骨

体幹と胸郭
脊柱
10 頸椎
11 胸椎
12 腰椎
13 仙骨
14 尾骨
15 椎間円板
胸郭
16 胸骨
17 肋骨
18 肋軟骨

上肢と上肢帯
19 肩関節
20 肩甲骨
21 上腕骨
22 橈骨
23 尺骨
24 手根骨
25 中手骨
26 指骨

下肢と下肢帯
27 腸骨
28 恥骨
29 坐骨
30 恥骨結合
31 大腿骨
32 脛骨
33 腓骨
34 膝蓋骨
35 足根骨
36 中足骨
37 趾(指)骨
38 踵骨
39 距骨

図1.11　成人女性の骨格　後面

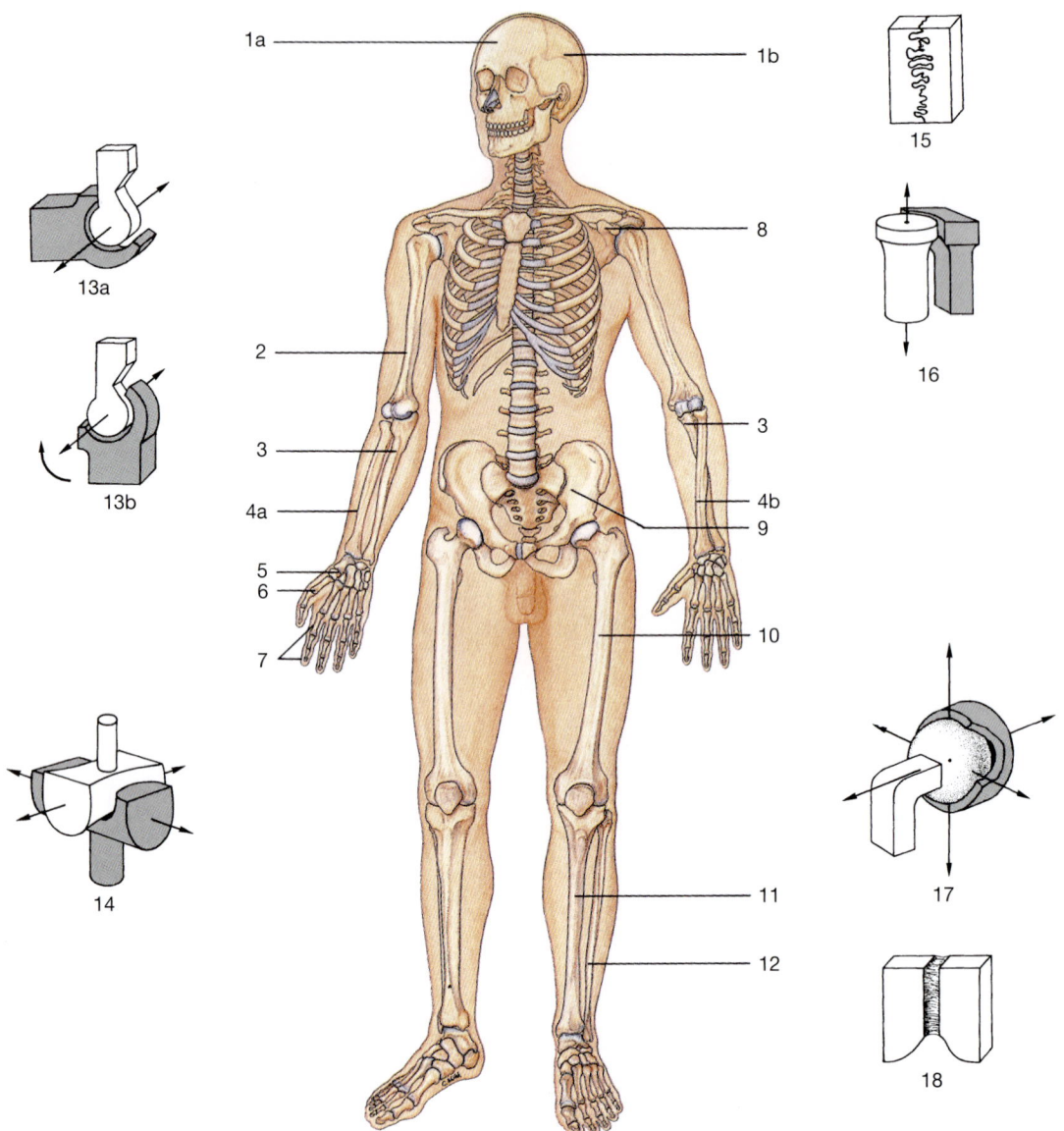

図 1.12　体幹と四肢の骨格と関節

骨
1　頭蓋骨
　a　前頭骨
　b　頭頂骨
2　上腕骨
3　尺骨
4a　橈骨（回外）
4b　橈骨（回内）
5　手根骨
6　中手骨（母指）
7　指骨
8　肩甲骨
9　寛骨
10　大腿骨
11　脛骨
12　腓骨

関節（矢印は回転軸を示す）
13　蝶番関節（腕尺関節）
　a　屈曲
　b　伸展
14　鞍関節（第1手根中手関節）
15　縫合（前頭頭頂縫合）
16　車軸関節（上橈尺関節）
17　球関節（肩関節，股関節）
18　線維軟骨結合（恥骨結合）

　滑膜性の連結は形や動き方によっていくつかに分類されている（図1.12）．動き方は，肘の屈曲や伸展あるいは肩の内転や外転のように角度が変わるもの，前腕のように回外や回内といわれる軸のまわりを回転する様式，肩甲骨と上腕骨の球関節のように完全な円を描いて円錐形の範囲内を自由に回転できる様式，および肋骨と椎骨の間のように互いの関節面の上を滑動する様式がある．動き方による分類は，一平面（一軸）だけ動くことのできる蝶番関節，二平面（二軸）を動けるすなわち前後・左右にのみ動くが回転できない楕円関節および鞍関節，一軸のまわりを回転できる車軸関節，および多軸性（三軸性）といってあらゆる方向に動くことのできる球関節などである．

　その他，顆状関節のように関節頭と関節頭の形は球関節と同じようであるが，付着している靱帯や腱のために回旋運動はできない関節（たとえば中手指節関節）がある．

筋 *muscles*

　筋組織は横紋筋と平滑筋とに分けられる．横紋筋には，骨や眼球後部に付着している筋や，舌筋あるいは心筋などがある．しかし心筋とその他の横紋筋とを区別するために，一般には後者を骨格筋と呼んでいる．骨格筋は普通の運動性ニューロンにより支配されており，随意的に動かすことができる．一方，心筋と平滑筋は自律神経性の運動性ニューロンによって支配され，不随意運動を行う．平滑筋は呼吸器，消化器，尿生殖系や管壁，血管壁に見られる．

　筋系は700以上の骨格筋とそれに付属する結合組織とからなり，体重のほぼ40％を占めている．**骨格筋**は線維性結合組織に支持された細胞(筋線維)の束から構成されている(図1.13)．筋の外側は筋上膜といわれる厚い膜で覆われており，この膜から分かれて内部に侵入した結合組織の膜，すなわち筋周膜が筋線維をいくつかの束に分けている．筋線維に続いた結合組織線維は狭い腱または広い腱膜となり，これによって筋は骨とか他の筋と結びつけられる．また筋は必ず2か所で付着している——すなわち1つは起始といってあまり動かない方の端と，もう1つは停止といってよく動く方の端である．起始と停止の間の部分は筋腹といわれ，一般に骨の表面の上に横たわっている．

　筋の収縮によって起こった運動は作用といわれる．筋の作用には必ず相反する動きが対をなしている．たとえば前腕の屈曲は上腕前面の上腕二頭筋の収縮と上腕の後面の上腕三頭筋の弛緩によって行われる．筋はまたいろいろな基準によって命名される．すなわち，

(1) 筋線維の走行の方向——直筋，横筋，斜筋
(2) 存在する場所——前頭筋，肋間筋
(3) 相対的な大きさ——小殿筋，大殿筋，短掌筋，長掌筋
(4) 形態——三角筋，円筋(外形ではなくて断面が円形の意)
(5) 停止部位の数——二頭筋，三頭筋
(6) 作用——屈筋，伸筋
(7) 起始と停止の場所——胸鎖乳突筋

　筋束と腱とはその筋の作用に都合のよいような走行をとっている(図1.13)．これらの配列は縦走(平行または紡錘状)，放射状(寄り集まる)，羽状および環状などに分類される．**縦走筋**では筋束が縦軸の方向に平行しており，縫工筋や腹直筋のように革帯の形をしている．**放射状筋**では筋束が広い方の端から狭い方の端に向かって収束しており，前鋸筋，三角筋や広背筋がその例である．**羽状筋**では筋束が斜めに走り，停止部の腱の側に向かって羽毛が軸に付くように寄り集まって付いている．前脛骨筋の場合は，筋束が腱の両側に付いているので羽状筋といわれる．半膜様筋では筋束が腱の片側にのみ付いているので半羽状筋といわれる．三角筋の場合には筋束が腱に向かっていろいろな方向から付いているが，これも羽状筋の一種である．**環状筋**では筋束が環を作っていて，眼輪筋のように括約筋として働く．多数の起始(筋頭)を持つ筋は二頭筋，三頭筋，四頭筋などと呼ばれ，たとえば上腕二頭筋，上腕三頭筋，下腿三頭筋(腓腹筋＋ヒラメ筋)や大腿四頭筋などがある．その他，筋が縦に連なったもの(腹直筋)，中間腱により2分されたもの(半腱様筋)，半分が腱膜となっているもの(半膜様筋)などがある．

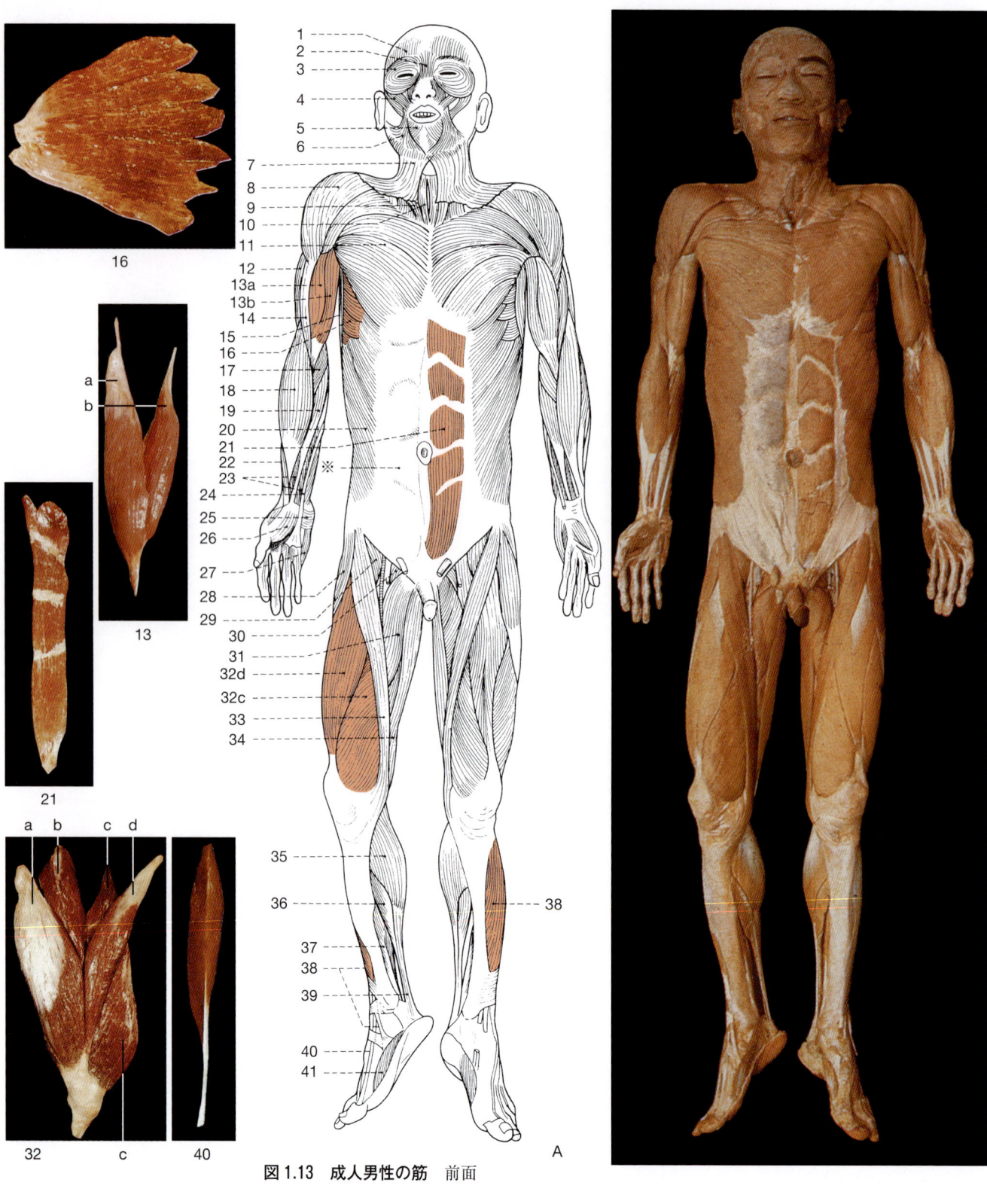

図 1.13　成人男性の筋　前面

1	前頭筋	12	上腕三頭筋の外側頭	23	浅指屈筋	c	内側広筋
2	鼻根筋	13a	上腕二頭筋の長頭	24	長掌筋	d	大腿直筋
3	眼輪筋	13b	上腕二頭筋の短頭	25	短掌筋	33	縫工筋
4	大・小頬骨筋，口角挙筋，上唇鼻翼挙筋	14	上腕筋	26	母指球	34	薄筋
5	下唇下制筋	15	広背筋	27	小指外転筋	35	腓腹筋
6	笑筋，口角下制筋	16	前鋸筋	28	大腿筋膜張筋	36	ヒラメ筋
7	広頸筋	17	円回内筋	29	腸骨筋	37	長趾(指)屈筋
8	三角筋	18	腕橈骨筋	30	恥骨筋	38	前脛骨筋
9	胸鎖乳突筋	19	橈側手根屈筋	31	長内転筋	39	踵骨腱(アキレス腱)
10	胸骨舌骨筋	20	外腹斜筋	32	大腿四頭筋	40	長母趾(指)伸筋
11	大胸筋	21	腹直筋	a	外側広筋	41	母趾(指)外転筋
		22	長母指外転筋	b	中間広筋	※	外腹斜筋腱膜(腹直筋鞘)

全身の筋(表層) 15

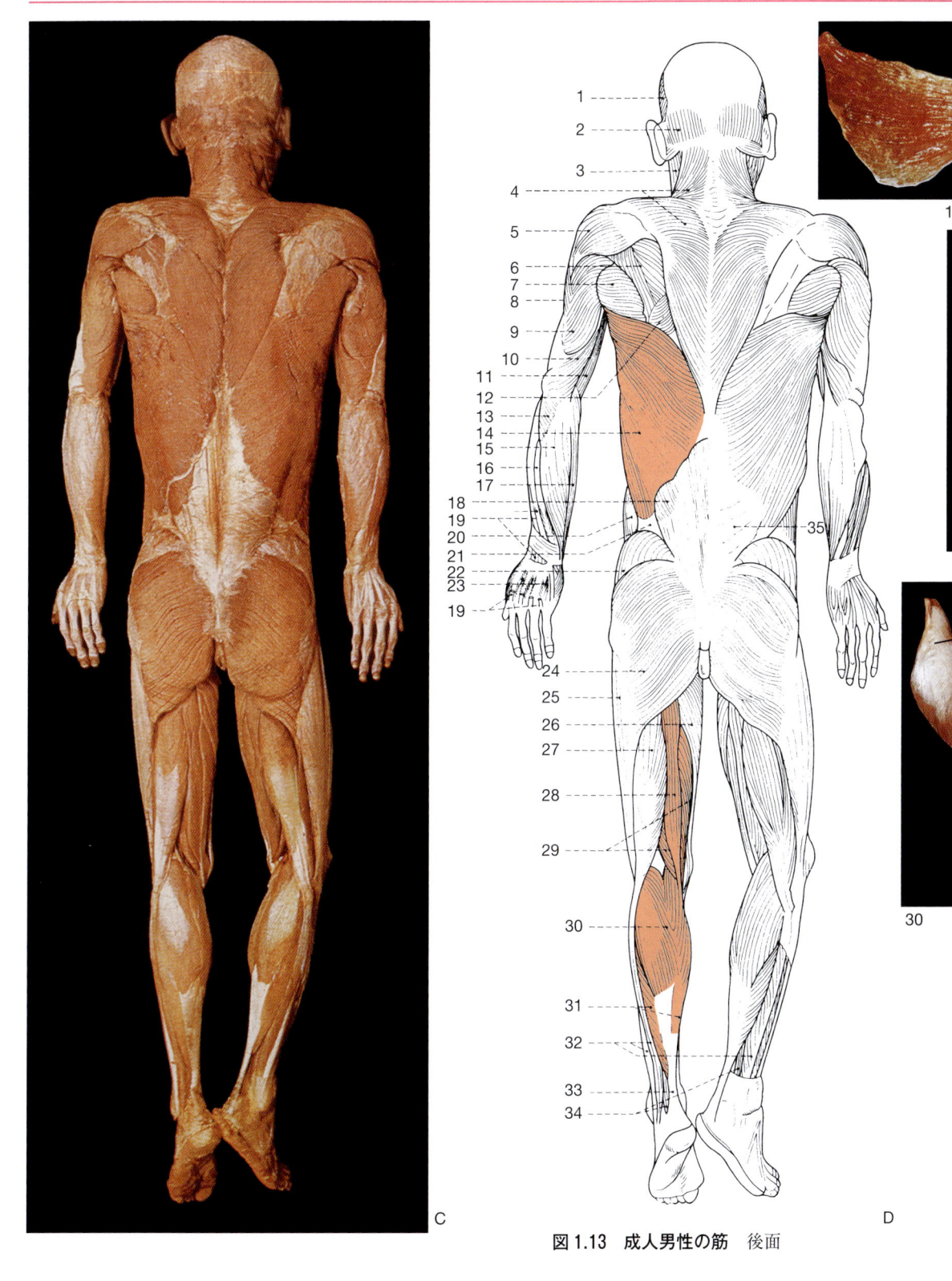

図1.13 成人男性の筋　後面

1	側頭筋	13	肘筋	25	腸脛靱帯，大腿筋膜張筋
2	後頭筋	14	広背筋	26	薄筋
3	胸鎖乳突筋	15	尺側手根屈筋	27	大腿二頭筋の長頭
4	僧帽筋	16	尺側手根伸筋	28	半腱様筋
5	三角筋	17	浅指屈筋	29	半膜様筋
6	棘下筋	18	下後鋸筋	30	腓腹筋(内側頭と外側頭)
7	大円筋	19	[総]指伸筋	31	ヒラメ筋
8	上腕三頭筋の外側頭	20	外腹斜筋	32	長腓骨筋
9	上腕三頭筋の長頭	21	腰三角	33	踵骨腱(アキレス腱)
10	上腕三頭筋の内側頭	22	中殿筋	34	短腓骨筋
11	上腕筋	23	背側骨間筋	35	腰背腱膜
12	大菱形筋	24	大殿筋		

16 解剖学とは

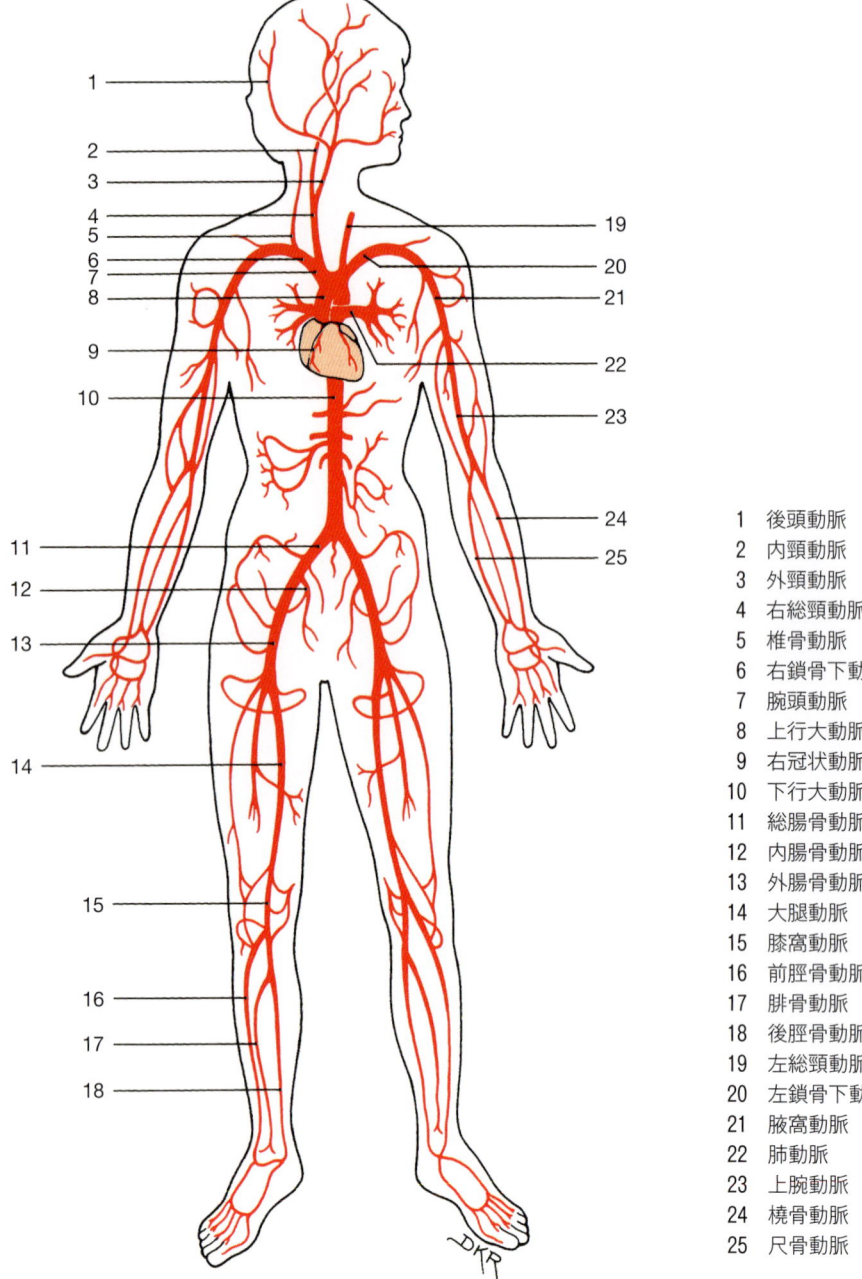

1	後頭動脈
2	内頸動脈
3	外頸動脈
4	右総頸動脈
5	椎骨動脈
6	右鎖骨下動脈
7	腕頭動脈
8	上行大動脈
9	右冠状動脈
10	下行大動脈
11	総腸骨動脈
12	内腸骨動脈
13	外腸骨動脈
14	大腿動脈
15	膝窩動脈
16	前脛骨動脈
17	腓骨動脈
18	後脛骨動脈
19	左総頸動脈
20	左鎖骨下動脈
21	腋窩動脈
22	肺動脈
23	上腕動脈
24	橈骨動脈
25	尺骨動脈

図 1.14　動脈系

血管 *blood vessels*

　循環器系は血管系とリンパ管系とからなっている．これらは体のいろいろな部分を互いに解剖学的または生理学的に連絡している輸送体系である．循環器系は心臓と血管からなっているが，これには2つの輸送ルートがある．すなわち，心臓と肺との間の輸送ルート（肺循環）と，心臓と肺以外の体の部分との間の輸送ルート（体循環）とである．血管系は動脈，毛細血管と静脈よりなる閉鎖系を作っている．**動脈系**（図1.14）は主幹動脈，すなわち大動脈から始まるが，これは心臓の左心室から出発している．大動脈は多くの枝を出しているが，枝は次々と分枝していくうちに次第に細くなり，組織に血液を供給する．大動脈や肺動脈のような太い動脈は壁に多くの弾性線維を含んでいるので，弾性型動脈と呼ばれる．上腕動脈や橈骨動脈のような中等度の太さの動脈は壁の中に著しく多量の平滑筋線維を含んでいるので，筋型動脈と呼ばれる．最も細い動脈は細動脈という．動脈壁の中の平滑筋は自律神経とかホルモンの規制を受けて，動脈系の中の圧力を一定に保つ作用をしている．枝分かれした末端が細くなった血管すなわち毛細血管は，広大な網目を作り，微細循環が行われる．ここでは体液（組織液）と細胞との間で酸素や栄養や代謝産物のやりとりが行われる．

血管

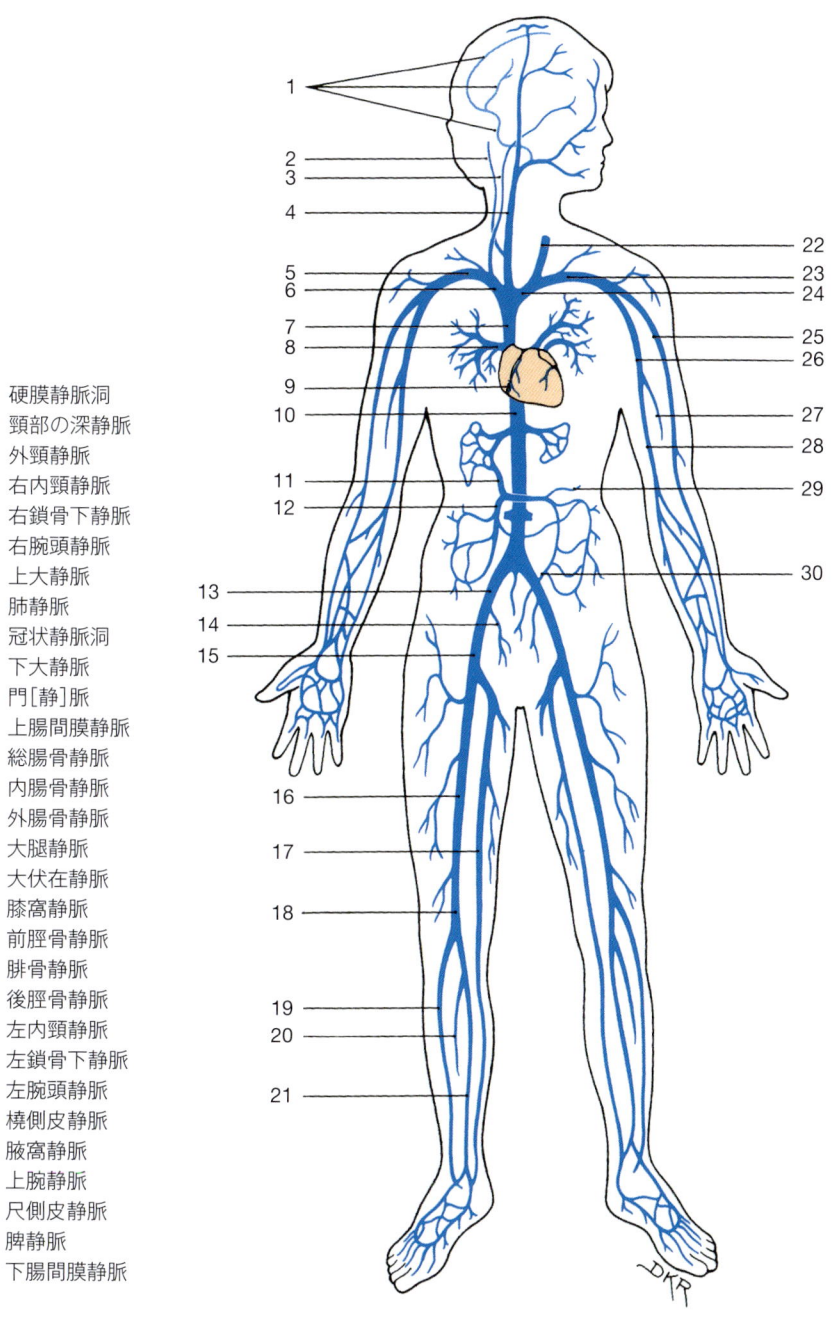

1 硬膜静脈洞
2 頸部の深静脈
3 外頸静脈
4 右内頸静脈
5 右鎖骨下静脈
6 右腕頭静脈
7 上大静脈
8 肺静脈
9 冠状静脈洞
10 下大静脈
11 門［静］脈
12 上腸間膜静脈
13 総腸骨静脈
14 内腸骨静脈
15 外腸骨静脈
16 大腿静脈
17 大伏在静脈
18 膝窩静脈
19 前脛骨静脈
20 腓骨静脈
21 後脛骨静脈
22 左内頸静脈
23 左鎖骨下静脈
24 左腕頭静脈
25 橈側皮静脈
26 腋窩静脈
27 上腕静脈
28 尺側皮静脈
29 脾静脈
30 下腸間膜静脈

図1.15 静脈系

静脈系（図1.15）は毛細血管に続く細静脈といわれる最も細い静脈から始まる．細静脈は寄り集まって次第に太い流れを作り，最後に心臓に戻る．静脈には浅静脈と深静脈とがある．深静脈は一般に動脈に寄り添って走っており，動脈と同じ名称が付けられている．頭部，頸部，胸部からの血液は上大静脈を通って右心房に戻る．腹部，骨盤部および下肢の血液は下大静脈を通って右心房に戻る．そして大部分の心臓の静脈は冠状静脈洞を通って右心房に戻る．しかしそれらとは違った流れ方をする静脈もある．たとえば骨盤内臓から出る静脈は静脈叢を作り，脳の硬膜から出る静脈は大きな矢状静脈洞に流れ込む．また肝臓，脾臓や下垂体に見られるようなそれよりも小さな静脈洞に流れ込むものもある．浅静脈では内圧が低いので，血液が心臓に戻るのを助け，また逆流を防ぐために内膜に静脈弁を備えている．

大きな血管の分布は末梢神経の分布区域と重なっていることが多い．同じ組織や器官に分布している血管と神経にはそのためしばしば同じ名前が付けられている．たとえば腋窩動脈／腋窩神経，橈骨動脈／橈骨神経，尺骨動脈／尺骨神経などである．またある組織とか器官に分布している動脈の枝にはそれらと同じ名が付けられている．たとえば腎臓を養っている動脈は腎動脈と命名され，一方，鎖骨下動脈，腋窩動脈，上腕動脈などは，これらの動脈が前腕や手に枝を出す前に通過する肩や上腕の部位の名が付けられている．

2 骨格

骨の構造

　骨の周囲はかたいので,緻密質といわれるが,重さを減らすために内部は中空となっていて,そこに骨髄がはいっている。大腿骨のように細長い骨では,両端は完全に中空とならずに,細い骨の梁によって補強されている。これを海綿質という。この海綿質の中にも骨髄が充満している。また,脊椎骨のように短い骨は,内部が全部海綿質で占められていて中空の部分はない。

　若い人の骨髄は赤く,赤色骨髄といい,盛んに赤血球をつくっている。できた赤血球は栄養孔を通って外部に運び出されて血流にはいる。年齢が進むに従ってしだいに造血機能は衰え,体肢の管状骨の赤色骨髄は脂肪におき代わり黄色となる。これを黄色骨髄という。しかし体幹の骨などは成人に達しても黄色骨髄とはならず,生涯造血機能を営んでいる。

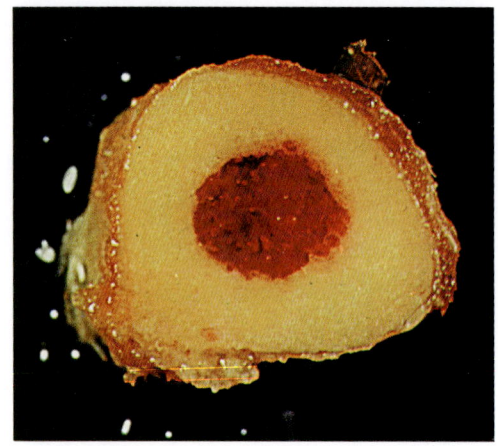

図2.1　赤色骨髄（大腿骨横断）

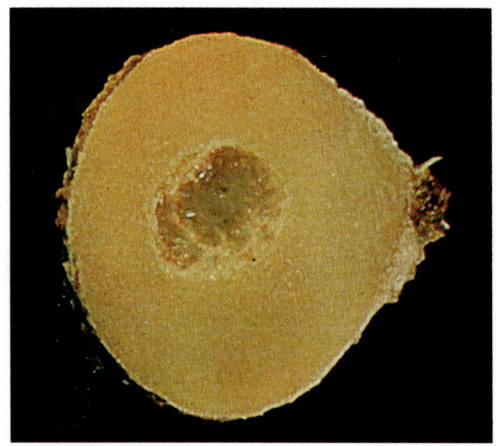

図2.2　黄色骨髄

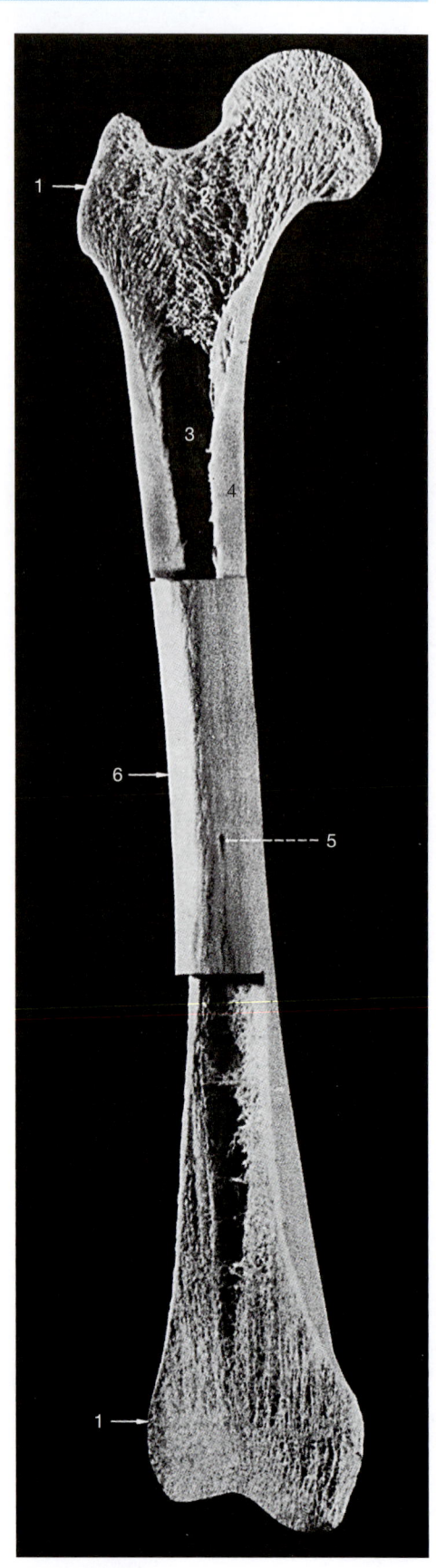

図2.3　大腿骨

| 1 | 骨端 | 2 | 海綿質 | 3 | 髄腔 |
| 4 | 緻密質 | 5 | 栄養孔 | 6 | 骨幹 |

小児の骨格

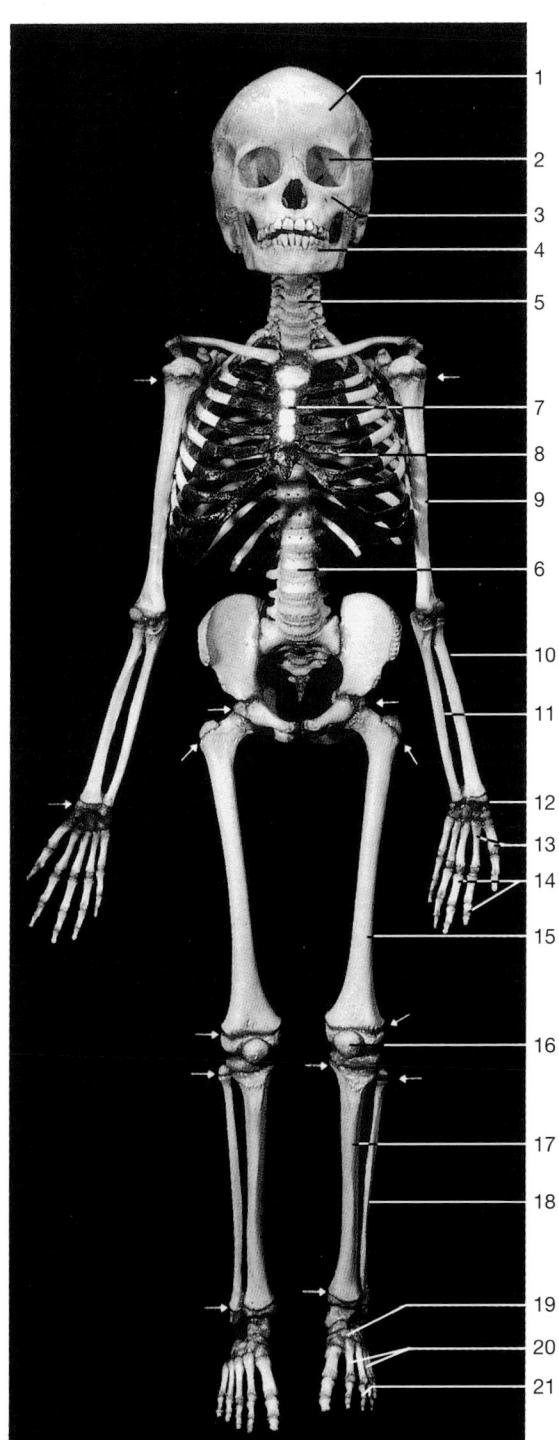

図 2.4 **小児の骨格**(前面) 5歳児. 成人と比べて小児では骨端線(矢印)が明瞭に認められる. 腸骨, 坐骨, 恥骨からなる骨盤は軟骨で結合している. 胸骨も軟骨結合により3つの部分に分けられている. また, 肋骨はほぼ水平に近く走っている.

頭部
1 前頭骨
2 眼窩
3 上顎骨
4 下顎骨

体幹と胸郭
脊柱
5 頸椎
6 腰椎
胸郭
7 胸骨
8 肋軟骨

上肢と上肢帯*
9 上腕骨
10 橈骨
11 尺骨
12 手根骨
13 中手骨
14 指骨

下肢と下肢帯*
15 大腿骨
16 膝蓋骨
17 脛骨
18 腓骨
19 足根骨
20 中足骨
21 趾(指)骨

*肢帯:上肢や下肢を胴体とつなぐ部分のこと.

20　骨格

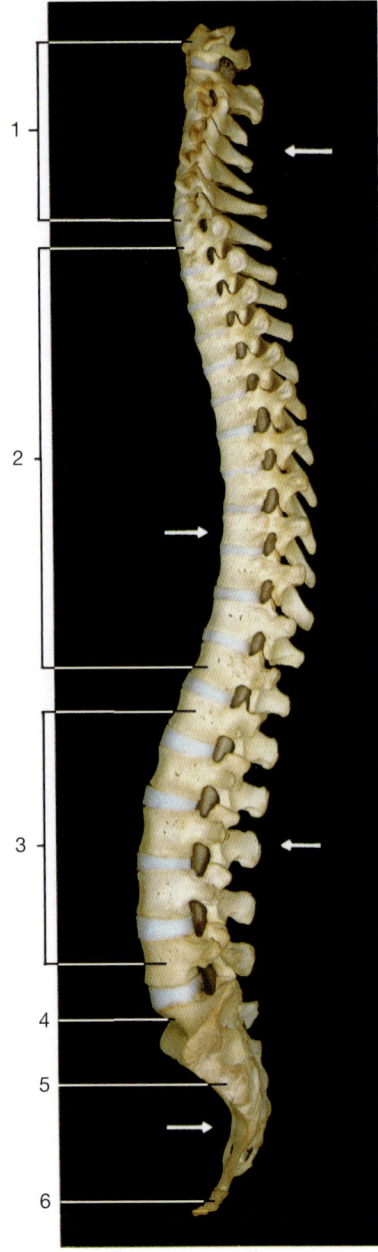

図2.5　脊柱（左側面）　矢印は上から頸部前弯，胸部後弯，腰部前弯と仙骨部後弯を指す．

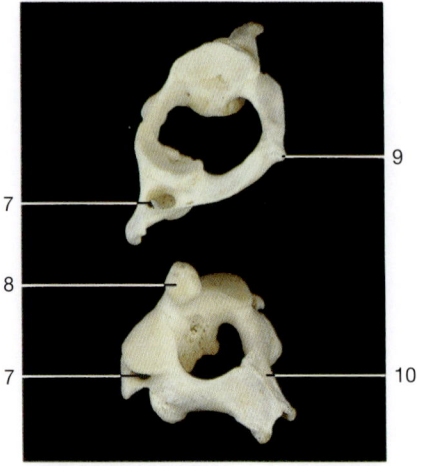

図2.6　環椎と軸椎　左斜上から見る．

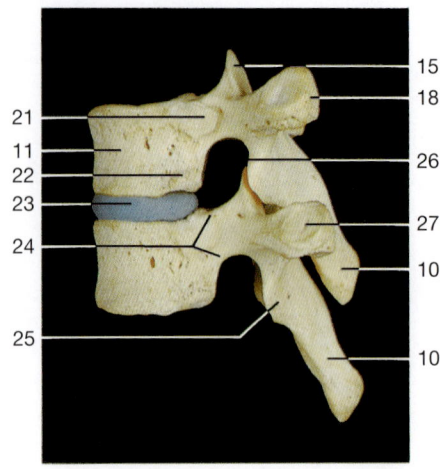

図2.7　胸椎間の連結（左側面）

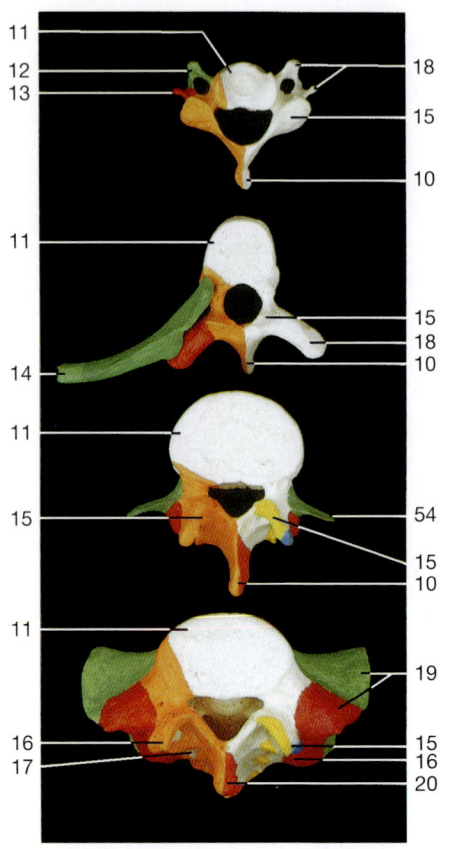

図2.8　椎骨の相同部分の色分け
上から頸椎，胸椎，腰椎，仙椎を示す（上面）．

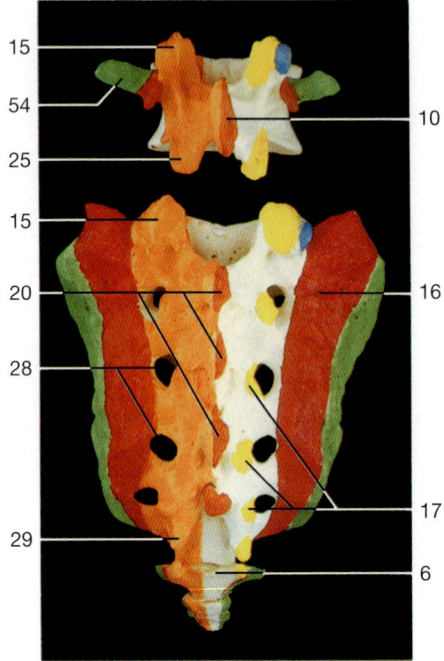

図2.9　腰椎と仙骨の比較（後面）

青＝乳頭突起
緑＝肋骨または肋骨に相当する部分
赤＝筋が付着するための突起（横突起および棘突起）
オレンジ＝関節突起，椎弓板
黄＝関節面
＊腰椎の上関節突起（15）外側の赤い部分は副突起（本来の横突起の痕跡）を示す（図2.6, 2.7）．

　軸椎（第2頸椎）は上方に突き出た突起（歯突起）を有し，これが環椎（第1頸椎）にはまり込んで回転軸となる．第7頸椎の棘突起は特別に高いので隆椎と呼ばれ，しばしば生体において椎骨の順序を決める基準に使われる．

　椎間関節は椎体の間に椎間円板がはさまっているために可動性である．頸椎が最も可動性に富み，胸椎が最も可動性に乏しい．

1	頸椎	11	椎体
2	胸椎	12	頸椎の前結節
3	腰椎	13	頸椎の後結節
4	仙骨の岬角	14	胸椎と関節する肋骨
5	仙骨	15	上関節突起
6	尾骨	16	外側仙骨稜
7	横突孔	17	中間仙骨稜
8	軸椎の歯突起	18	横突起（前結節と後結節）
9	環椎の後結節	19	仙骨の外側部
10	棘突起	20	正中仙骨稜

椎骨と脊柱　21

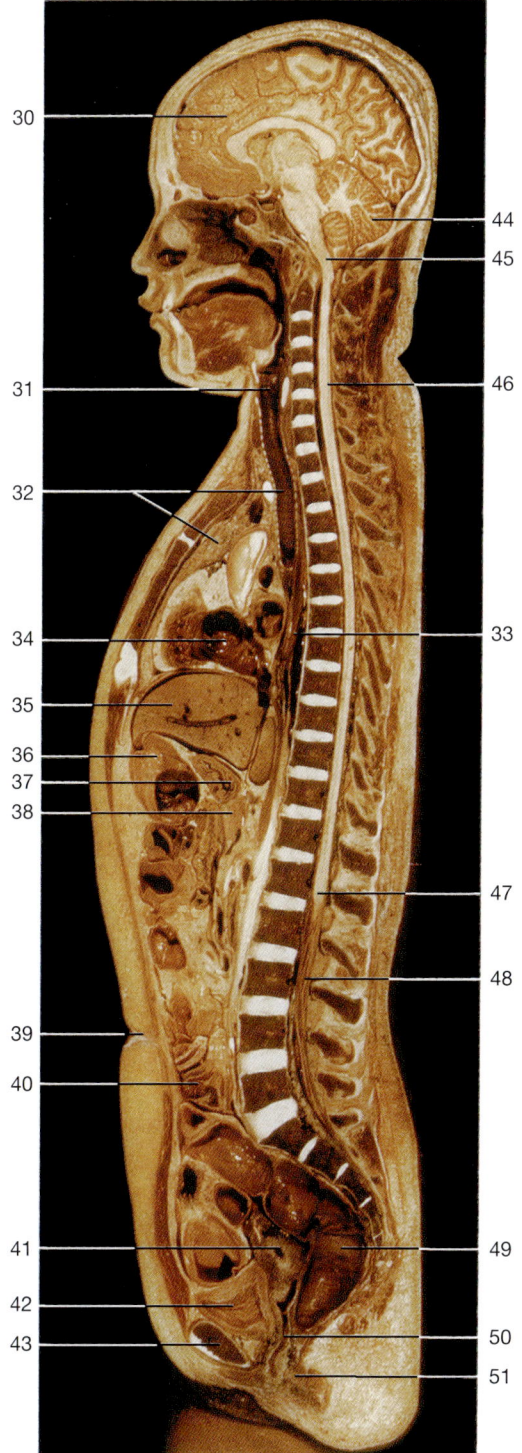

図 2.10　全身の正中断面（女性）
脊髄円錐が第1腰椎（L1）の高さにあることに注意．

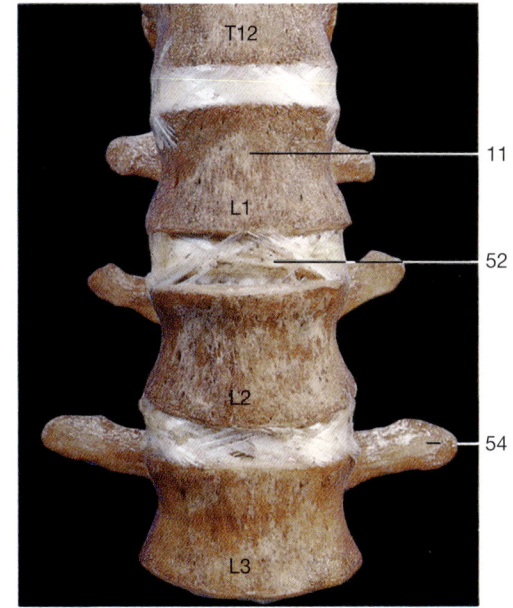

図 2.11　腰椎と椎間円板（前面）
T12＝第12胸椎，L1－L3＝第1～第3腰椎

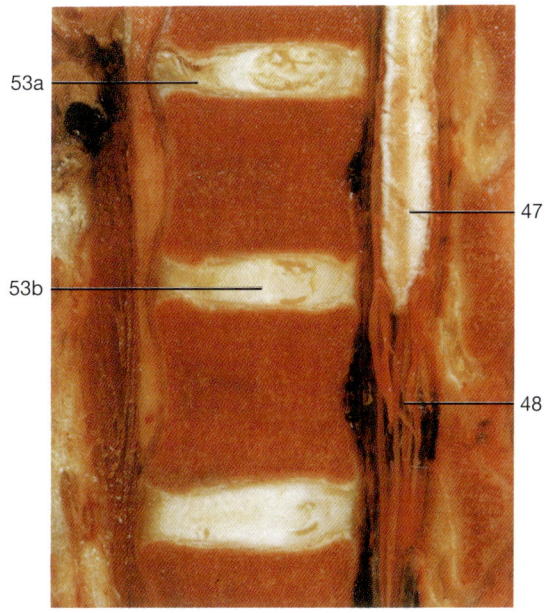

図 2.12　腰椎の矢状断面と脊髄の下端

21　上肋骨窩	30　大脳	39　臍	48　馬尾
22　下肋骨窩	31　喉頭	40　小腸	49　直腸
23　椎間円板	32　気管，胸腺	41　子宮	50　腟
24　上・下椎切痕	33　食道	42　膀胱	51　肛門
25　下関節突起	34　心臓	43　恥骨結合	52　椎間円板の線維輪
26　椎間孔	35　肝臓	44　小脳	53　椎間円板（断面）
27　横突肋骨窩	36　横行結腸	45　延髄	a　線維輪
28　後仙骨孔	37　胃	46　脊髄	b　髄核
29　仙骨角	38　膵臓	47　脊髄円錐	54　肋骨突起

22　骨格

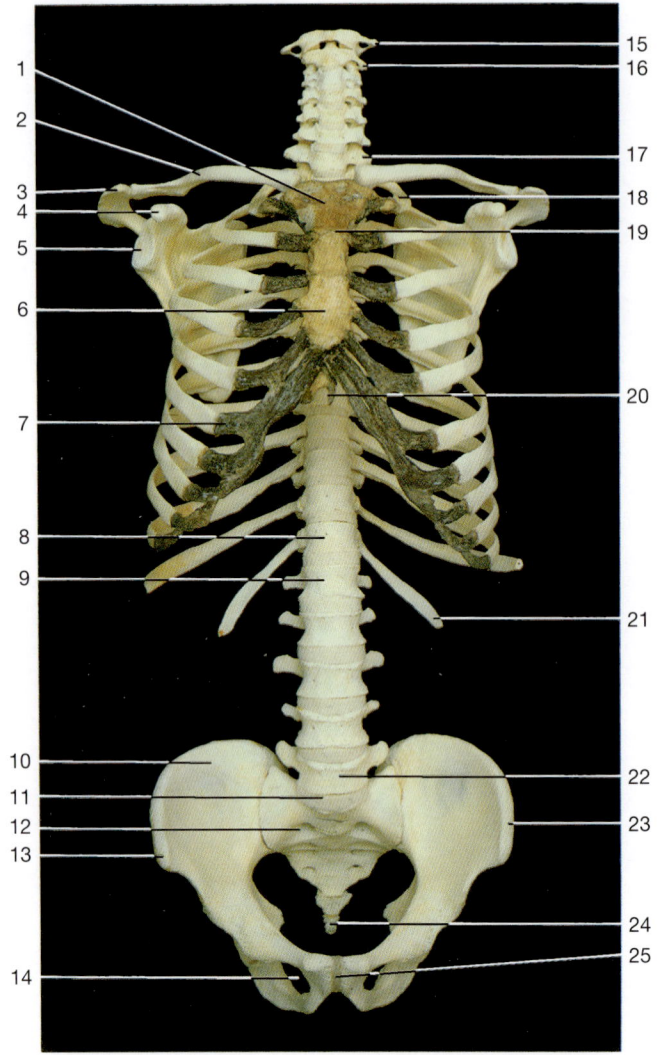

図2.13A　体幹の骨格　上肢帯，胸郭，脊柱および骨盤（前面）

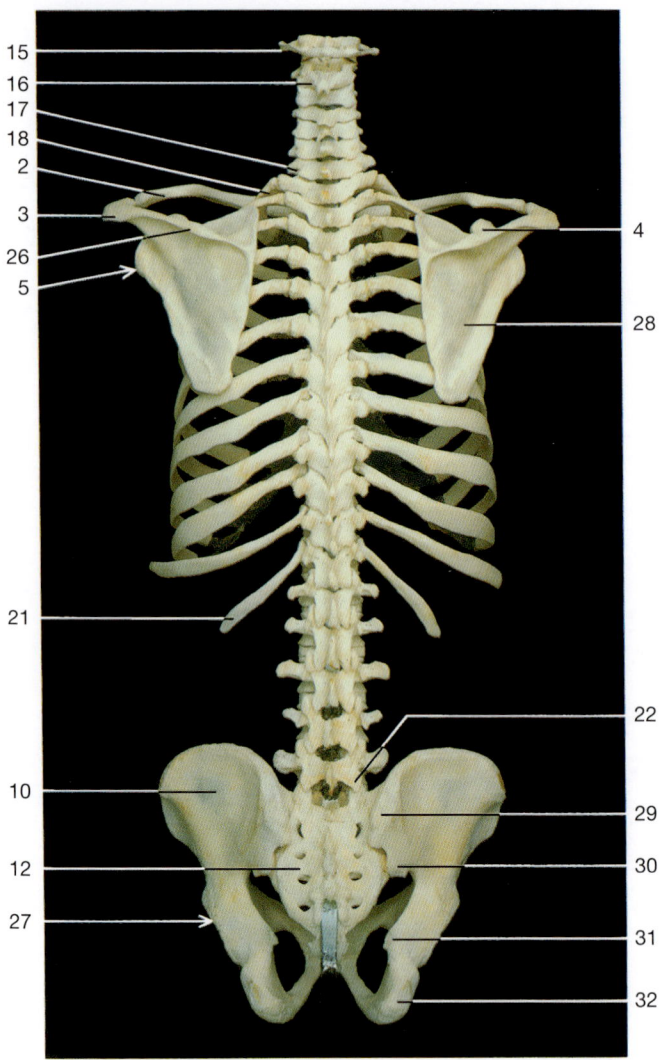

図2.13B　体幹の骨格　上肢帯，胸郭，脊柱および骨盤（後面）

　第1肋骨から第7肋骨までは肋軟骨を介して直接胸骨に連結しているので**真肋**という．第8肋骨から第10肋骨までは肋軟骨が直接胸骨には連結しないで，それぞれすぐ上の肋軟骨に付いているので**仮肋**といわれる．第11肋骨と第12肋骨とは前端が遊離しているので浮遊肋という．

　胸骨角（胸骨柄と体の間の）は少し前方へ出っ張っているので皮膚の上から触れることができる．そこはちょうど第2肋骨の高さに相当しているので，生体の前面において肋骨が上から何番目に当たるかを知るための基準点となる．第1肋骨はほとんど表面から触れることはできない．

1　胸骨柄	12　仙骨	23　腸骨稜	34　胸鎖関節
2　鎖骨	13　上前腸骨棘	24　尾骨	35　胸骨
3　肩甲骨の肩峰	14　閉鎖孔	25　恥骨結合	36　関節上結節
4　肩甲骨の烏口突起	15　環椎	26　肩甲棘	37　関節下結節
5　関節窩	16　軸椎	27　寛骨臼	38　肩甲骨の外側縁
6　胸骨体	17　第7頸椎（隆椎）	28　肩甲骨の棘下窩	39　肋骨弓
7　肋軟骨	18　第1肋骨	29　上後腸骨棘	40　肩甲骨の棘上窩
8　第12胸椎	19　胸骨角	30　下後腸骨棘	41　肩甲骨の下角
9　第1腰椎	20　剣状突起	31　坐骨棘	42　肋骨角
10　腸骨	21　第12肋骨	32　坐骨結節	
11　仙骨の岬角	22　第5腰椎	33　肩鎖関節	

体幹と上肢帯および胸郭 23

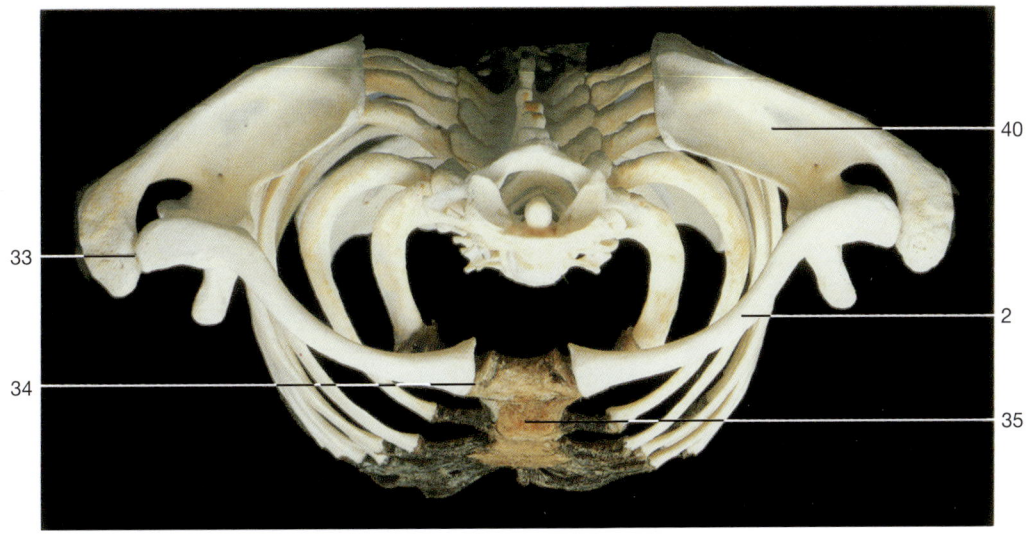

図 2.14　胸郭と上肢帯との関係（上から見る）

　肋骨頭は胸椎と 2 か所で滑動関節によって連結しているので，呼吸運動の際，肋骨が動くことを可能にしている．吸気の際は外肋間筋が収縮して肋骨を引き上げるので胸郭の容量が増加する．反対に呼気の際には肋骨が下がって容量が減少する．

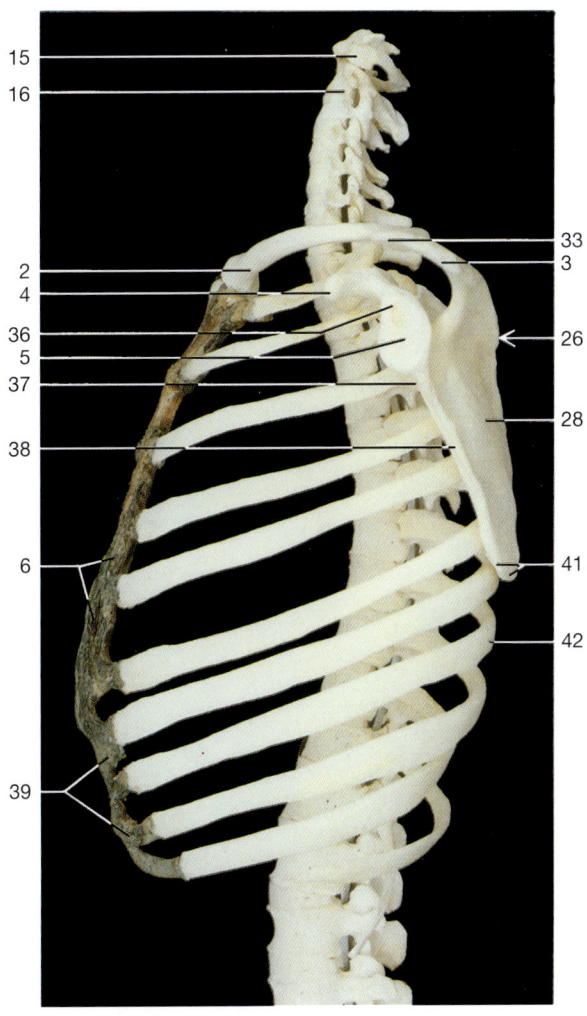

図 2.15　胸郭と上肢帯との関係（左から見る）

3 胸部，腹部および背部

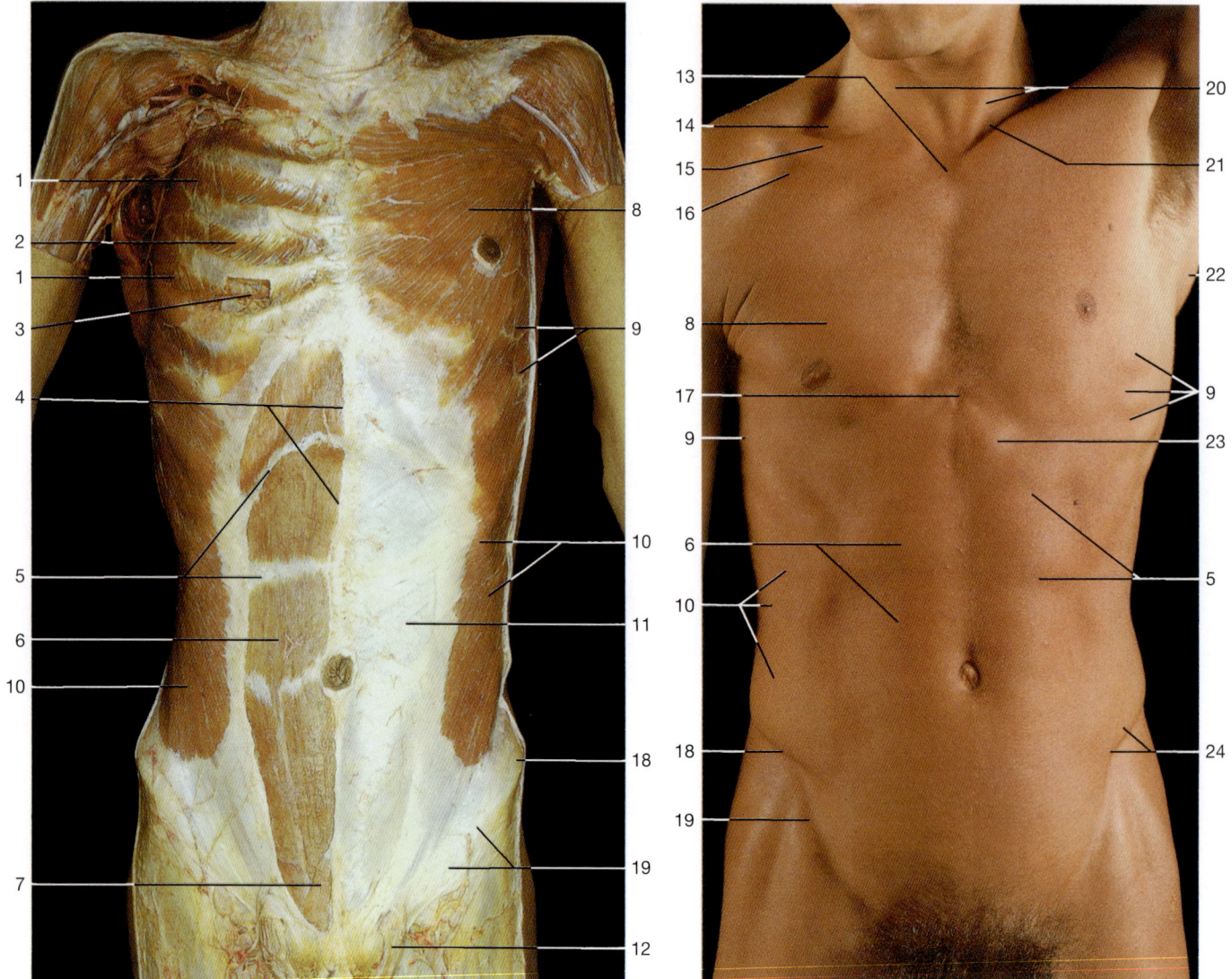

図 3.1　胸・腹壁（男性）
右側の腹直筋鞘前葉を除去したところ．

図 3.2　胸・腹壁の生態観察（体表から見た筋）

1　外肋間筋
2　内肋間筋
3　肋間静・動脈, 肋間神経
4　白線
5　腹直筋の腱画
6　腹直筋
7　錐体筋
8　大胸筋
9　前鋸筋
10　外腹斜筋
11　腹直筋鞘の前葉
12　精索
13　頸切痕（胸骨上切痕）
14　大鎖骨上窩
15　鎖骨
16　鎖胸三角（三角筋胸筋三角）
17　剣状突起
18　上前腸骨棘
19　鼡径靱帯
20　胸鎖乳突筋
21　小鎖骨上窩
22　広背筋
23　肋骨弓
24　腸骨稜

胸壁と腹壁の筋を比較した場合，外肋間筋・内肋間筋と胸横筋は，それぞれ外腹斜筋・内腹斜筋と腹横筋に相当することがわかる．

1　肋間神経，肋間動・静脈
2　腹直筋鞘の後葉
3　内腹斜筋
4　弓状線
5　下腹壁動・静脈
6　錐体筋
7　腹直筋
8　腹横筋
9　腸骨下腹神経
10　腸骨鼡径神経
11　脊柱起立筋の内側筋柱
12　脊柱起立筋の外側筋柱
13　胸腰筋膜の浅葉と深葉（2葉に分かれた黒い太い線）
14　外腹斜筋
15　腹横筋膜
16　腹直筋鞘の前葉

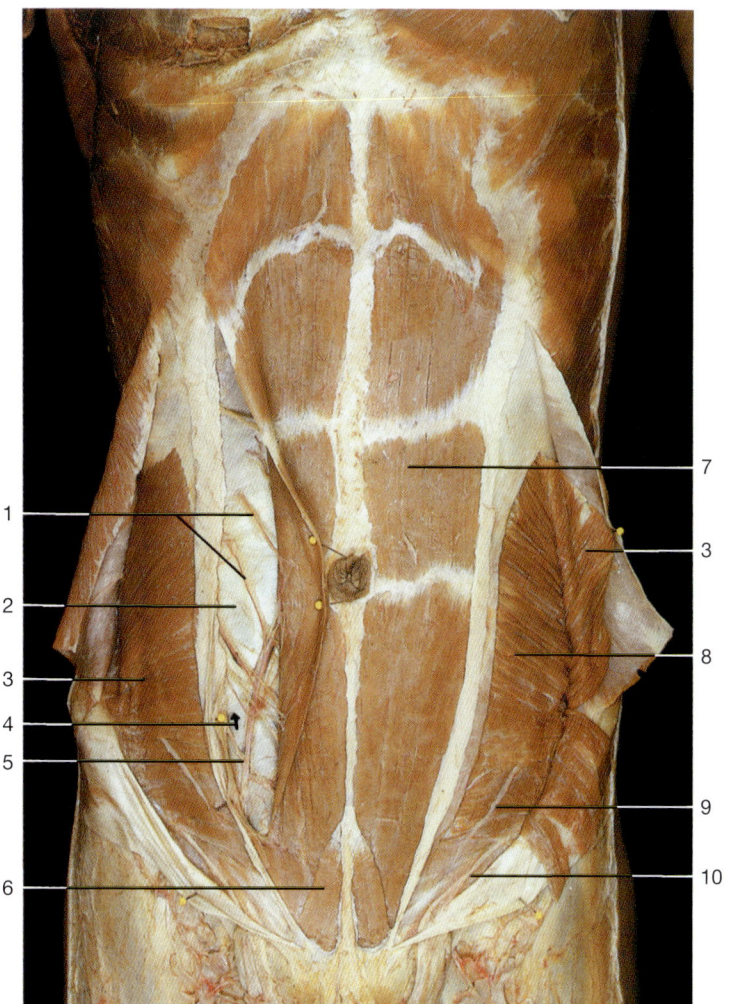

図3.3　腹壁の構成（男性）　右外腹斜筋を切断して内腹斜筋を現し，左内腹斜筋を切断して腹横筋を現してある．腹直筋は内外に翻転して腹直筋鞘の後葉を露出し，腹直筋に行く血管と神経を示している．弓状線（矢印）は腹直筋鞘後葉の下端である．ここから下部は腹膜が露出している．

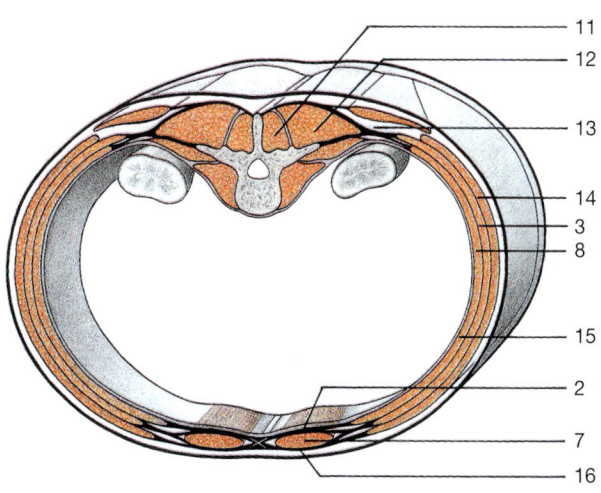

図3.4　腹部の横断（腎臓の高さ）
弓状線の上部における断面を示す．

胸部，腹部および背部

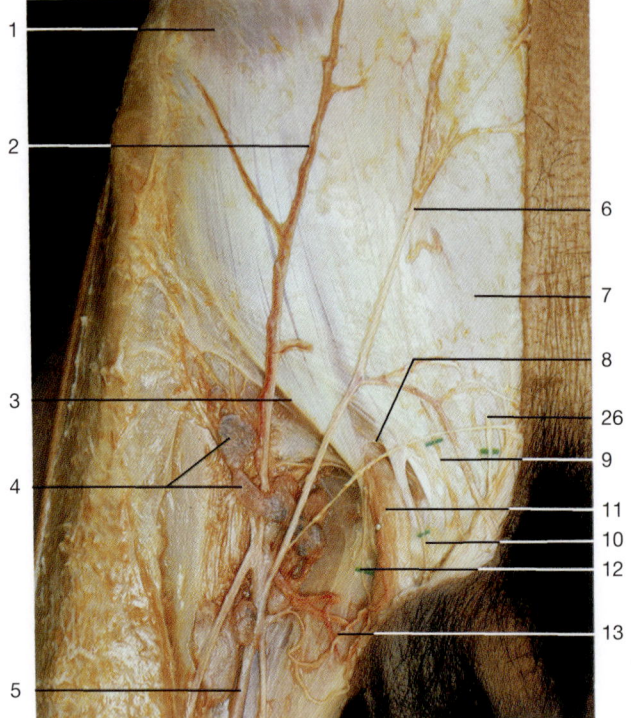

図3.5 右鼠径部浅層

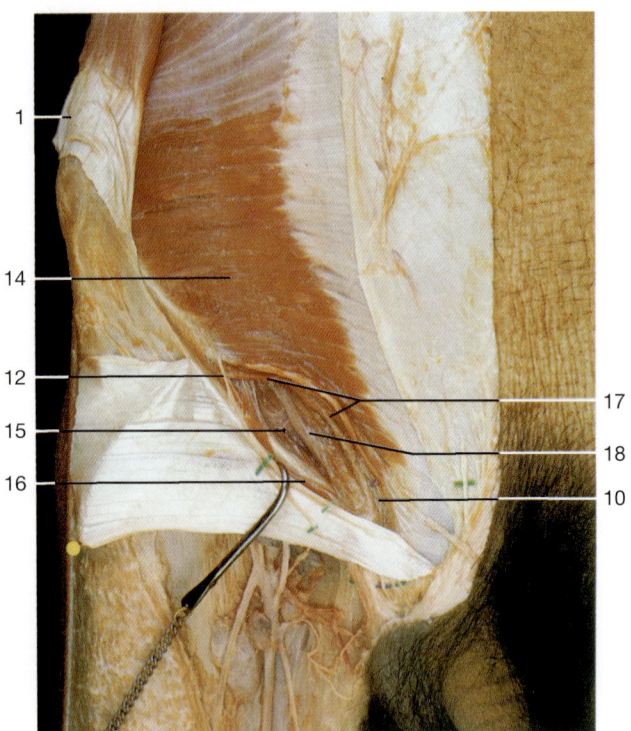

図3.6 右鼠径部深層　鼠径管を開く．

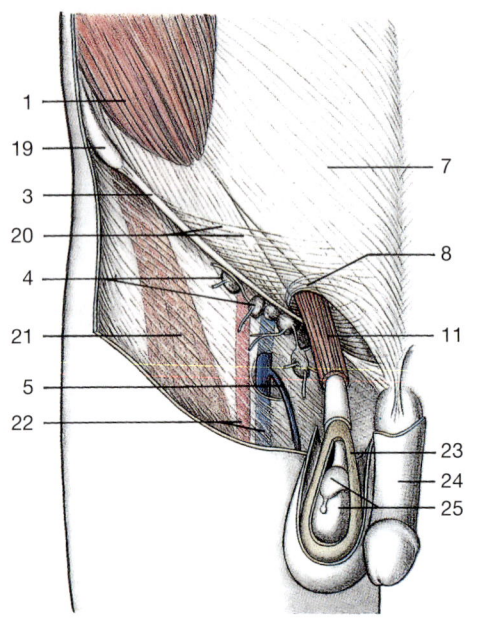

図3.7 前腹壁の下部と鼠径管

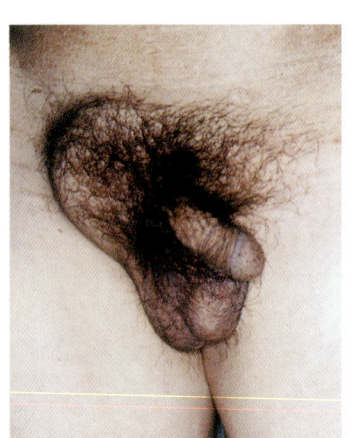

図3.8 男性の鼠径ヘルニア　内臓の一部が鼠径管から皮下に脱出したもの．

1 外腹斜筋	10 陰部大腿神経	19 上前腸骨棘
2 浅腸骨回旋動・静脈	11 精索	20 脚間線維
3 鼠径靱帯	12 腸骨鼠径神経	21 大腿筋膜と縫工筋
4 鼠径リンパ節	13 外陰部動・静脈	22 大腿動・静脈
5 大伏在静脈	14 内腹斜筋	23 精巣鞘膜
6 浅腹壁静脈	15 下腹壁動・静脈	24 陰茎
7 腹直筋鞘の前葉	16 精巣挙筋	25 精巣上体(副睾丸)と精巣
8 浅鼠径輪	17 腹横筋	26 肋下神経
9 腸骨下腹神経	18 精管	

鼡径部，背部の生体観察　27

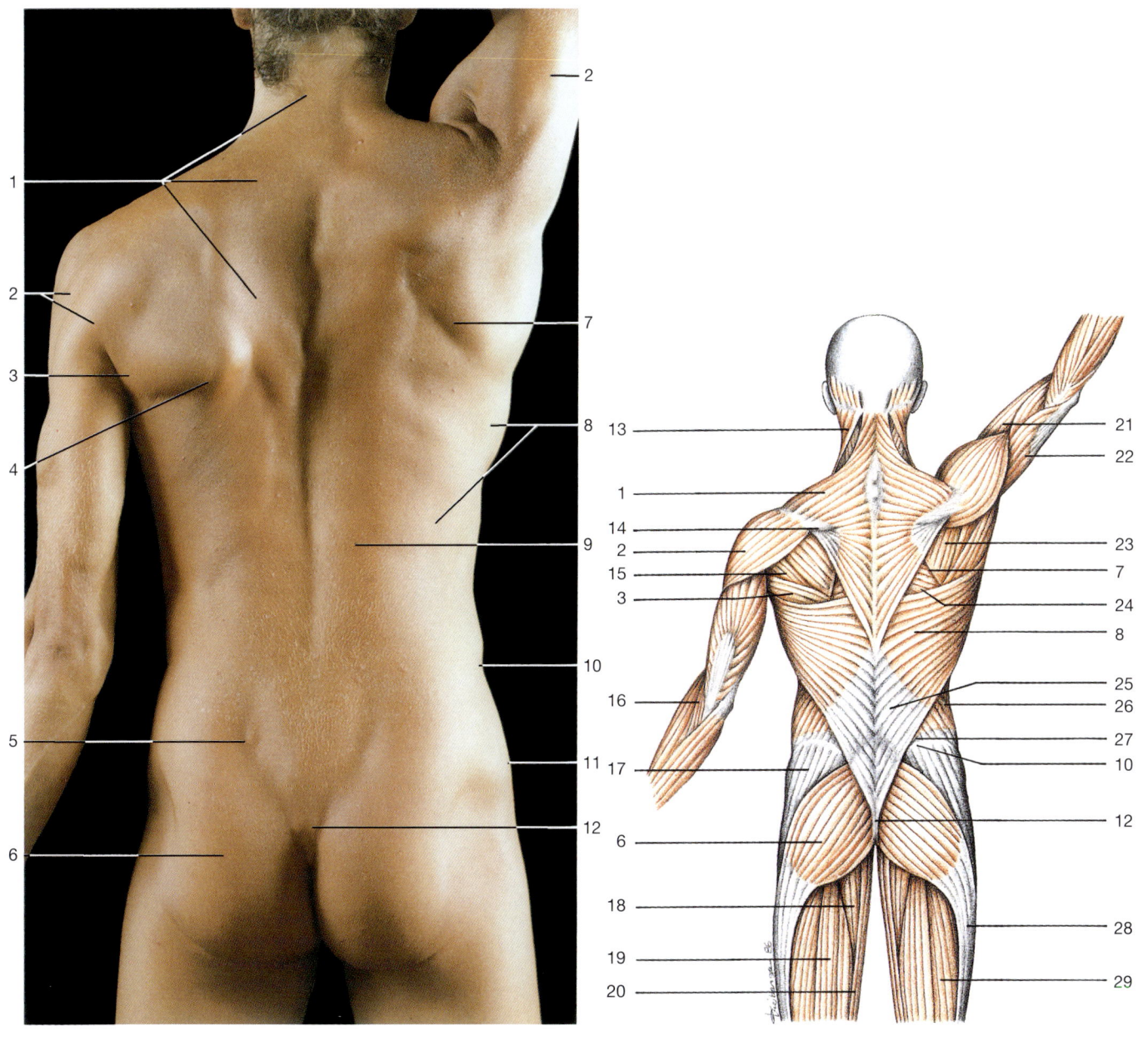

図 3.9　背面の生体観察（体表から見た筋）

図 3.10　背面の筋

1　僧帽筋	10　腸骨稜	20　薄筋
2　三角筋	11　大腿骨の大転子	21　上腕二頭筋
3　大円筋	12　尾骨	22　上腕三頭筋
4　肩甲骨の下角	13　胸鎖乳突筋	23　棘下筋
5　上後腸骨棘	14　肩甲棘	24　大菱形筋
6　大殿筋	15　小円筋	25　胸腰筋膜
7　肩甲骨の内側縁*	16　肘筋	26　外腹斜筋
8　広背筋	17　中殿筋	27　腰三角（広背筋，外腹斜筋と腸骨稜に囲まれた弱い部分）
9　脊柱起立筋（腸肋筋，最長筋と棘筋の総称）	18　大内転筋	28　腸脛靱帯
	19　半膜様筋	29　大腿二頭筋の長頭

*上肢を挙上すると肩甲骨が回転することに注意．

28　胸部，腹部および背部

1　後頭前頭筋の後腹
2　項横筋(25%に見られる)
3　僧帽筋
4　広背筋
5　胸腰筋膜
6　中殿筋と筋膜
7　頭半棘筋
8　胸鎖乳突筋
9　頭板状筋
10　肩甲挙筋
11　三角筋
12　棘下筋
13　大円筋
14　大菱形筋
15　胸腸肋筋
16　胸最長筋
17　下後鋸筋
18　外腹斜筋
19　腸骨稜
20　大殿筋
21　脊髄神経の前根
22　脊髄神経の後根と脊髄神経節
23　脊髄
24　脊髄神経後枝の内側皮枝と外側皮枝
25　脊髄神経の後枝
26　脊髄神経前枝の前皮枝
27　脊髄神経の前枝(肋間神経)
28　脊髄神経前枝の外側皮枝
29　[交感神経]幹神経節と交通枝
30　交感神経幹
31　脊髄神経の前枝と後枝の分岐部

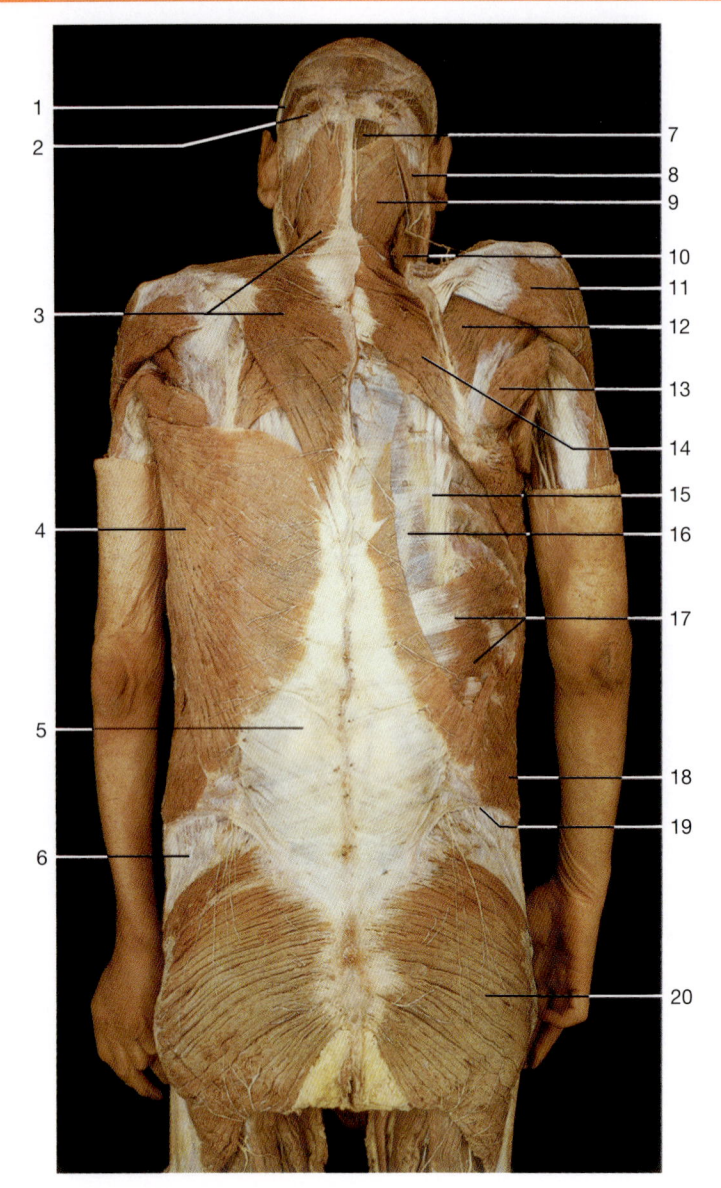

図3.11　背部の筋　浅層と中層.

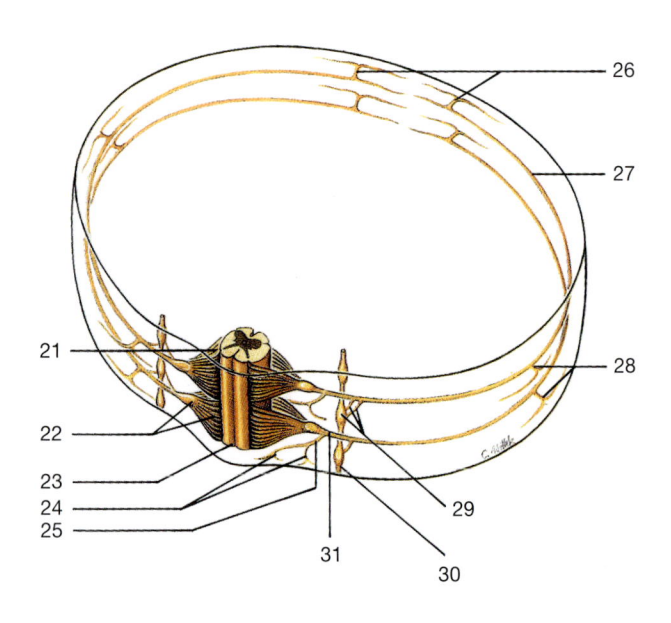

図3.12　脊髄，肋間神経および胸壁の体節への枝
（背面から見る）

背部の神経支配

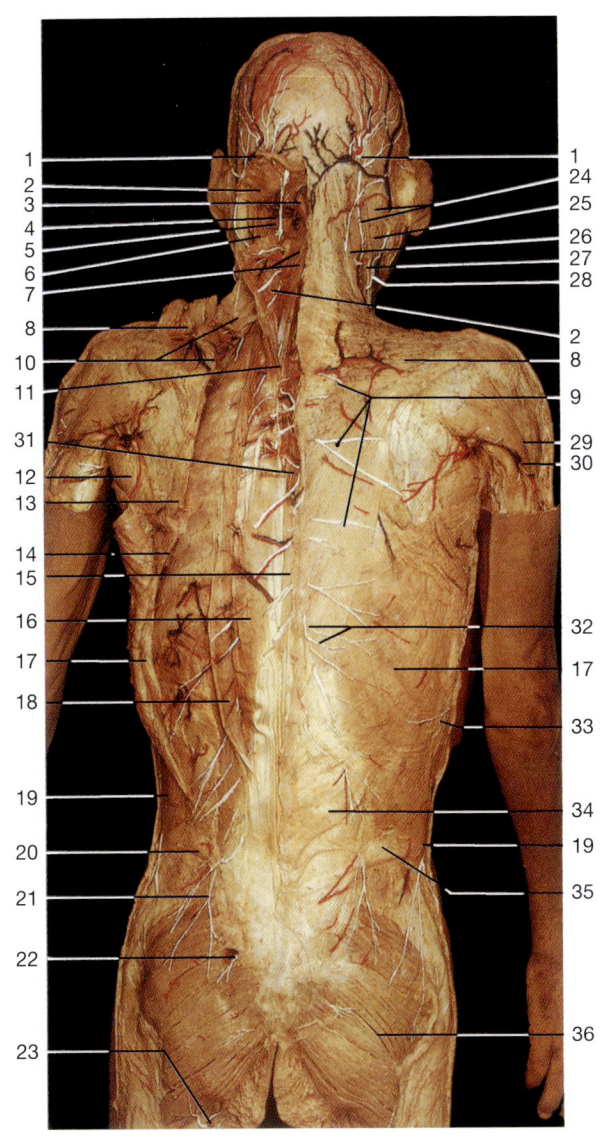

図 3.13 **背部の神経支配** 脊髄神経の分布を示す．左側では僧帽筋と広背筋を切除してある．頭半棘筋は切断・翻転．

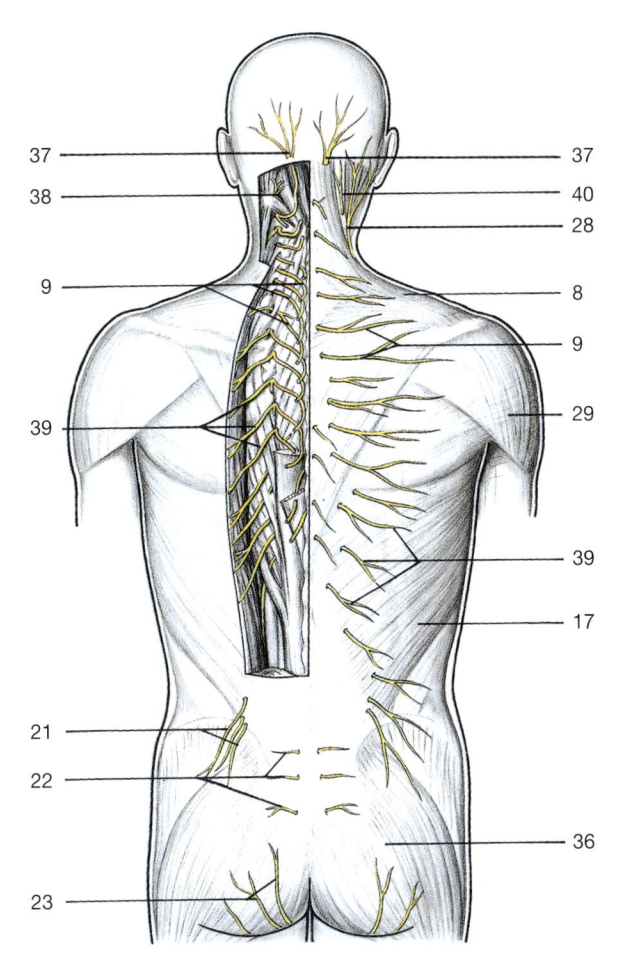

図 3.14 **背部の神経分布** 脊髄神経の後枝の分布を示す．体幹後部では分節状に神経が分布していることに注意．

1 大後頭神経，後頭動脈	15 胸棘筋	29 三角筋
2 頭半棘筋	16 胸最長筋	30 腋窩神経の外側上腕皮神経*
3 大後頭直筋	17 広背筋	31 多裂筋
4 椎骨動脈，後頭下神経	18 腸肋筋	32 第12胸神経後枝の外側皮枝
5 環椎の後弓	19 外腹斜筋	33 肋間神経（胸神経前枝）の外側枝*
6 上頭斜筋	20 腸骨稜	34 胸腰筋膜（腰背腱膜）
7 頸半棘筋	21 上殿皮神経（L1-L3）	35 下腰三角（プティの三角）
8 僧帽筋	22 中殿皮神経（S1-S3）	36 大殿筋
9 脊髄神経後枝の内側皮枝	23 下殿皮神経*	37 大後頭神経（C2）
10 肩甲挙筋	24 小後頭神経（C2，C3）*，胸鎖乳突筋	38 後頭下神経（C1）
11 頸最長筋	25 頭板状筋	39 脊髄神経後枝の外側皮枝
12 大円筋	26 第3後頭神経	40 小後頭神経（C2，C3）*
13 大菱形筋	27 第4頸神経後枝の外側枝	
14 前鋸筋	28 大耳介神経（C3またはC4）*	*脊髄神経の前枝

30　胸部，腹部および背部

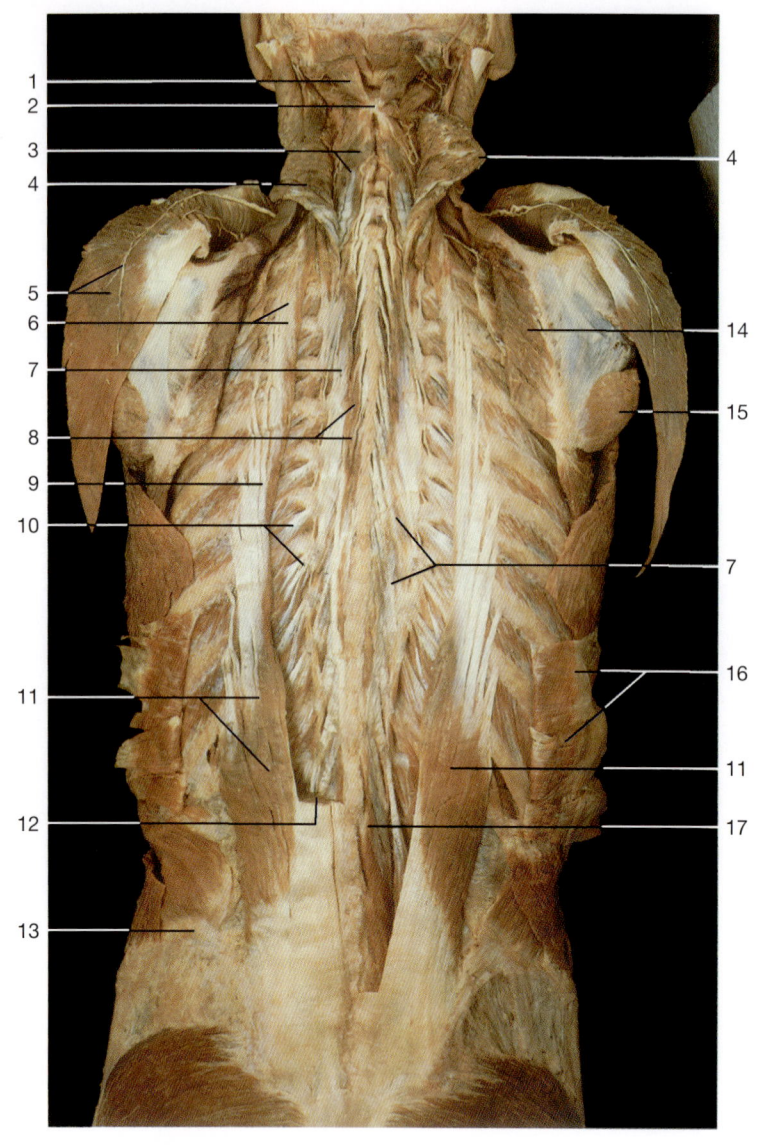

図 3.15　深背筋　両側の最長筋を切除．頭半棘筋は切断・翻転してある．

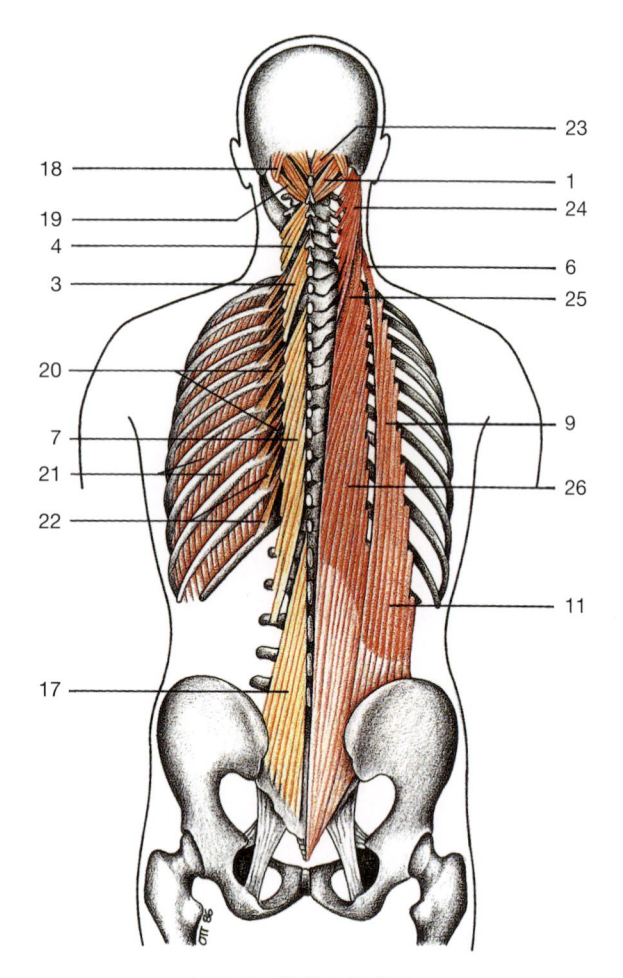

図 3.16　背筋の模式図

1	大後頭直筋	10	肋骨挙筋	19	下頭斜筋
2	軸椎の棘突起	11	**腰腸肋筋**	20	短肋骨挙筋
3	頸半棘筋	12	最長筋（切断）	21	外肋間筋
4	頭半棘筋	13	腸骨稜	22	長肋骨挙筋
5	僧帽筋（翻転），副神経	14	大菱形筋（切断）	23	小後頭直筋
6	**頸腸肋筋**	15	大円筋	24	頭最長筋
7	胸半棘筋	16	下後鋸筋（翻転）	25	頸最長筋
8	胸棘筋	17	多裂筋	26	胸最長筋
9	**胸腸肋筋**	18	上頭斜筋		

深背筋，脊髄

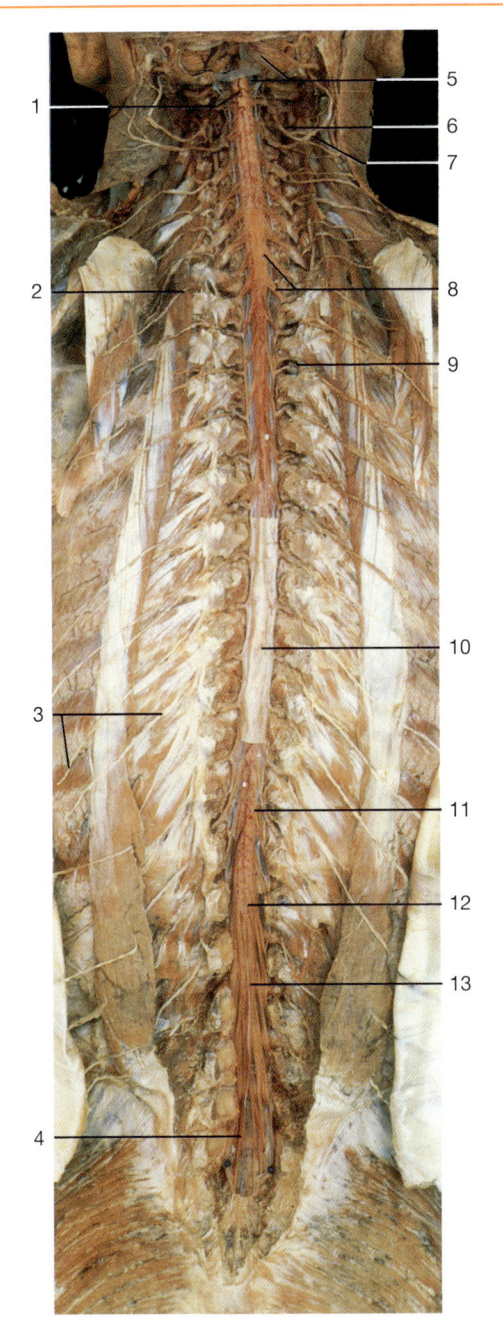

図 3.17 脊髄と脊髄神経 脊柱管を開放して脊髄を露出したところ．最長筋を切除し，腸肋筋を翻転．

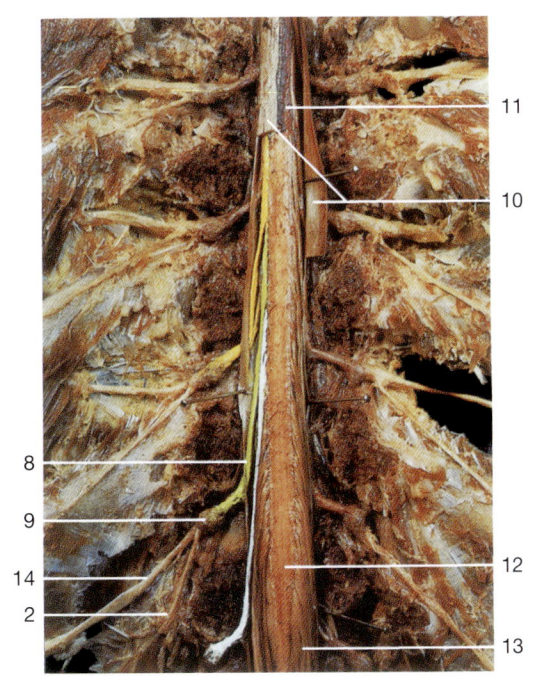

図 3.18 脊髄の腰部 脊髄神経の後枝が脊髄から出るところの高さと，椎間孔を出る高さの違いが下部ほど大きくなることに注意．

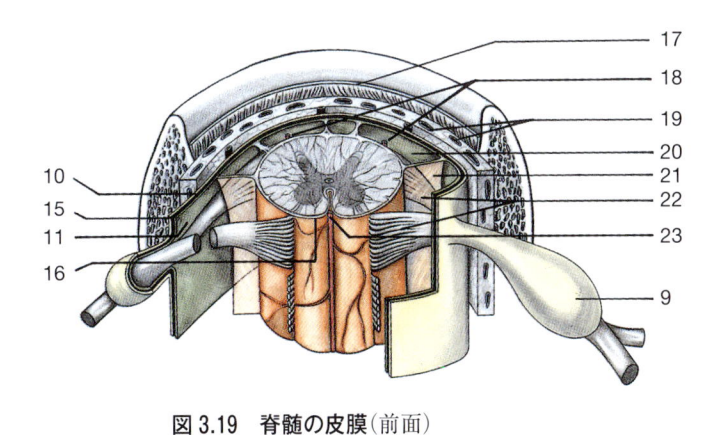

図 3.19 脊髄の皮膜（前面）

　胎児の発育の初期では脊髄と脊柱の長さはほとんど同じである．発育が進むにつれて脊柱が脊髄よりも長くなるために脊髄は上の方に吊り上げられたようになる．そのため上部の脊髄神経は椎間孔からほとんど水平に出るが，下部の神経ほど下の方に向かう．脊髄の下端では垂直に走り，終糸をとり囲んで馬尾を形成する．成人においては脊髄の下端は第1ないし第2腰椎の高さにあるが，新生児では第3腰椎の高さに達する．

1　延髄
2　[第一次]後枝
3　脊髄神経後枝の外側皮枝
4　終糸
5　小脳延髄槽と小脳
6　大後頭神経
7　第3頸神経
8　後根
9　脊髄神経節
10　脊髄硬膜
11　脊髄クモ膜
12　脊髄円錐
13　馬尾
14　脊髄神経の前枝（肋間神経）
15　硬膜下腔
16　軟膜
17　脊柱管の骨膜
18　後脊髄動脈
19　静脈叢と脂肪組織の存在する硬膜上腔
20　クモ膜下腔
21　歯状靱帯
22　脊髄神経の前根と後根
23　前脊髄動脈

4 上肢と下肢

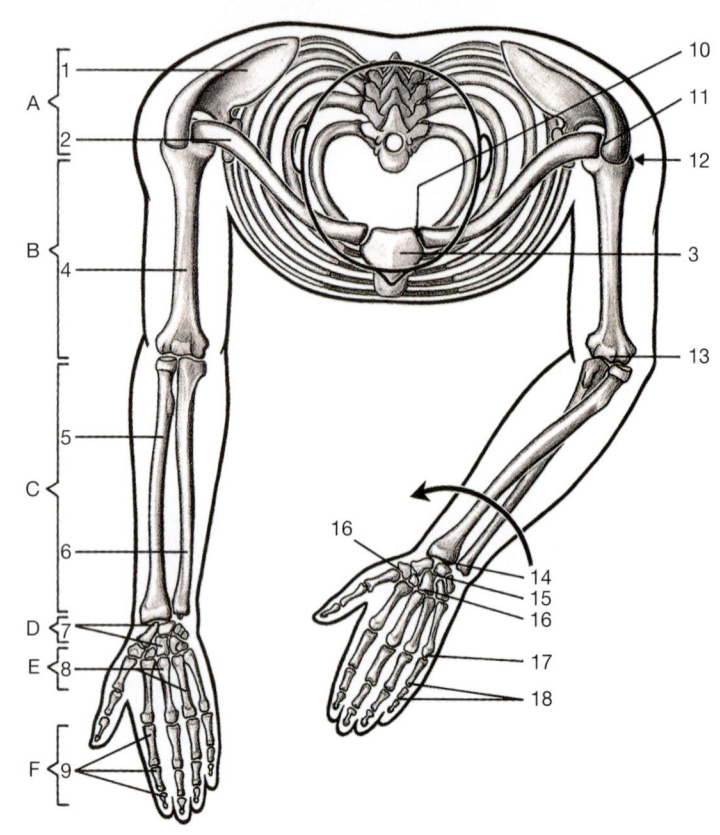

図 4.1　上肢帯と上肢の構成（上と前から見る）
手を巧妙に動かすための，前腕の上腕骨に対する2つの位置，すなわち回外（右側），回内（左側）の状態を示す．

A　上肢帯
B　上腕
C　前腕
D　てくび（手根）
E　てのひら（手掌）
F　指

1　肩甲骨
2　鎖骨
3　胸骨
4　上腕骨
5　橈骨
6　尺骨
7　手根骨
8　中手骨
9　指［節］骨
10　胸鎖関節
11　肩鎖関節
12　肩関節
13　肘関節
14　橈骨手根関節
15　手根中央関節
16　手根中手関節
17　中手指節関節
18　指節間関節
19　肩峰（肩甲骨）
20　大結節（上腕骨）
21　上腕骨頭
22　関節窩（関節腔）
23　外科頸（上腕骨）
24　肩甲切痕
25　烏口突起（肩甲骨）
26　関節下結節
27　解剖頸（上腕骨）
28　肩甲棘
29　棘上筋の腱（関節包に付く）
30　烏口肩峰靱帯
31　上腕二頭筋長頭の腱
32　肩甲下筋の腱（関節包に付く）

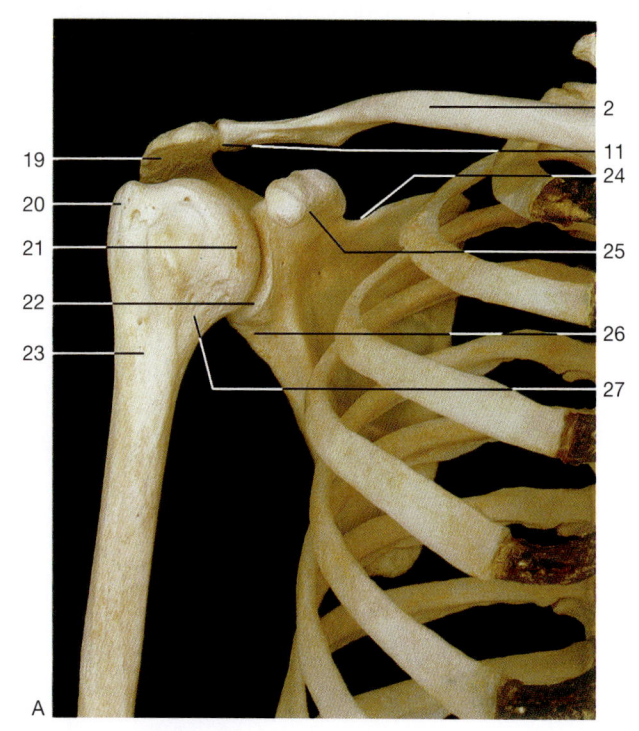

図 4.2　肩関節の骨　(A)前面，(B)後面

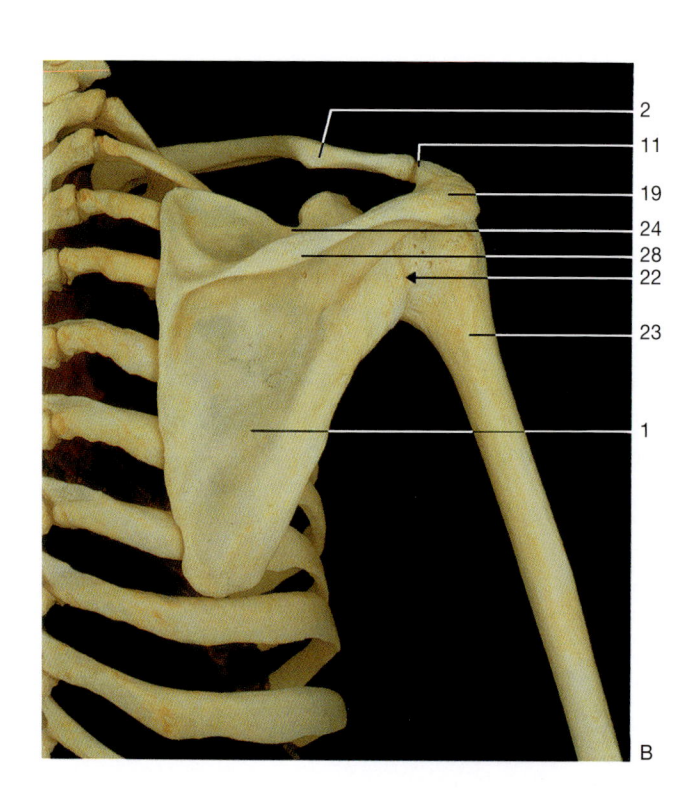

肩関節と上腕骨

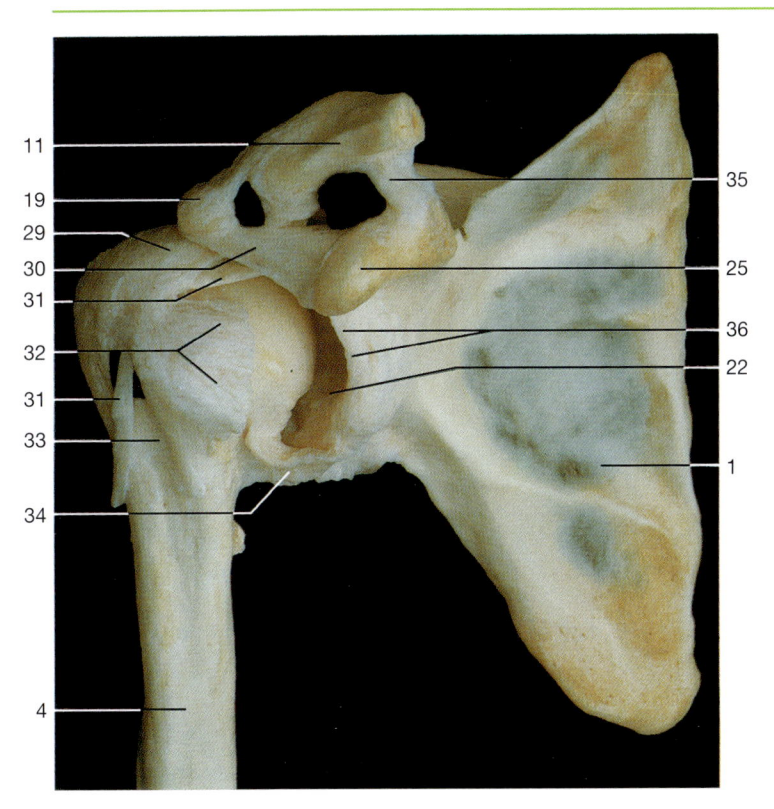

図4.3 **右肩関節** 関節包の前部を切り開き，上腕骨頭を少し外方へ回して，関節腔を示す．

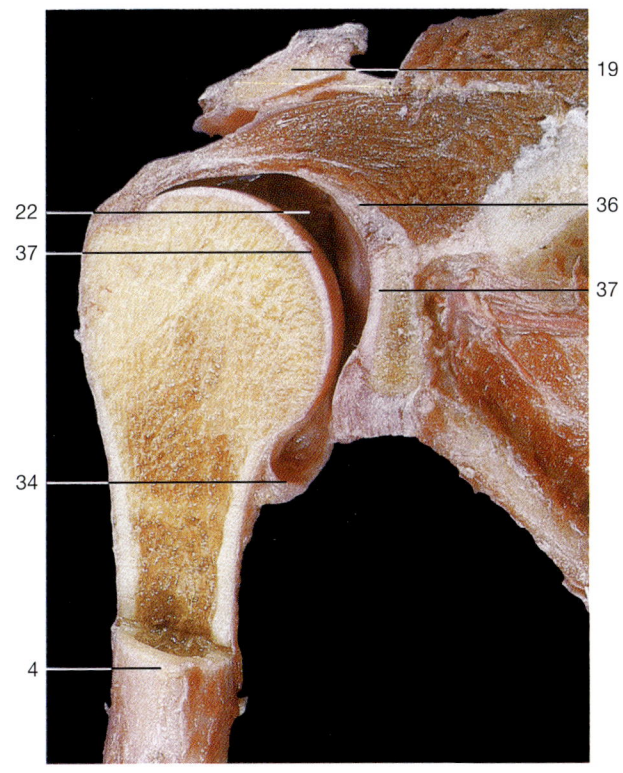

図4.4 **右肩の前頭断面**（前面）

肩関節は球関節に属し，関節窩が浅いために最も自由度の大きい可動性関節である．

そのうえ，上肢帯も上腕骨と一緒に動くことができるために，可動性が一層大きくなる．

33 上腕骨の結節間溝
34 肩関節の関節包（囊）
35 菱形靱帯
36 関節唇
37 関節軟骨
38 大結節稜
39 三角筋粗面
40 橈骨窩
41 上腕骨の外側上顆
42 上腕骨小頭
43 小結節
44 小結節稜
45 鈎突窩
46 上腕骨の内側上顆
47 上腕骨滑車
48 上腕骨体
49 尺骨神経溝
50 橈骨神経溝
51 肘頭窩

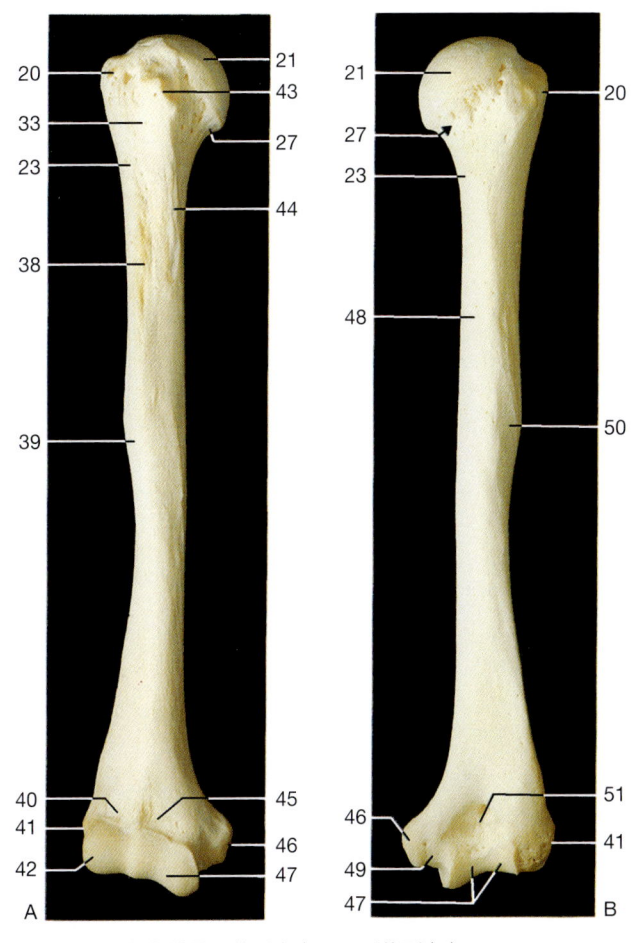

図4.5 **右上腕骨** 前面（A）および後面（B）

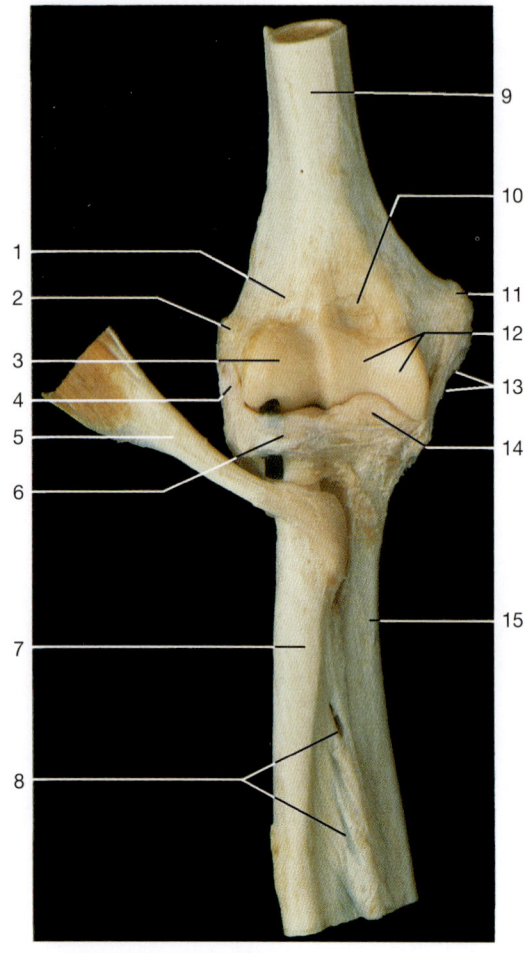

図 4.6　肘関節の靱帯（前面）
関節包を除いて橈骨輪状靱帯を示す．

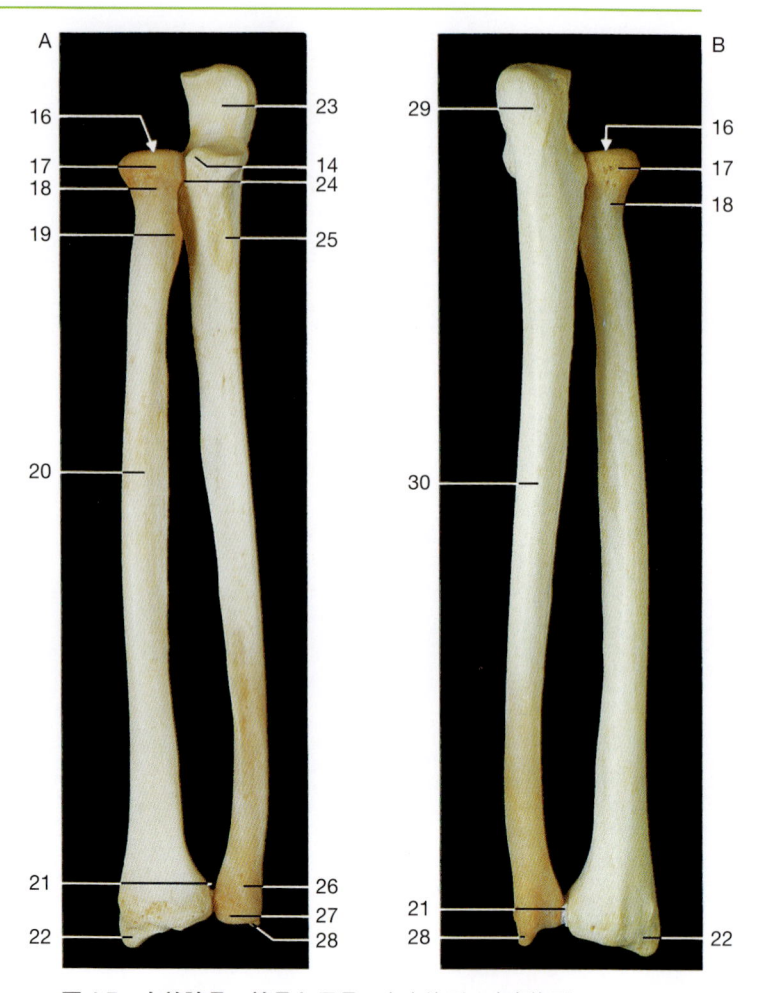

図 4.7　右前腕骨：橈骨と尺骨　（A）前面，（B）後面

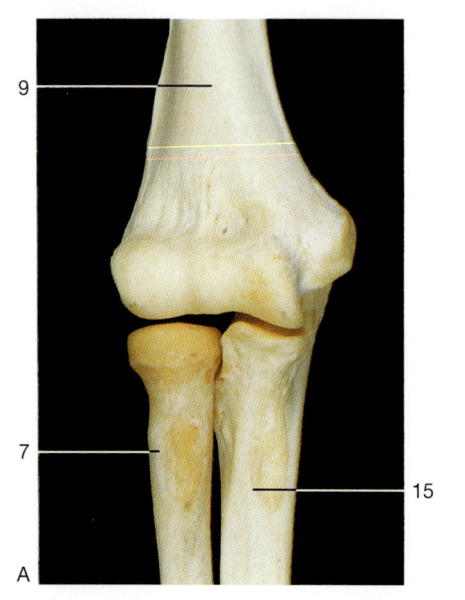

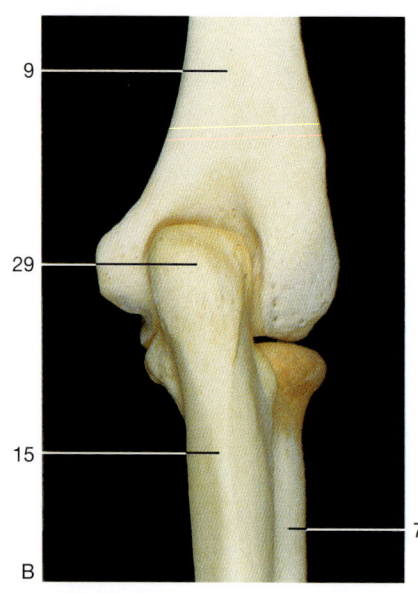

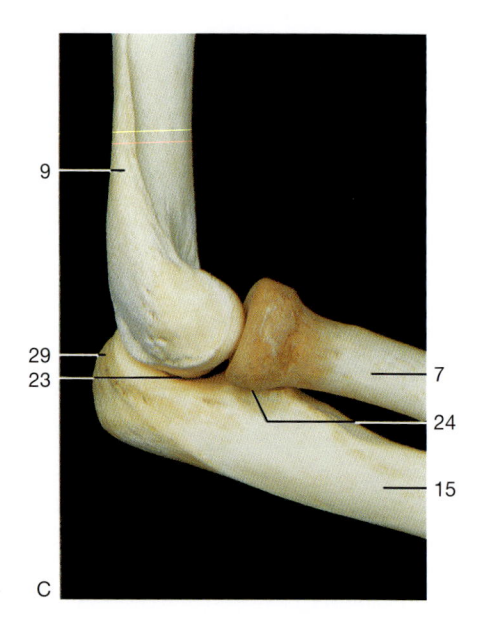

図 4.8　右肘関節　（A）前面，（B）後面，（C）外側面（少し屈曲したところ）．

　前腕の骨は手根骨と楕円関節を作る．そのためこの関節は左右と前後の2方向にだけしか動くことができない．橈骨と尺骨は互いに平行しているか，あるいは図4.9(A)に示すように互いに交叉して，手が回転できるようになっている．手掌(てのひら)が前に向いているときには前腕骨は平行している．手掌が後ろを向いているときには前腕骨は交叉している（回内）．このときに両方の骨の端にある車軸関節が回転するのである．

前腕および手の骨　35

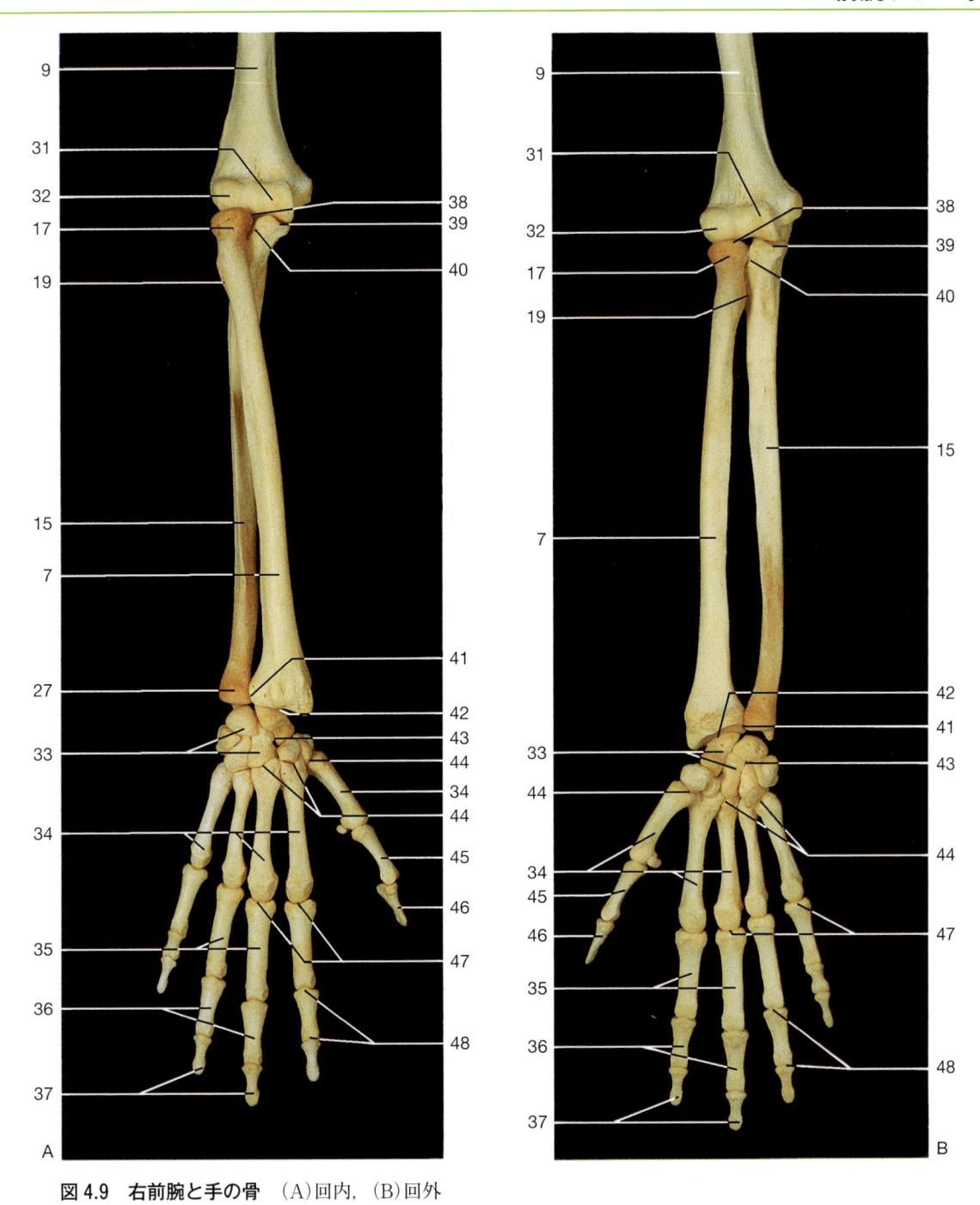

図4.9　右前腕と手の骨　(A)回内，(B)回外

1　橈骨窩	13　内側側副靱帯	25　尺骨粗面	37　末節骨
2　上腕骨の外側上顆	14　尺骨の鈎状突起	26　尺骨頭	38　腕橈関節
3　上腕骨小頭	15　尺骨	27　尺骨の関節環状面	39　腕尺関節
4　外側側副靱帯	16　橈骨頭	28　尺骨の茎状突起	40　上橈尺関節
5　上腕二頭筋腱	17　橈骨の関節環状面	29　肘頭	41　下橈尺関節
6　橈骨輪状靱帯	18　橈骨頸	30　尺骨体	42　橈骨手根関節
7　橈骨	19　橈骨粗面	31　上腕骨滑車	43　手根中央関節
8　骨間膜	20　橈骨体	32　上腕骨小頭	44　手根中手関節
9　上腕骨	21　橈骨の尺骨切痕	33　手根骨	45　母指の基節骨
10　鈎突窩	22　橈骨の茎状突起	34　中手骨	46　母指の末節骨
11　上腕骨の内側上顆	23　滑車切痕	35　基節骨	47　中手指節関節
12　上腕骨滑車	24　尺骨の橈骨切痕	36　中節骨	48　手の指節間関節

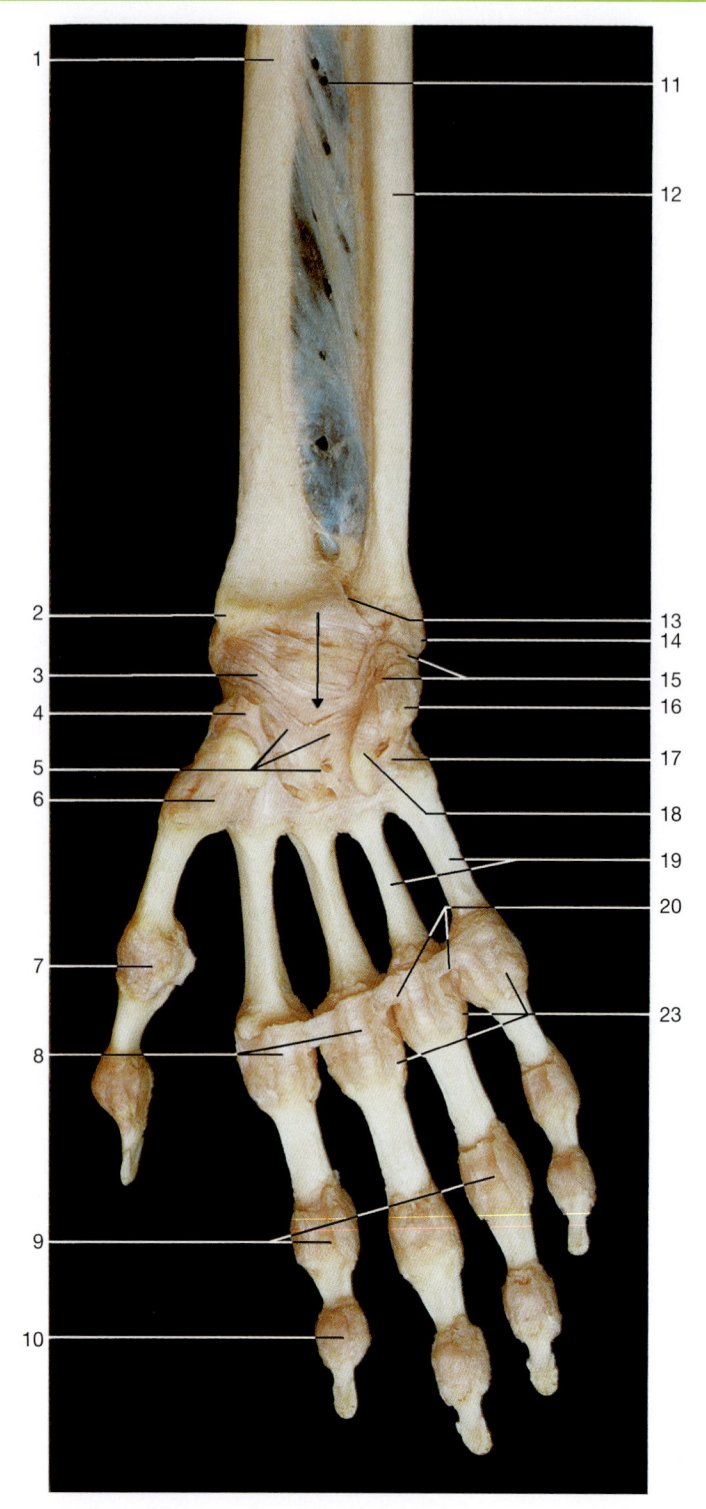

図 4.10　右前腕，手および指の靱帯（掌側）
矢印は手根管の位置を示す．

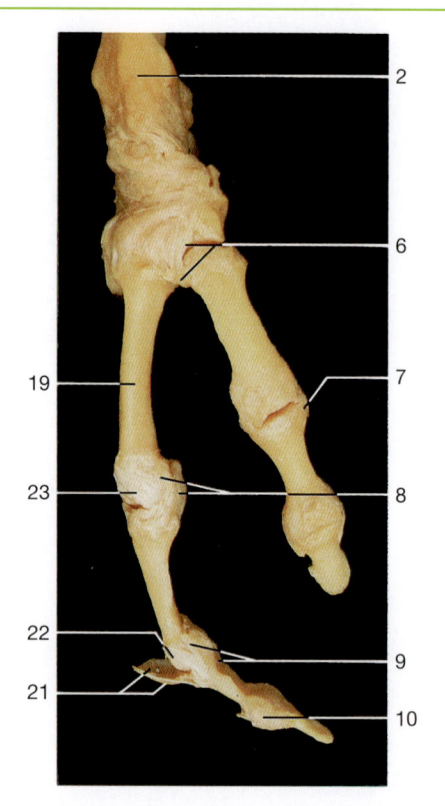

図 4.11　指の靱帯（母指側より見る）

1　橈骨
2　橈骨の茎状突起
3　掌側橈骨手根靱帯
4　橈側手根屈筋の靱帯（切断）
5　放線状手根靱帯
6　母指の手根中手関節の関節包
7　母指の中手指節関節の関節包
8　掌側靱帯および中手指節関節の関節包
9　掌側靱帯および指節間関節の関節包
10　関節包
11　骨間膜
12　尺骨
13　下橈尺関節
14　尺骨の茎状突起
15　掌側尺骨手根靱帯
16　尺側手根屈筋の腱および豆状骨
17　豆中手靱帯
18　豆鈎靱帯
19　中手骨
20　深横中手靱帯
21　伸筋の腱および関節包（切断）
22　指節間関節の側副靱帯
23　中手指節関節の側副靱帯

　第2から第5の手根中手関節は可動関節ではあるが，その可動性は制限されている．一方，母指の手根中手関節（大菱形骨と第1中手骨との間）は鞍関節であり，前者よりも可動性がずっと高い．この手根中手関節の方向は手掌の面と平行ではないために，物を握ること（対立運動；母指と小指を合わせる）ができる．
　手根骨間の関節の動きはいくつかの靱帯のためにわずかであるが，手根骨が互いに滑動することにより手を内転あるいは外転させる（手掌を掌側に弯曲させたり，開いたりする）ことができる．

肩および上腕の筋　37

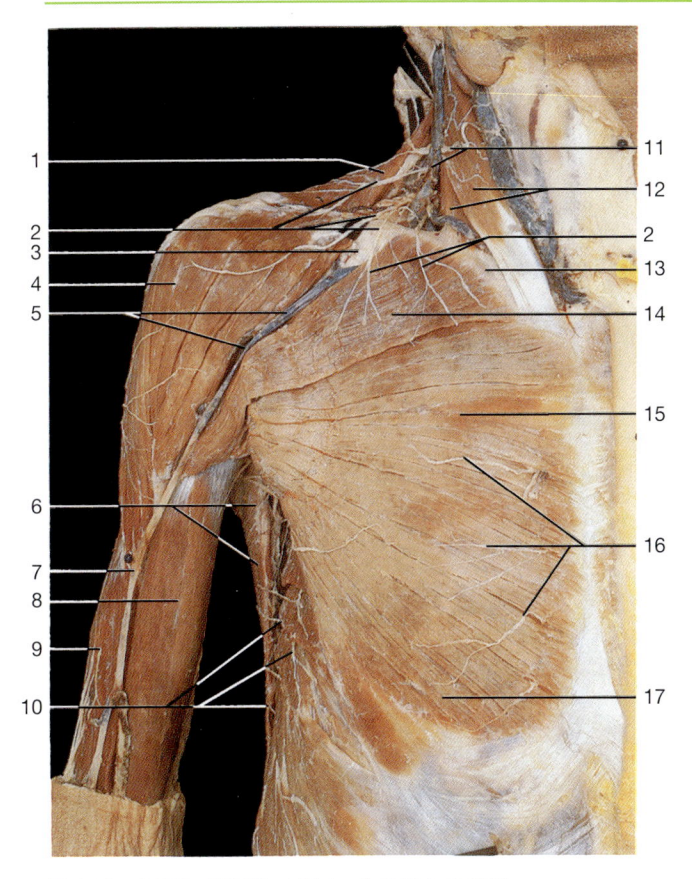

図 4.12　**右肩と前胸壁**　表層．皮神経と皮静脈．

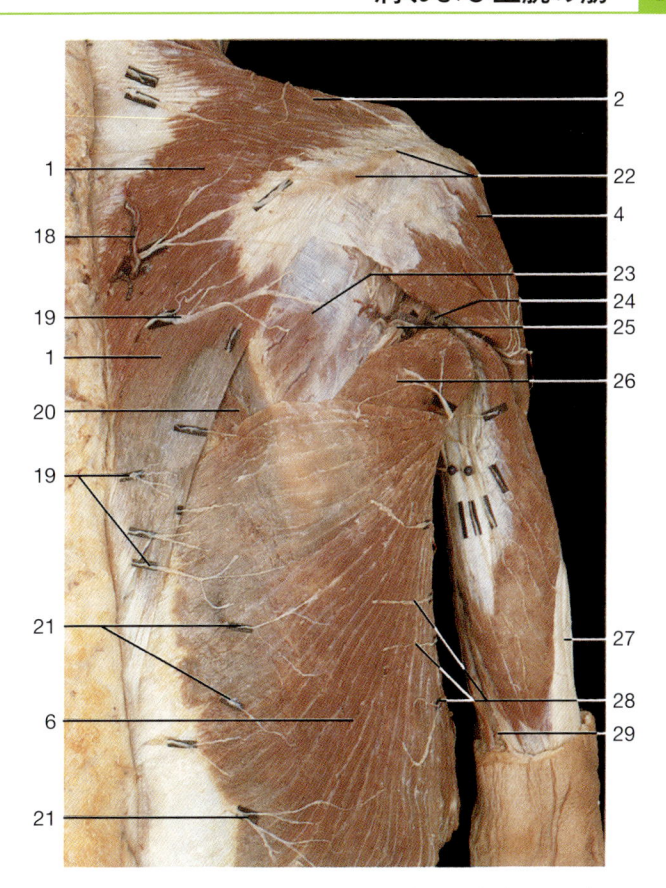

図 4.13　**右肩と背面の筋**　表層．背部の皮神経の分節配列に注意．

1	僧帽筋	18	肋間動脈の背枝（内側皮枝）
2	鎖骨上神経	19	脊髄神経後枝の内側皮枝
3	鎖胸三角（鎖骨下窩）	20	大菱形筋
4	三角筋	21	脊髄神経後枝の外側皮枝
5	鎖胸三角に入る橈側皮静脈	22	肩甲棘
6	広背筋	23	棘下筋と筋膜
7	外側二頭筋溝を通る橈側皮静脈	24	肩甲回旋動・静脈（内側腋窩隙）
8	上腕二頭筋	25	小円筋
9	上腕三頭筋	26	大円筋
10	肋間神経の外側皮枝	27	上腕三頭筋の腱
11	頸横神経と外頸静脈	28	肋間神経の外側皮枝
12	胸鎖乳突筋	29	内側前腕皮神経
13	鎖骨	30	三角筋（後部の線維）
14	大胸筋の鎖骨部	31	上腕三頭筋の長頭
15	大胸筋の胸肋部	32	上腕三頭筋の外側頭
16	肋間神経の前皮枝	33	尺骨神経
17	大胸筋の腹部		

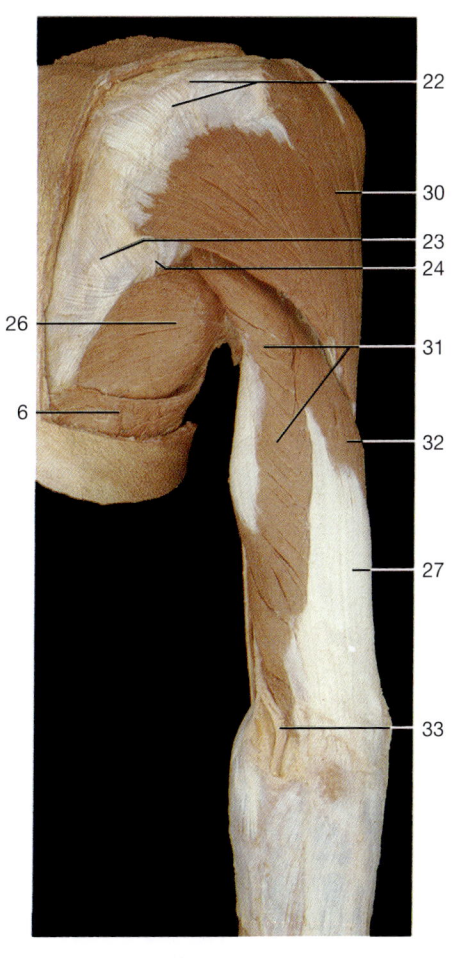

図 4.14　**右肩と上腕の筋**　表層（背面）

38　上肢と下肢

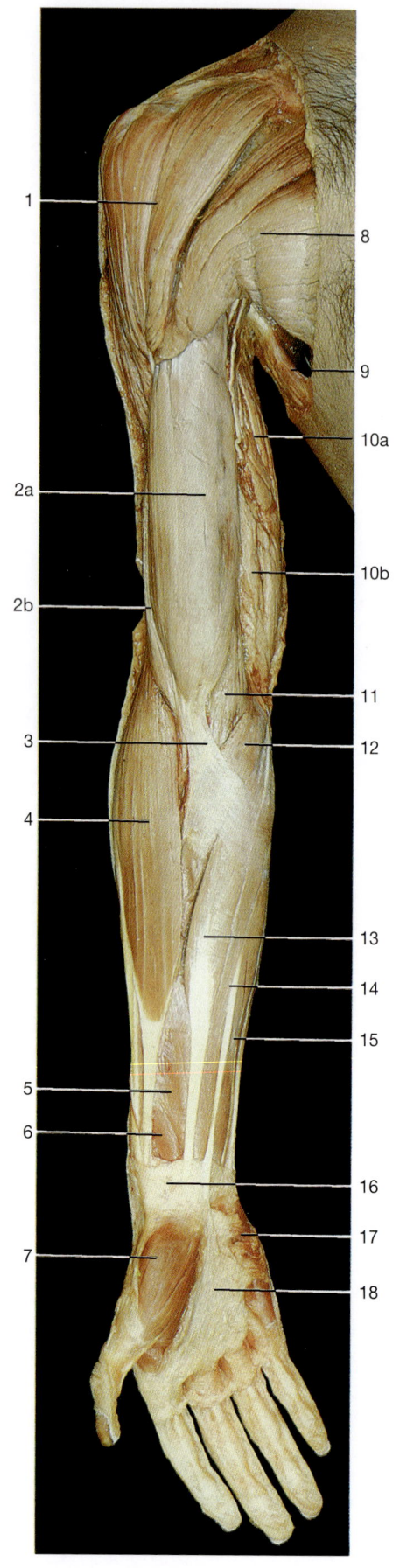

図4.15　右上肢表層の筋（前面）

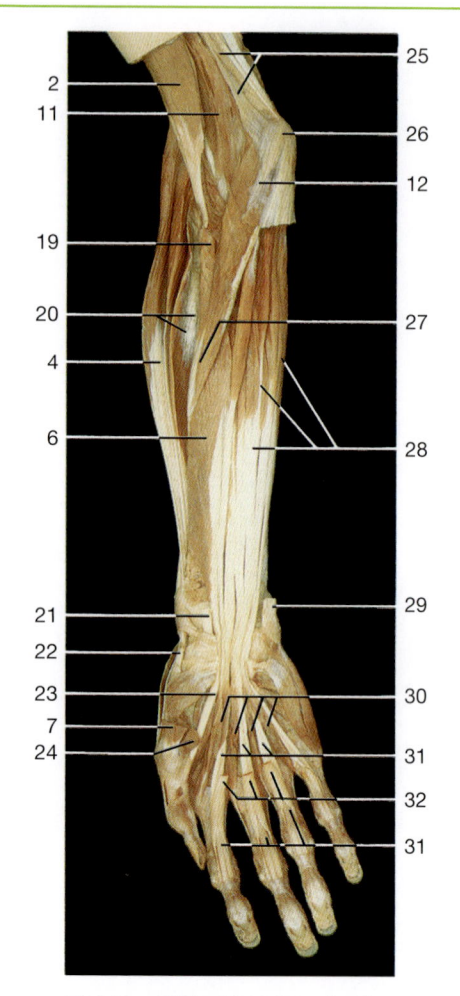

図4.16　前腕の筋（中層，前面）

1　三角筋
2　上腕二頭筋
　a　短頭
　b　長頭
3　上腕二頭筋腱膜
4　腕橈骨筋
5　浅指屈筋
6　長母指屈筋
7　短母指外転筋
8　大胸筋
9　広背筋
10　上腕三頭筋
　a　長頭
　b　内側頭
11　上腕筋
12　円回内筋の上腕頭
13　橈側手根屈筋
14　長掌筋
15　尺側手根屈筋
16　屈筋支帯
17　短掌筋
18　手掌腱膜
19　回外筋
20　橈骨，短橈側手根伸筋
21　橈側手根屈筋の腱（切断）
22　長母指外転筋の腱
23　長母指屈筋の腱
24　短母指屈筋の浅頭（切断）
25　内側上腕筋間中隔
26　上腕骨の内側上顆
27　円回内筋（橈骨停止部）
28　深指屈筋
29　尺側手根屈筋の腱（切断）
30　虫様筋
31　深指屈筋の腱
32　浅指屈筋の腱（切断）

上肢の生体観察と筋　39

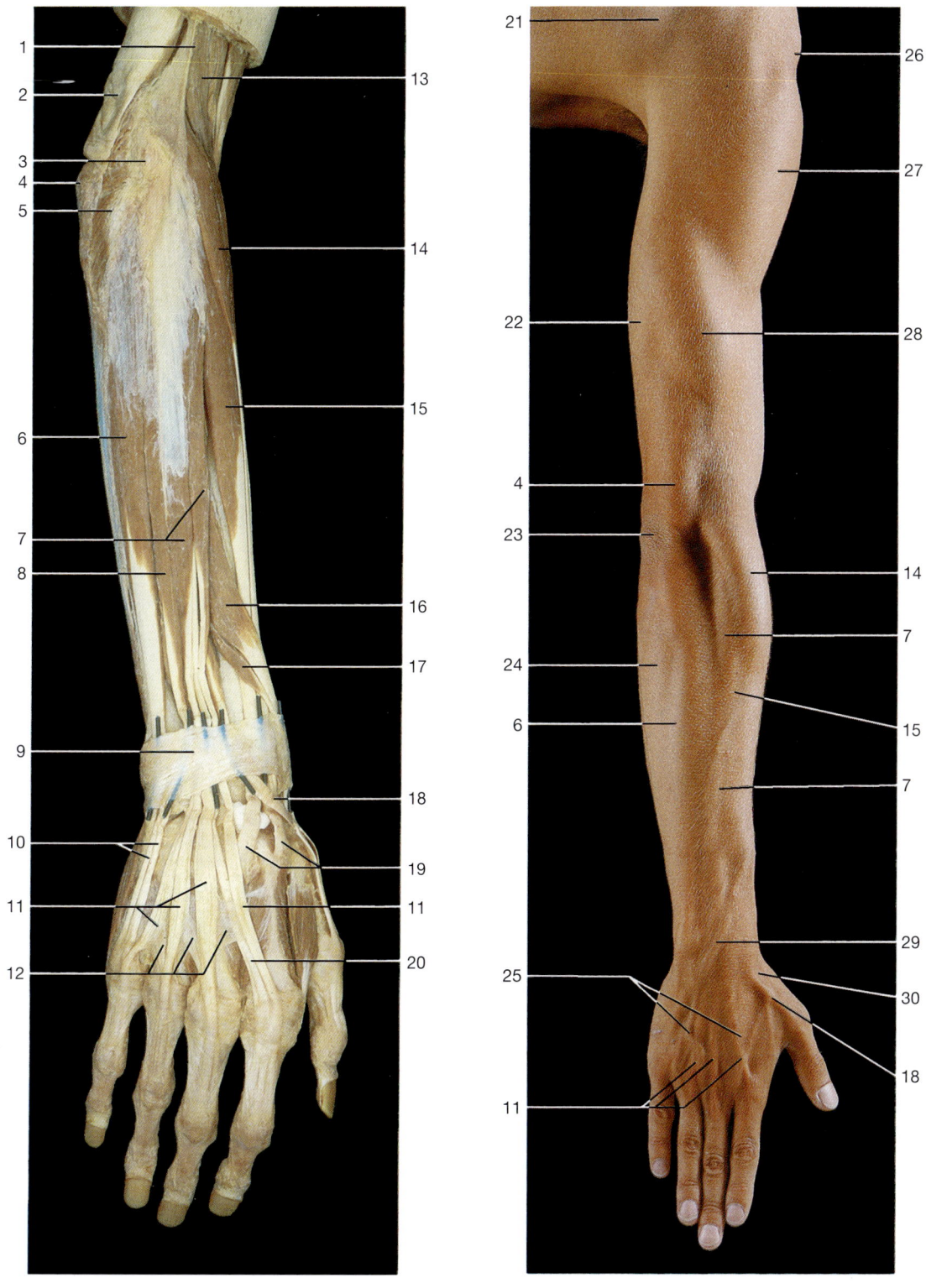

図 4.17　前腕と手の伸筋（表層，背面）
伸筋の腱の通る管を黒い棒で示す．

図 4.18　右上肢伸側の生体観察

1　外側上腕筋間中隔
2　上腕三頭筋の腱
3　上腕骨の外側上顆
4　尺骨の肘頭
5　肘筋
6　尺側手根伸筋
7　[総]指伸筋
8　小指伸筋
9　伸筋支帯
10　小指伸筋の腱
11　[総]指伸筋の腱
12　腱間結合
13　腕橈骨筋
14　長橈側手根伸筋
15　短橈側手根伸筋
16　長母指外転筋
17　短母指伸筋
18　長母指伸筋の腱
19　長・短橈側手根伸筋の腱
20　示指伸筋の腱
21　大円筋
22　上腕三頭筋の内側頭
23　尺骨神経を触れる部位
24　尺側手根屈筋
25　手背静脈網
26　肩峰
27　三角筋
28　上腕三頭筋の外側頭
29　橈側皮静脈
30　タバチエール（長母指伸筋および短母指伸筋と長母指外転筋の腱の間にできるくぼみ）

上肢と下肢

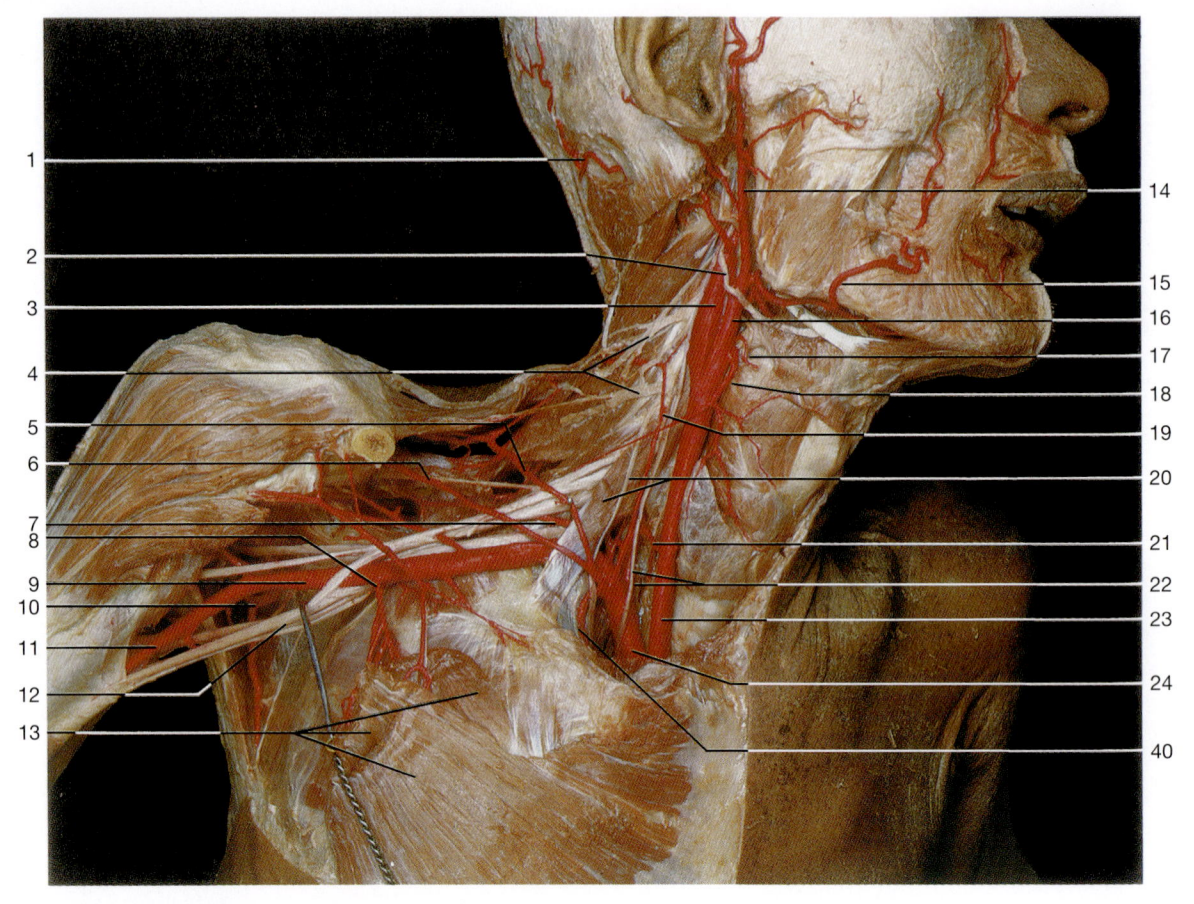

図 4.19　鎖骨下動脈および腋窩動脈(右側前面)　鎖骨の一部を切除してある．

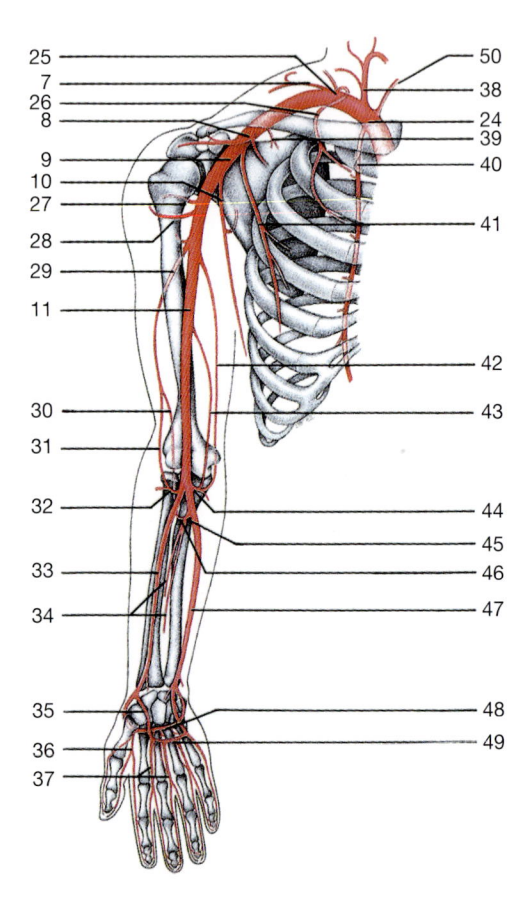

図 4.20　右上肢の動脈(前面)

1	後頭動脈	26	最上肋間動脈
2	舌下神経	27	後上腕回旋動脈
3	**内頸動脈**	28	前上腕回旋動脈
4	頸神経叢	29	上腕深動脈
5	浅頸動脈(頸横動脈の浅枝)	30	中側副動脈
6	肩甲上動脈	31	橈側側副動脈
7	頸横動脈の深枝(肩甲背動脈)	32	橈側反回動脈
8	胸肩峰動脈	33	**橈骨動脈**
9	**腋窩動脈**	34	前・後骨間動脈
10	肩甲下動脈	35	橈骨動脈の浅掌枝
11	**上腕動脈**	36	母指主動脈
12	腕神経叢	37	総掌側指動脈
13	大・小胸筋	38	甲状頸動脈
14	浅側頭動脈	39	最上胸動脈
15	顔面動脈	40	内胸動脈
16	外頸動脈	41	外側胸動脈
17	上喉頭動脈	42	上尺側側副動脈
18	上甲状腺動脈	43	下尺側側副動脈
19	上行頸動脈	44	尺側反回動脈
20	前斜角筋，横隔神経	45	総骨間動脈
21	下甲状腺動脈	46	反回骨間動脈
22	椎骨動脈，迷走神経	47	**尺骨動脈**
23	右総頸動脈	48	深掌動脈弓
24	**右鎖骨下動脈**	49	浅掌動脈弓
25	肋頸動脈	50	椎骨動脈

上肢の動脈と生体観察　41

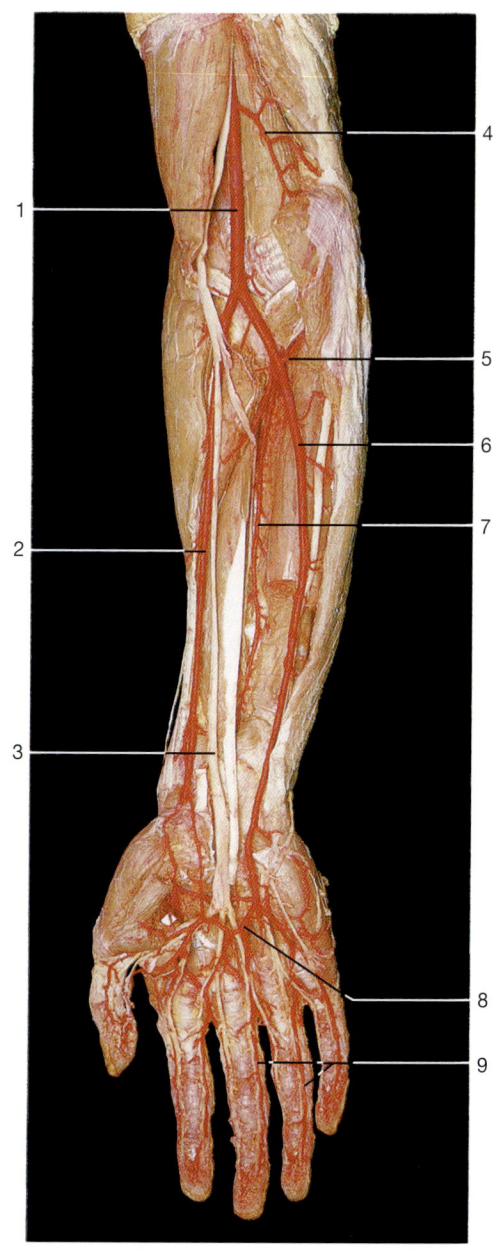

図 4.21　右前腕と手の動脈および神経（前面）

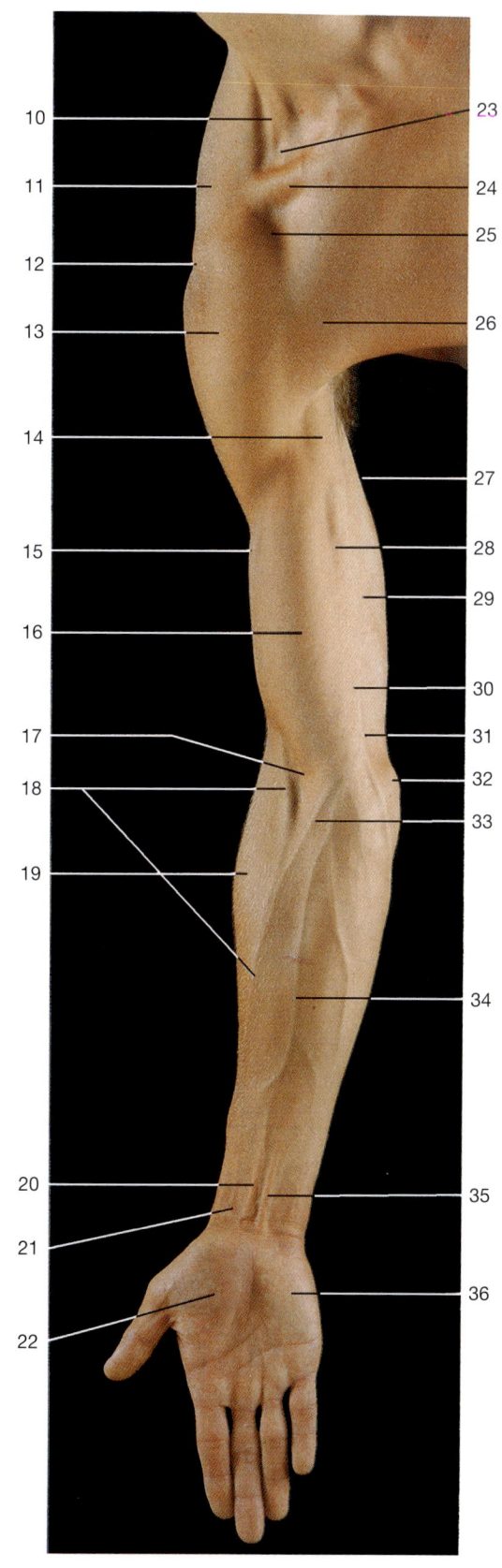

図 4.22　右上肢屈側の生体観察

1　**上腕動脈**
2　**橈骨動脈**
3　正中神経
4　下尺側側副動脈
5　尺側反回動脈
6　**尺骨動脈**
7　前骨間動脈
8　浅掌動脈弓
9　総掌側指動脈
10　広頸筋
11　僧帽筋
12　肩峰
13　三角筋
14　烏口腕筋
15　上腕三頭筋の外側頭
16　上腕二頭筋
17　肘窩
18　橈側皮静脈
19　腕橈骨筋
20　橈側手根屈筋の腱
21　橈骨動脈を触れる部位（脈所）
22　母指球（母指に付く筋の高まり）
23　鎖骨上窩
24　鎖骨
25　鎖胸三角
26　大胸筋
27　上腕三頭筋の長頭
28　内側二頭筋溝
29　上腕三頭筋の内側頭
30　上腕筋
31　尺側皮静脈
32　上腕骨の内側上顆
33　肘正中皮静脈
34　前腕正中皮静脈
35　長掌筋の腱
36　小指球（小指に付く筋の高まり）

42　上肢と下肢

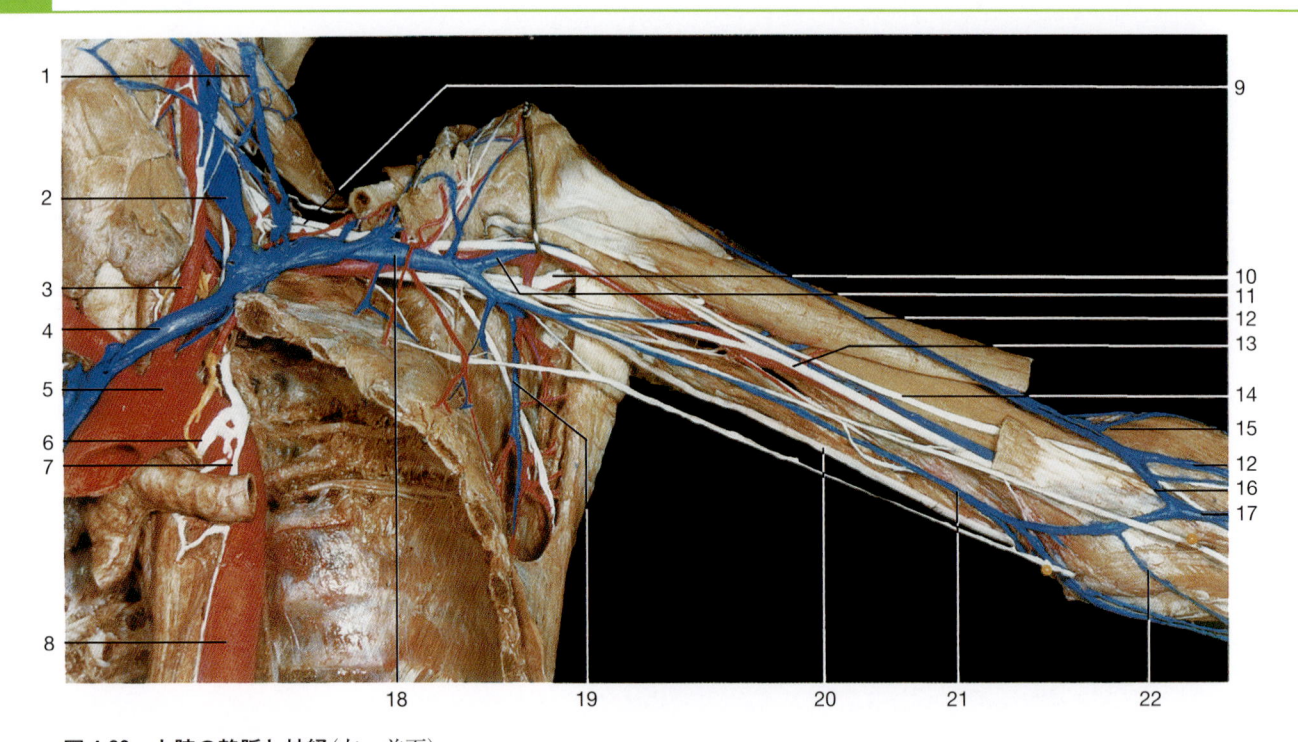

図 4.23　上腕の静脈と神経(左，前面)
鎖骨と前胸壁を切除，肩を少し後方に引いたところ．赤＝動脈，青＝静脈，緑＝胸管，白＝神経，黄＝交感神経

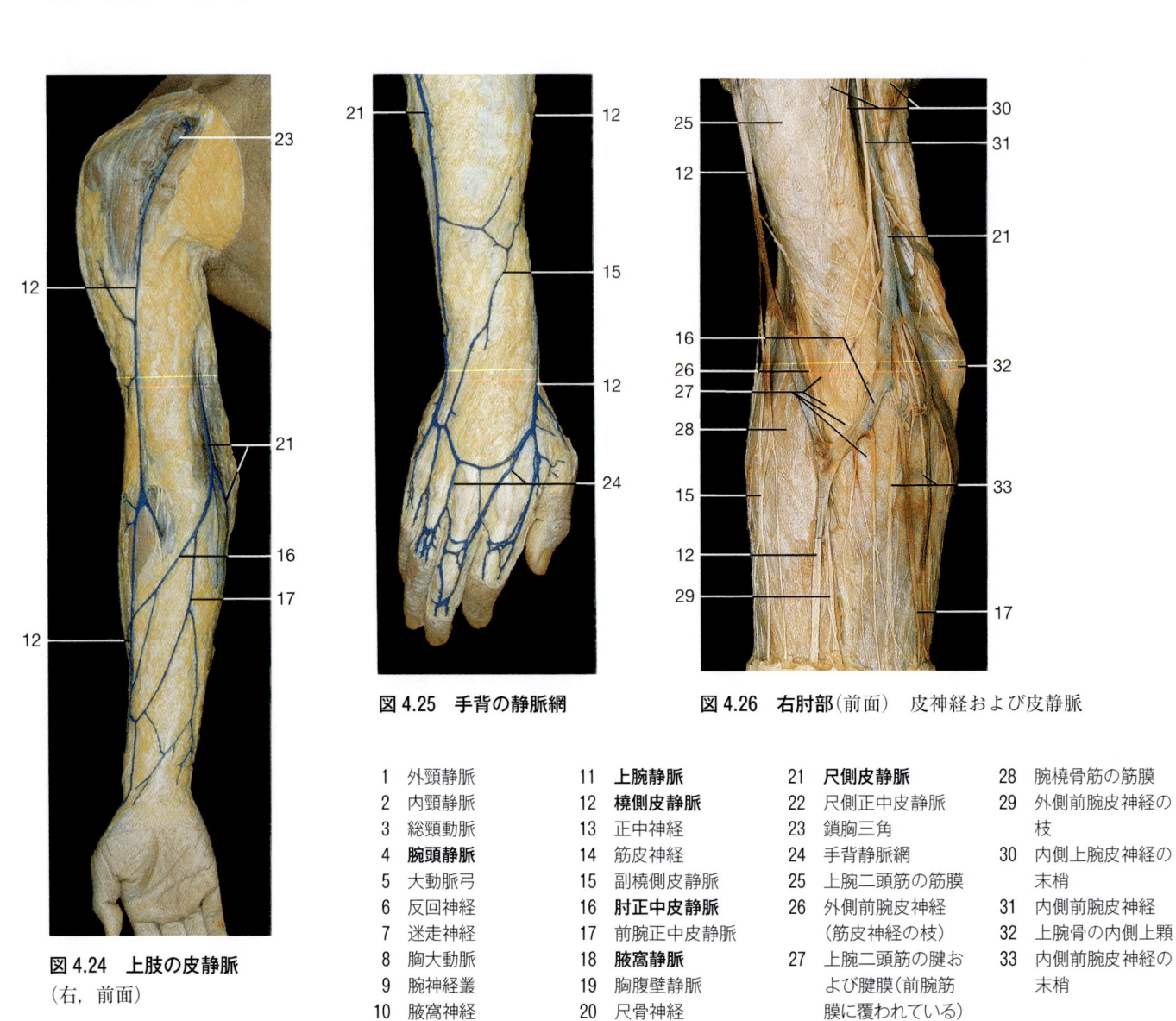

図 4.24　上肢の皮静脈（右，前面）

図 4.25　手背の静脈網

図 4.26　右肘部(前面)　皮神経および皮静脈

1　外頸静脈
2　内頸静脈
3　総頸動脈
4　**腕頭静脈**
5　大動脈弓
6　反回神経
7　迷走神経
8　胸大動脈
9　腕神経叢
10　腋窩神経
11　**上腕静脈**
12　**橈側皮静脈**
13　正中神経
14　筋皮神経
15　副橈側皮静脈
16　**肘正中皮静脈**
17　前腕正中皮静脈
18　**腋窩静脈**
19　胸腹壁静脈
20　尺骨神経
21　**尺側皮静脈**
22　尺側正中皮静脈
23　鎖胸三角
24　手背静脈網
25　上腕二頭筋の筋膜
26　外側前腕皮神経（筋皮神経の枝）
27　上腕二頭筋の腱および腱膜(前腕筋膜に覆われている)
28　腕橈骨筋の筋膜
29　外側前腕皮神経の枝
30　内側上腕皮神経の末梢
31　内側前腕皮神経
32　上腕骨の内側上顆
33　内側前腕皮神経の末梢

上肢の皮静脈と腕神経叢

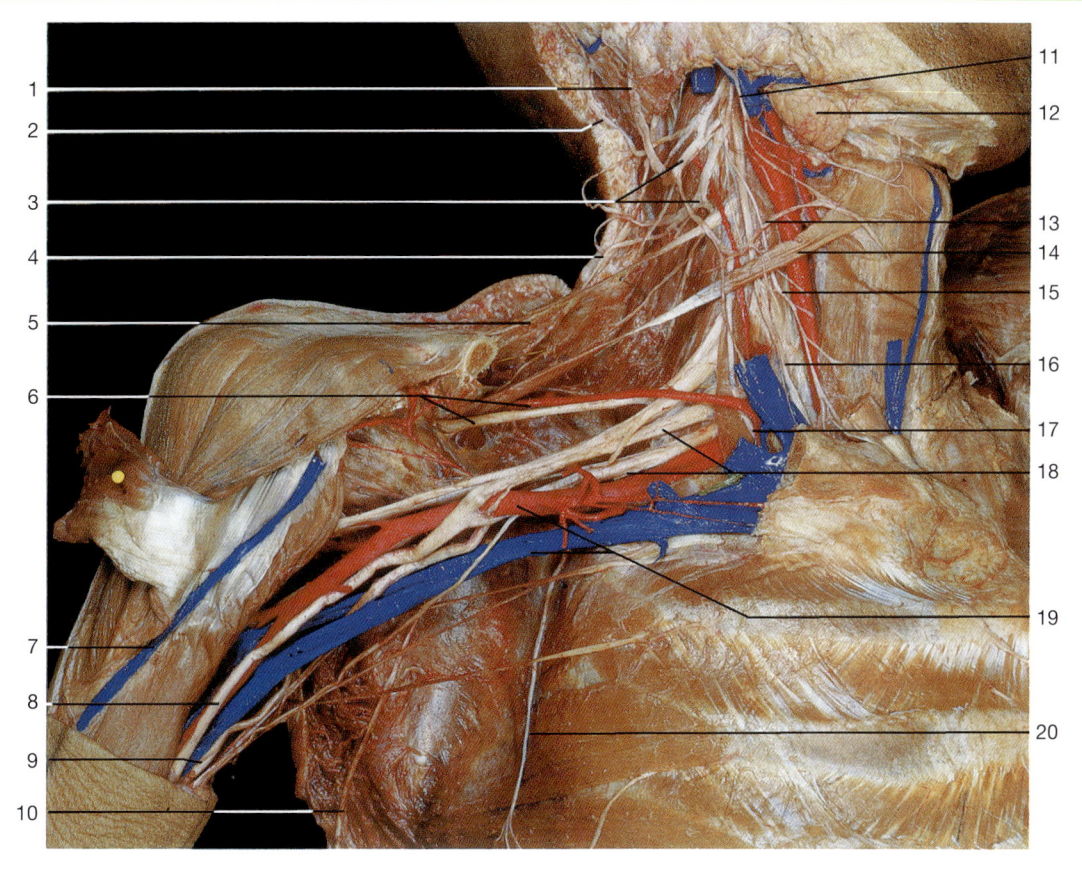

図 4.27　**右腋窩部**（前面）　大・小胸筋を切断翻転して，腋窩神経と腋窩動・静脈を現す．

1　大耳介神経
2　小後頭神経
3　**頸神経叢**
4　副神経
5　鎖骨上神経
6　肩甲上動脈・神経
7　橈側皮静脈（切断）
8　正中神経
9　尺骨神経
10　胸背神経
11　顔面神経の頸枝
12　顎下腺
13　頸横神経
14　肩甲舌骨筋
15　頸神経ワナ
　　a　上根
　　b　下根
16　迷走神経
17　横隔神経
18　**腕神経叢**
19　腋窩動・静脈
20　長胸神経
21　外側胸筋神経
22　腕神経叢の後神経束
23　腕神経叢の外側神経束
24　腕神経叢の内側神経束
25　腋窩動脈
26　筋皮神経
27　舌下神経
28　第1胸椎

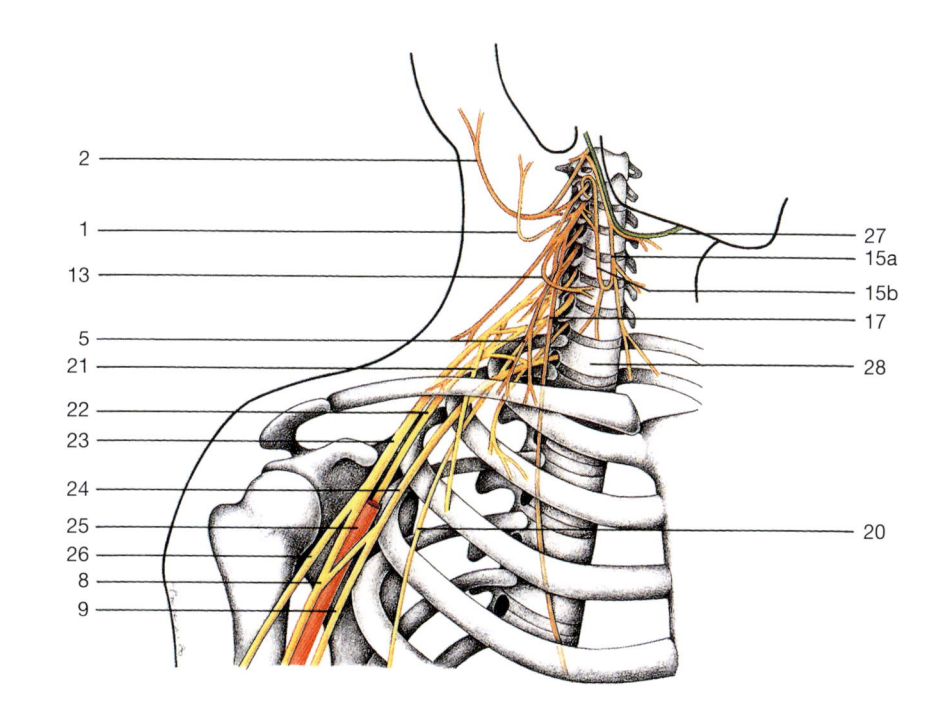

図 4.28　**頸神経叢および腕神経叢**
茶＝頸神経叢，黄＝腕神経叢

44　上肢と下肢

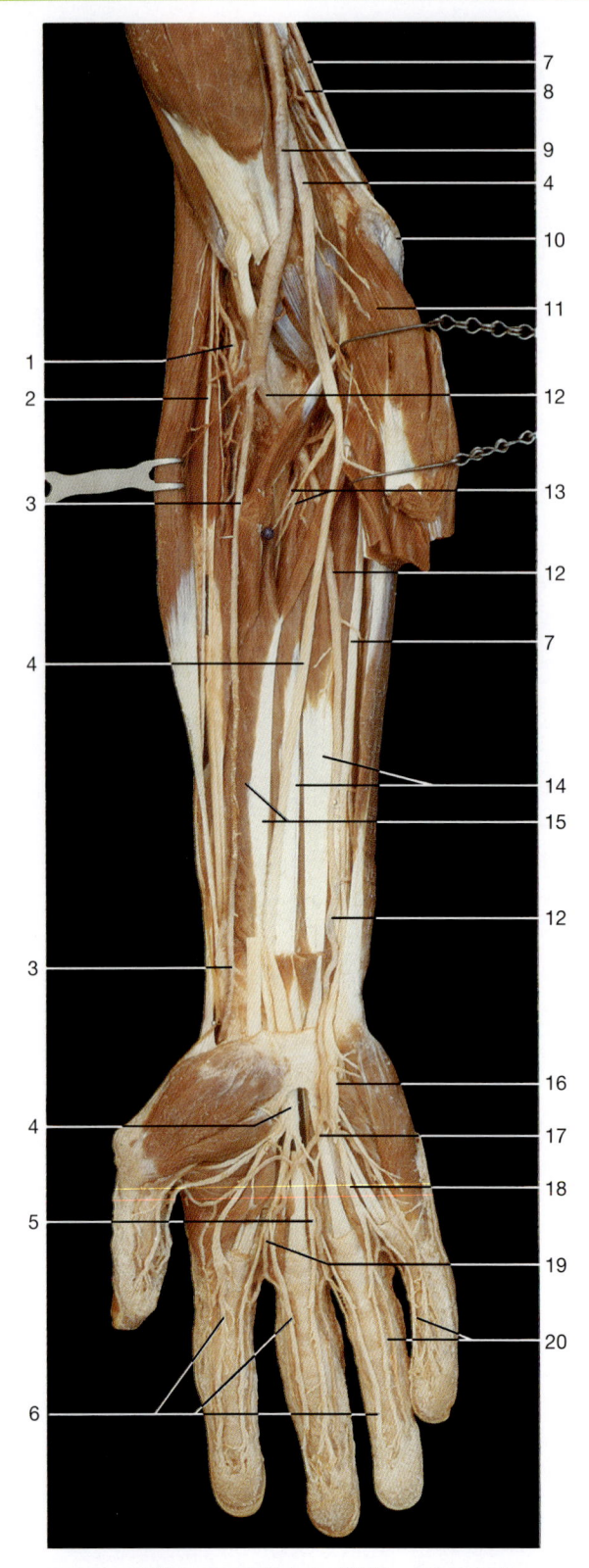

図4.29　前腕と手の血管および神経　深層（前面）
浅層の屈筋を切除してある.

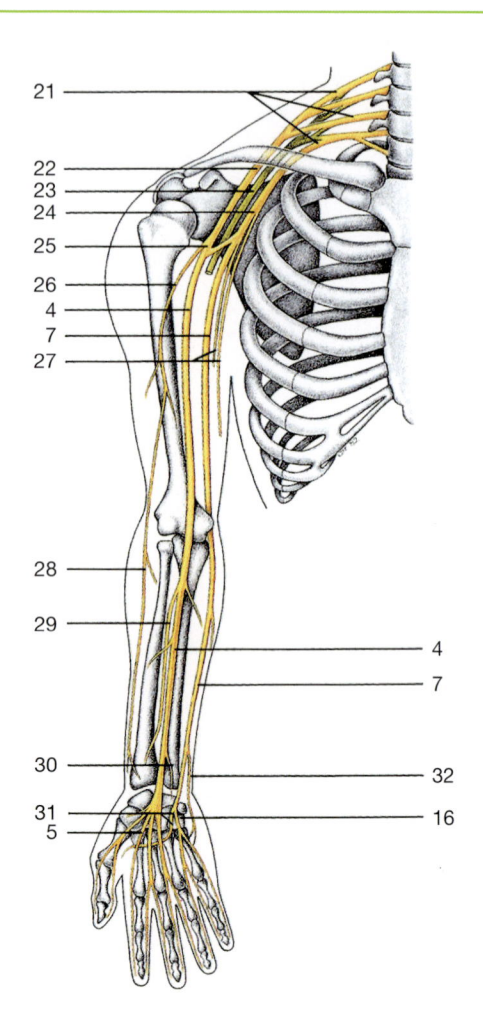

図4.30　筋皮神経，正中神経および尺骨神経の主な枝

1　**橈骨神経の深枝**
2　橈骨神経の浅枝
3　橈骨動脈
4　**正中神経**
5　正中神経の総掌側指神経
6　固有掌側指神経（正中神経）
7　**尺骨神経**
8　内側上腕筋間中隔
9　上腕動脈
10　上腕骨の内側上顆
11　円回内筋
12　尺骨動脈
13　前骨間動脈・神経
14　深指屈筋
15　長母指屈筋
16　尺骨神経の浅枝
17　**浅掌動脈弓**
18　尺骨神経の総掌側指神経
19　総掌側指動脈
20　尺骨神経の掌側指神経
21　腕神経叢
22　腕神経叢の外側神経束
23　腕神経叢の後神経束
24　腕神経叢の内側神経束
25　正中神経の外側根
26　**筋皮神経**
27　内側上腕皮神経，内側前腕皮神経
28　外側前腕皮神経
29　前骨間神経
30　正中神経の掌枝
31　尺骨神経の深枝
32　尺骨神経の手背枝

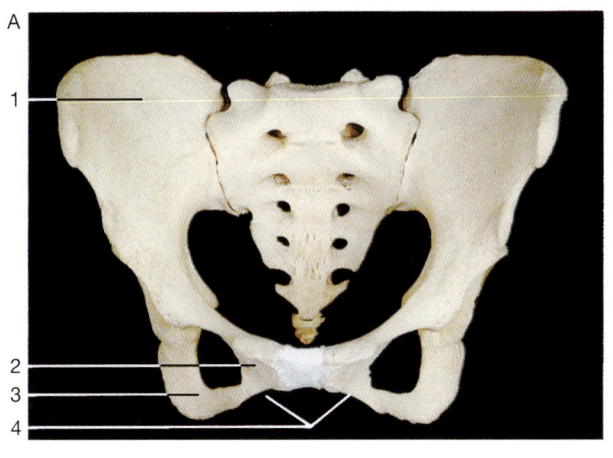

図 4.31　骨盤前面　(A)女性，(B)男性

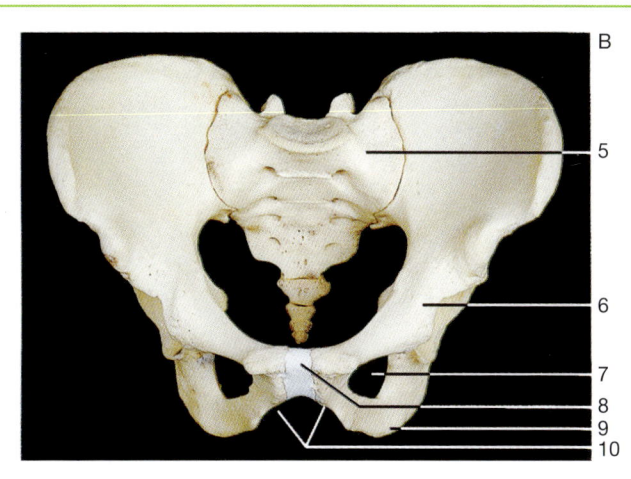

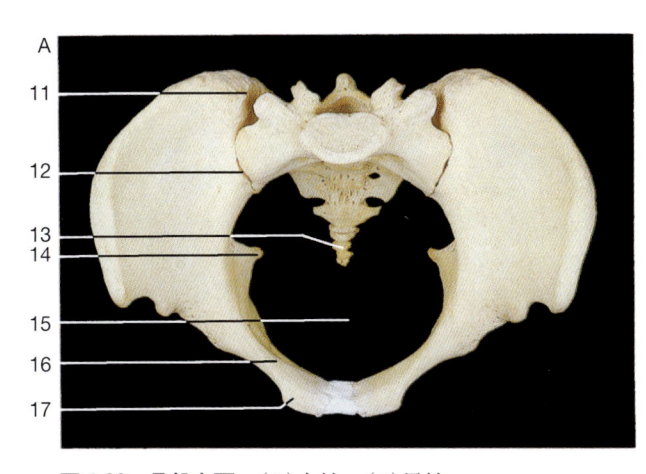

図 4.32　骨盤上面　(A)女性，(B)男性

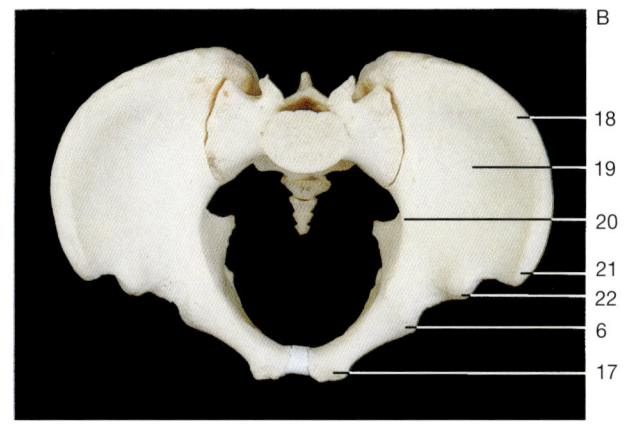

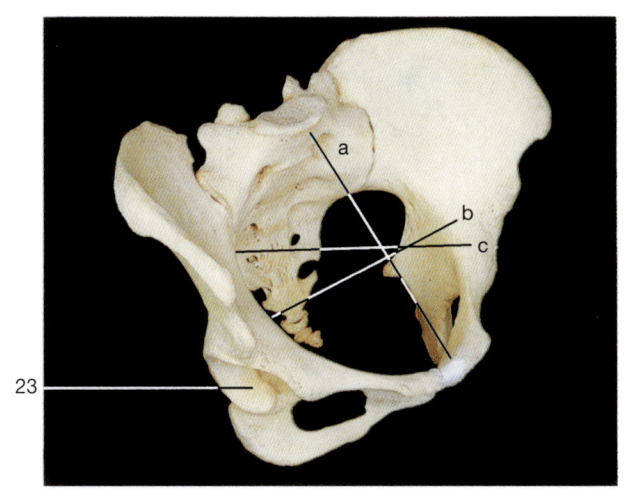

図 4.33　骨盤腔の計測
　a　真結合線
　b　骨盤上口の横径
　c　斜径

1	腸骨	13	尾骨
2	恥骨	14	坐骨棘
3	坐骨	15	骨盤腔
4	恥骨弓	16	恥骨櫛
5	仙骨	17	恥骨結節
6	腸恥隆起	18	腸骨稜
7	閉鎖孔	19	腸骨窩
8	恥骨結合	20	腸骨の弓状線
9	坐骨結節	21	上前腸骨棘
10	恥骨下角	22	下前腸骨棘
11	上後腸骨棘	23	寛骨臼
12	仙腸関節		

　女性の骨盤は男性と比べて横幅が広く，上下に扁平である．これは出産の際に胎児の頭が通りやすいようになっているためである．骨盤腔も女性の方が広い．骨盤上口の形は女性では円形または楕円形であるが，男性ではハートの形をしている．

　左右の恥骨下枝のなす角度は，女性ではゆるいアーチ形(恥骨弓)であるが，男性では鋭角(恥骨下角)をしている．

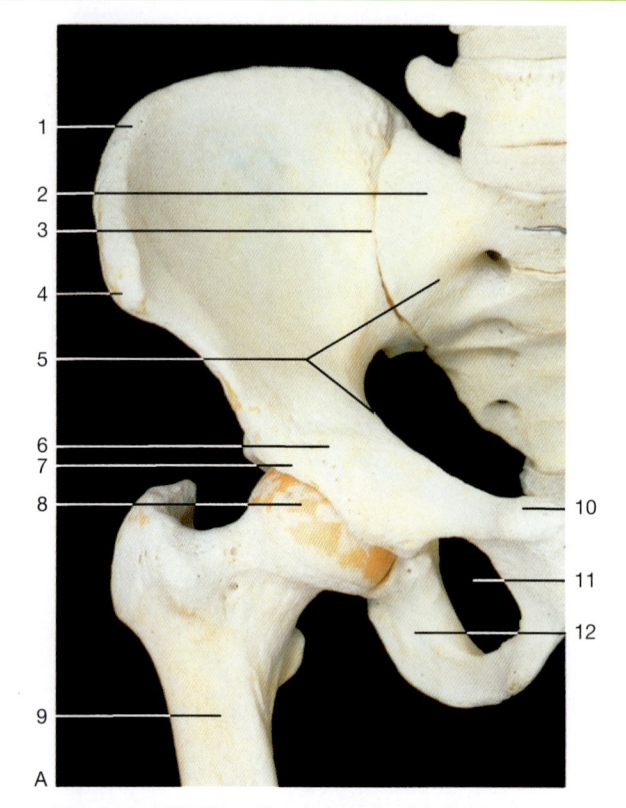

図 4.34　右股関節の骨　(A)前面，(B)後面

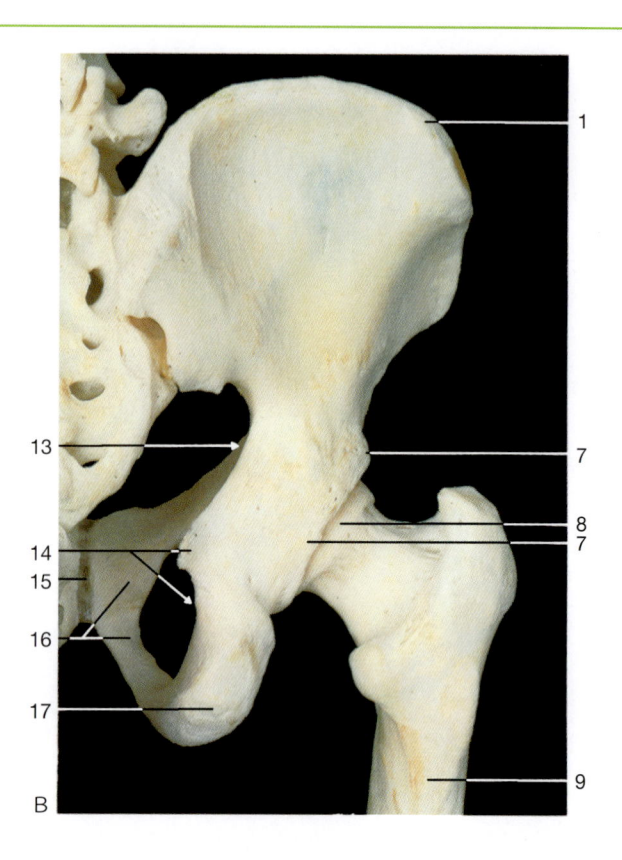

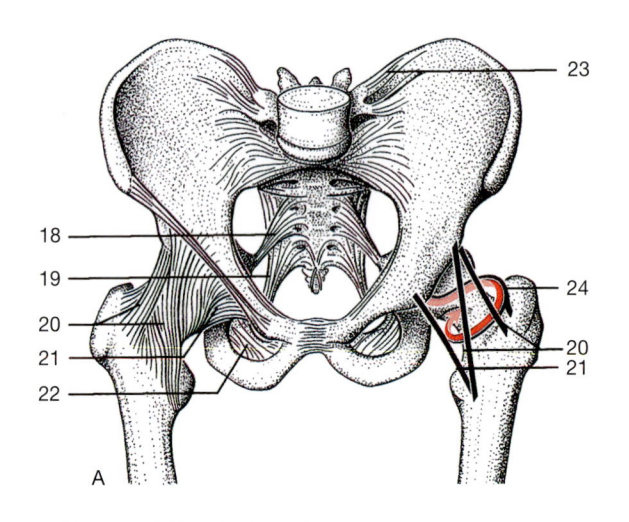

図 4.35　骨盤および股関節の靱帯　(A)前面，(B)後面

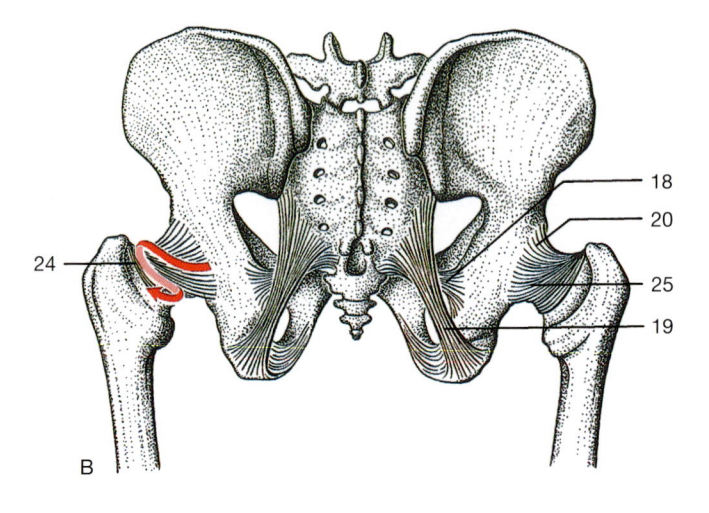

1	腸骨稜	7	寛骨臼縁	14	坐骨棘，小坐骨切痕	21	恥骨大腿靱帯
2	仙骨の外側部	8	大腿骨頭	15	恥骨結合	22	閉鎖膜
3	仙腸関節	9	大腿骨	16	恥骨	23	腸腰靱帯
4	上前腸骨棘	10	恥骨結節	17	坐骨結節	24	輪帯
5	分界線(岬角から弓状線を通り恥骨結合まで)	11	閉鎖孔	18	仙棘靱帯	25	坐骨大腿靱帯
		12	坐骨枝	19	仙結節靱帯		
6	腸恥隆起	13	大坐骨切痕	20	腸骨大腿靱帯		

　肩関節と同じく，股関節は球関節ではあるが，関節窩が深いために肩関節ほど自由度がない．それは体重を支えなければならないためである．先天性股関節脱臼は，寛骨臼縁の上部の発育が阻害されているために起こる．大腿骨頭靱帯には骨頭への血液の一部を供給するための血管が通っている．

　大腿骨の大転子は皮膚の上から触れることができるので，上前腸骨棘とともに下肢の長さを測る基準点として利用されている．

股関節と大腿骨　47

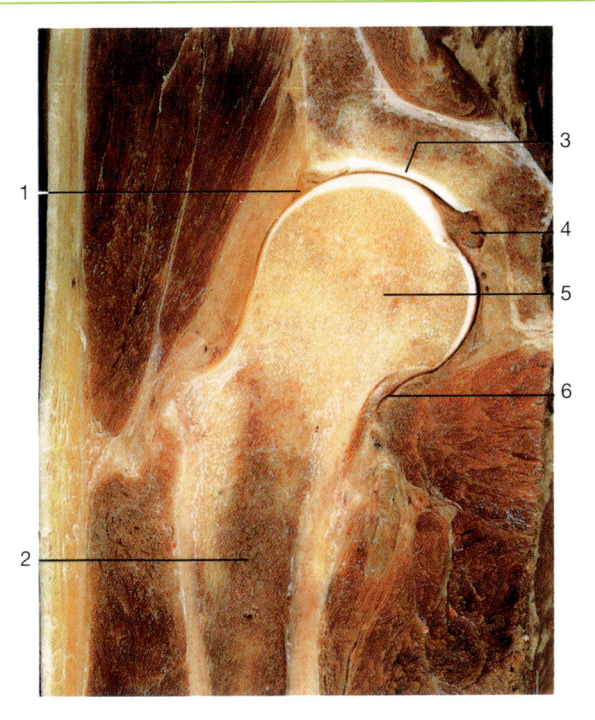

図 4.36　股関節の前頭断面

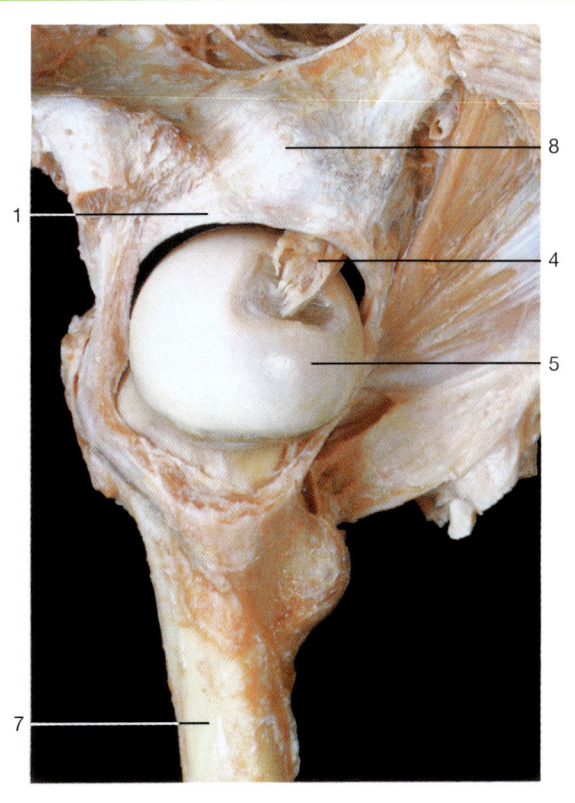

図 4.37　**右股関節**（開放したところ）　前面．大腿骨を回外し骨頭靱帯を現したところ．この靱帯は関節の補強には全く役立っておらず，骨頭を栄養するための血管（閉鎖動脈の枝）が通っている．

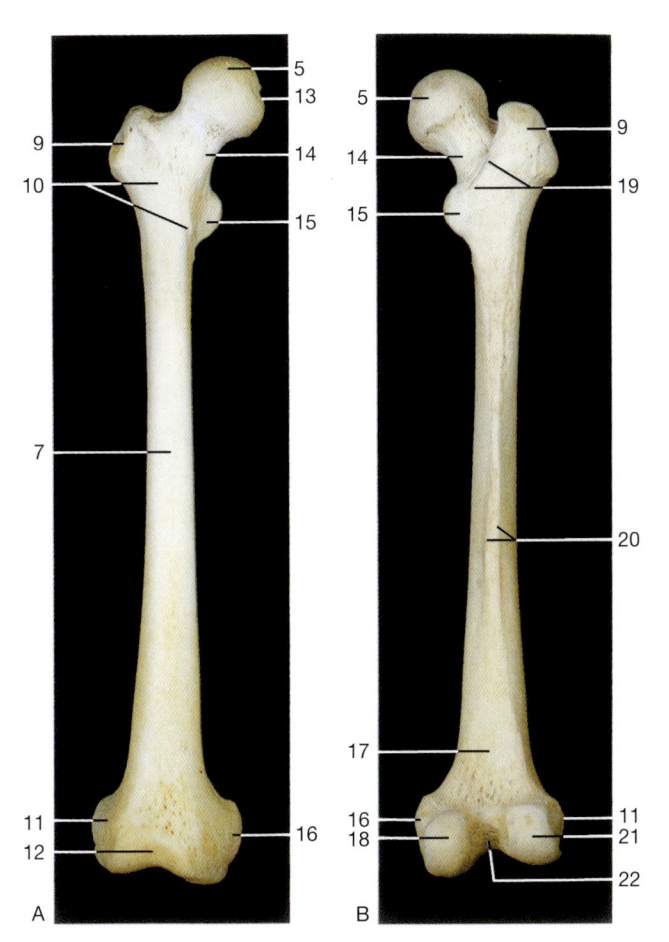

図 4.38　**右大腿骨**　（A）前面，（B）後面

1　関節唇
2　大腿骨
3　寛骨臼
4　大腿骨頭靱帯
5　大腿骨頭
6　股関節の関節腔
7　大腿骨体
8　腸骨体
9　大転子
10　転子間線
11　外側上顆
12　膝蓋面
13　大腿骨頭窩
14　大腿骨頸
15　小転子
16　内側上顆
17　膝窩面
18　内側顆
19　転子間稜
20　粗線
21　外側顆
22　顆間窩

48　上肢と下肢

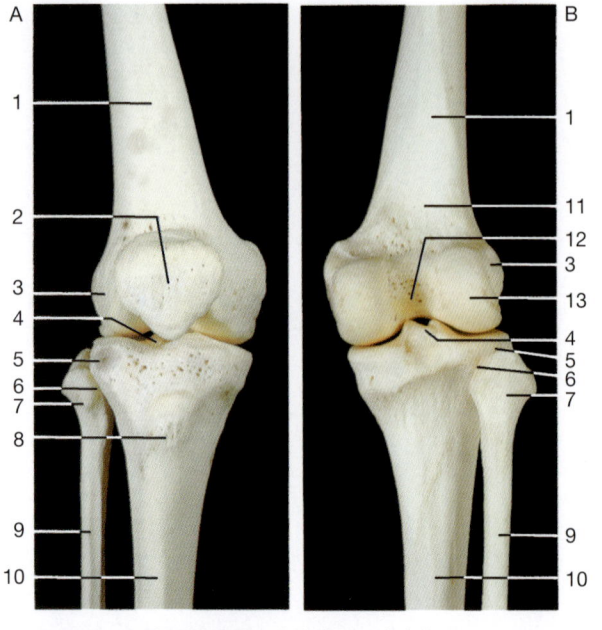

図4.39　右膝関節の骨　(A)前面，(B)後面

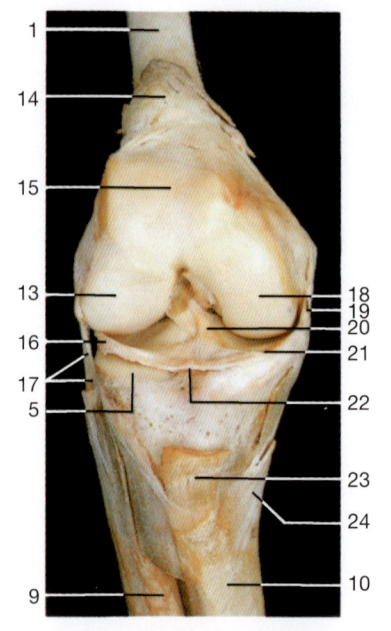

図4.40A　右膝関節の靱帯（関節腔を開放）前面．膝蓋骨と関節包を除き，大腿骨を少し屈曲したところ．

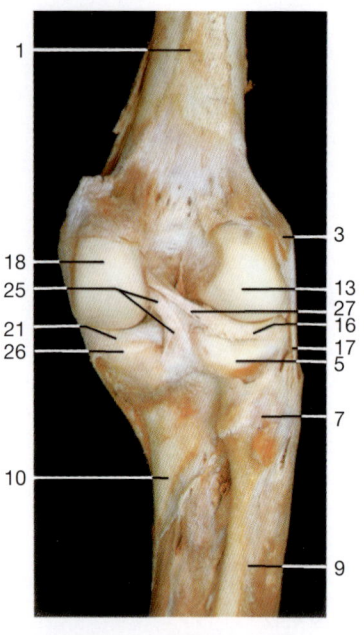

図4.40B　右膝関節の靱帯　後面．関節を伸展し，関節包を除いてある．

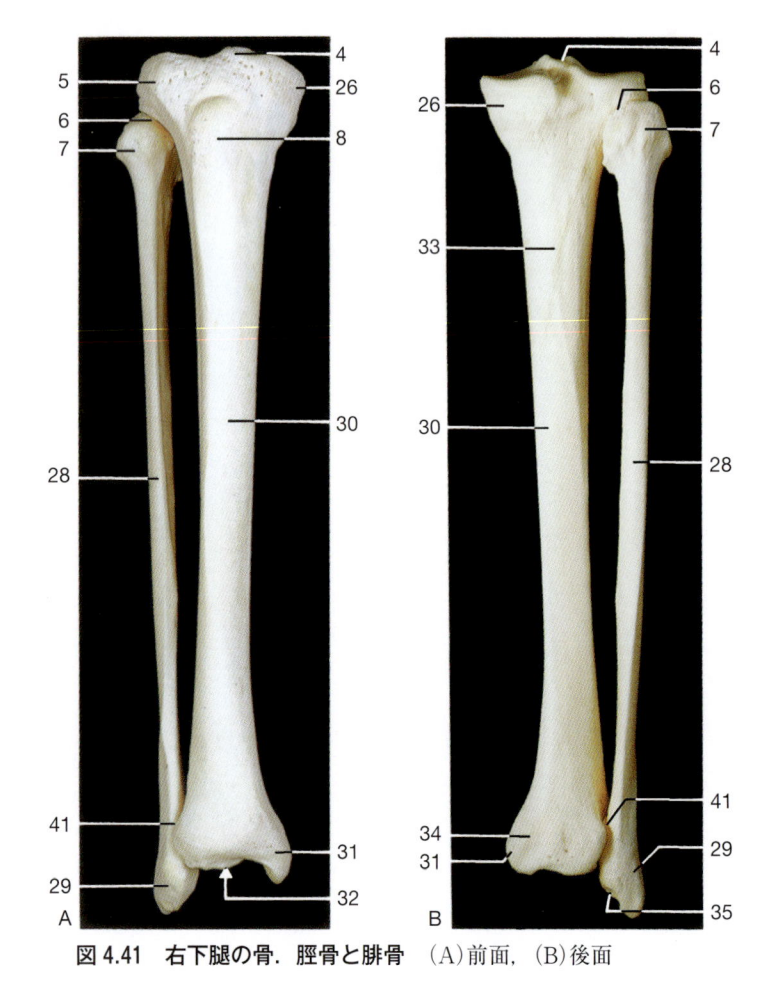

図4.41　右下腿の骨．脛骨と腓骨　(A)前面，(B)後面

1　**大腿骨**
2　膝蓋骨
3　大腿骨の外側上顆
4　脛骨の顆間隆起
5　脛骨の外側顆
6　近位脛腓関節
7　腓骨頭
8　脛骨粗面
9　**腓骨**
10　**脛骨**
11　大腿骨の膝窩面
12　大腿骨の顆間窩
13　大腿骨の外側顆
14　関節包と膝蓋上包（滑液包）
15　膝蓋面
16　膝関節の外側半月
17　外側側副靱帯
18　大腿骨の内側顆
19　内側側副靱帯
20　前十字靱帯
21　内側半月
22　膝横靱帯
23　膝蓋靱帯
24　縫工筋，半腱様筋，薄筋の共通腱(鵞足)
25　後十字靱帯
26　脛骨の内側顆
27　後半月大腿靱帯
28　腓骨体
29　腓骨の外果
30　脛骨体
31　脛骨の内果
32　脛骨の下関節面
33　脛骨のヒラメ筋線
34　脛骨の内果溝
35　腓骨の外果関節面
36　半膜様筋の腱
37　膝関節包の後付着部
38　大腿四頭筋
39　膝関節腔
40　膝蓋下脂肪体
41　遠位脛腓関節

膝関節と下腿の骨　49

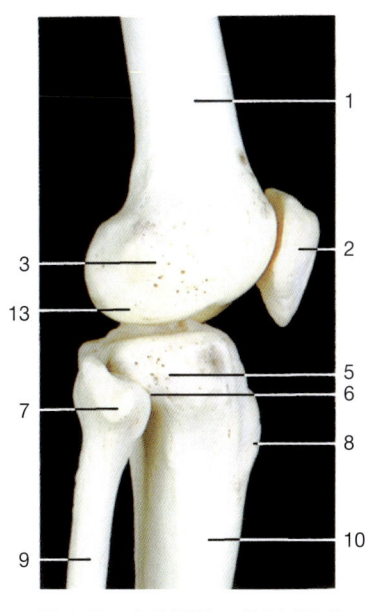

図 4.42　右膝関節の骨（右外側）

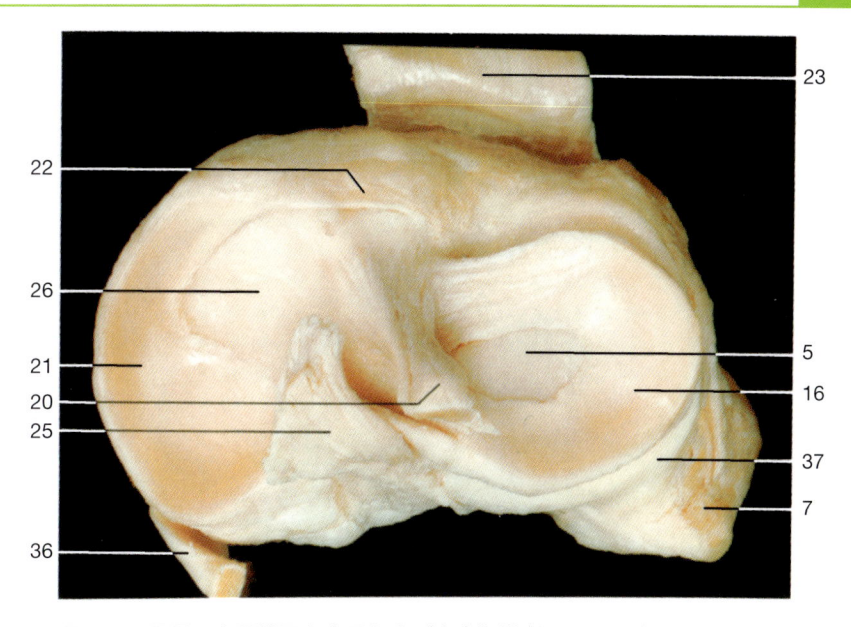

図 4.43　脛骨の上関節面と半月および十字靱帯（右側・上面）
図の上が前にあたる．

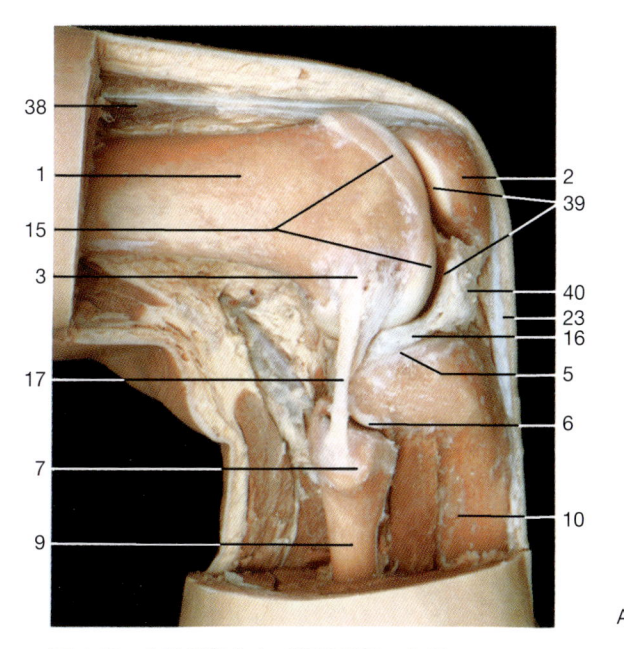

図 4.44　右膝関節および脛腓関節の靱帯
外側半月の位置に注意．

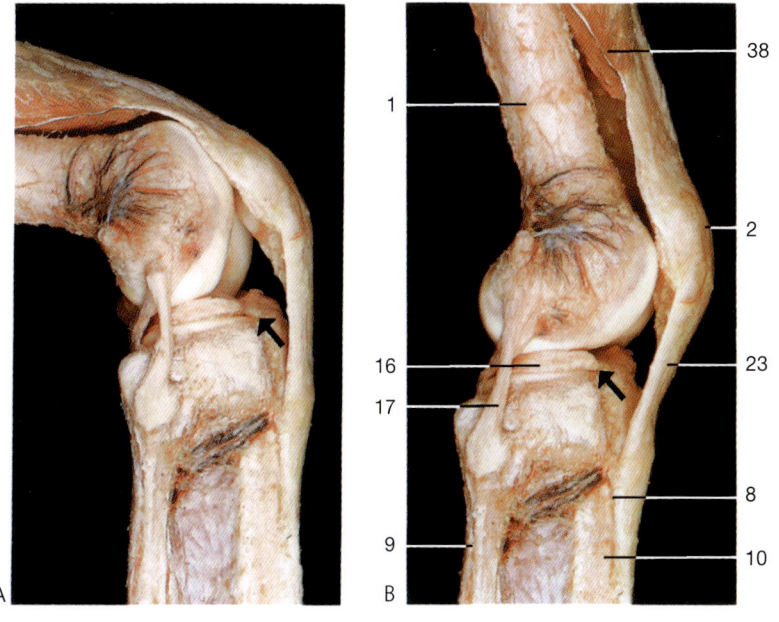

図 4.45　右膝関節（外側）　（A）屈曲時，（B）伸展時
屈曲時には外側半月が後方に退がる（矢印）．また膝を曲げると外側側副靱帯がゆるむので，下腿を少し回旋できるようになる．

　膝関節においては2個の線維軟骨の輪（半月）が脛骨の上関節面に付着している．この輪の縁は少し高くなっているために，大腿骨の下端とよくなじむことができる．大腿骨の下関節面の曲面は完全な円弧ではなくて不規則な曲率をもっているからである．膝関節内にある1対の膝十字靱帯は縦方向と斜方向に走っており，脛骨が前方または後方に滑って外れるのを防ぐ作用があって，膝関節が伸展された場合に最も強く緊張する．

50　上肢と下肢

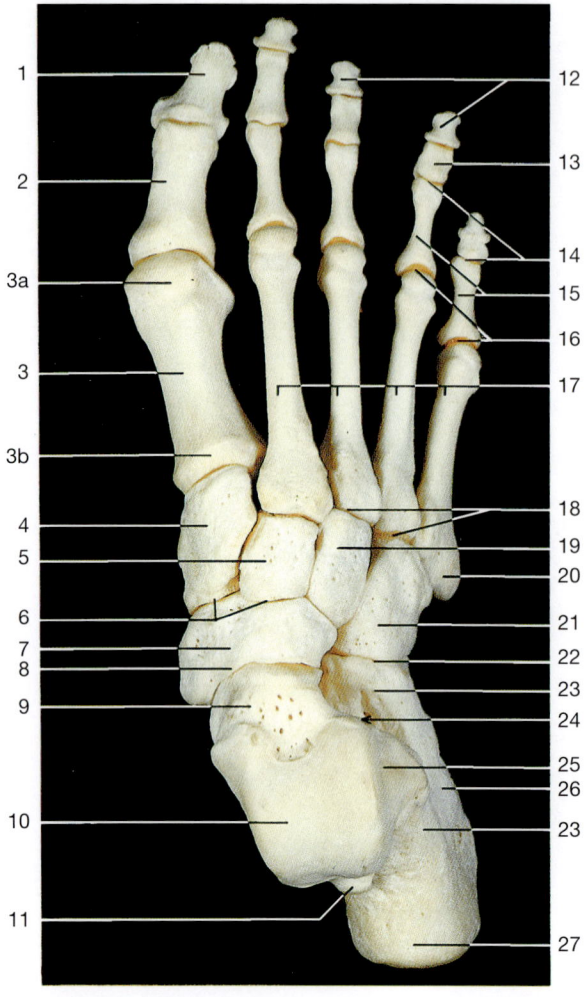

図 4.46　右足の骨（上面）

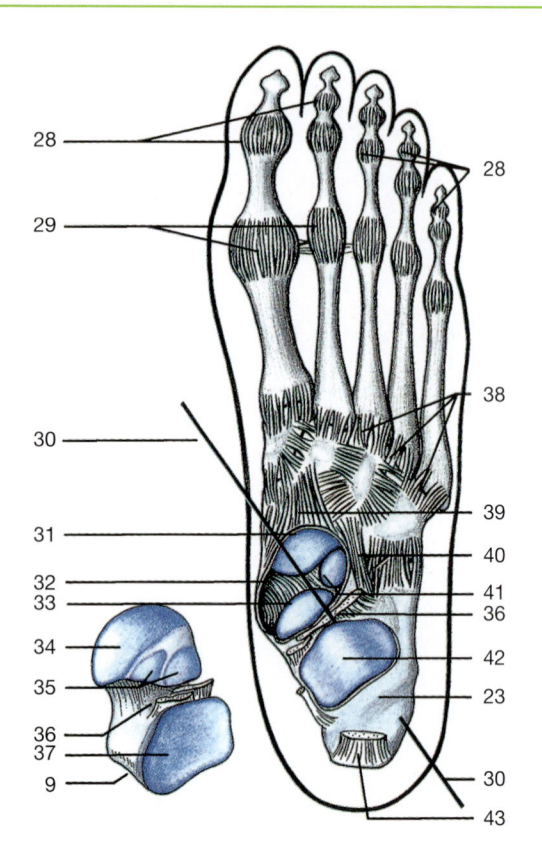

図 4.47　右足の靱帯と距踵舟関節（上面）
距骨を左側に倒して，3つの骨の相対する関節面を示す．

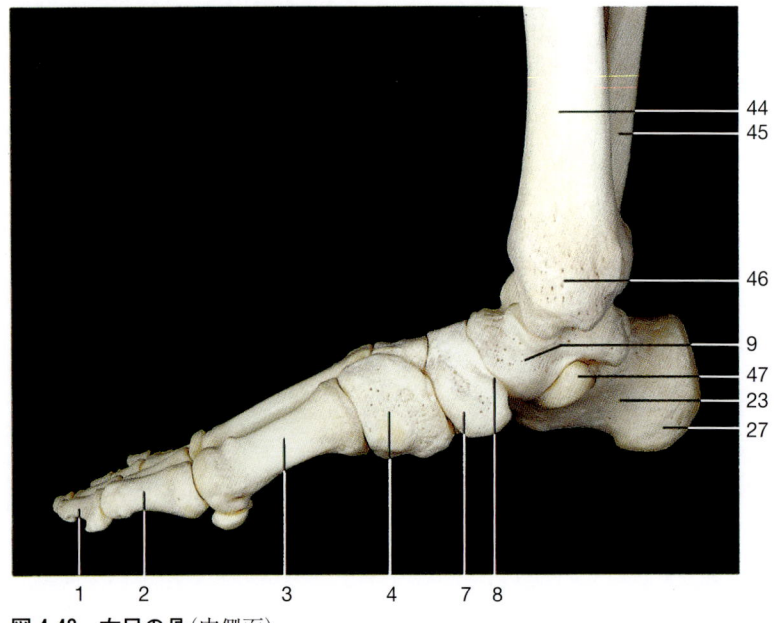

図 4.48　右足の骨（内側面）

1　母趾（指）の末節骨
2　母趾（指）の基節骨
3　第1中足骨
　a　頭
　b　底
4　内側楔状骨
5　中間楔状骨
6　**楔舟関節**
7　舟状骨
8　**距踵舟関節**
9　距骨
10　距骨滑車
11　距骨後突起
12　趾（指）骨の末節骨
13　趾（指）骨の中節骨

足の骨と靱帯 51

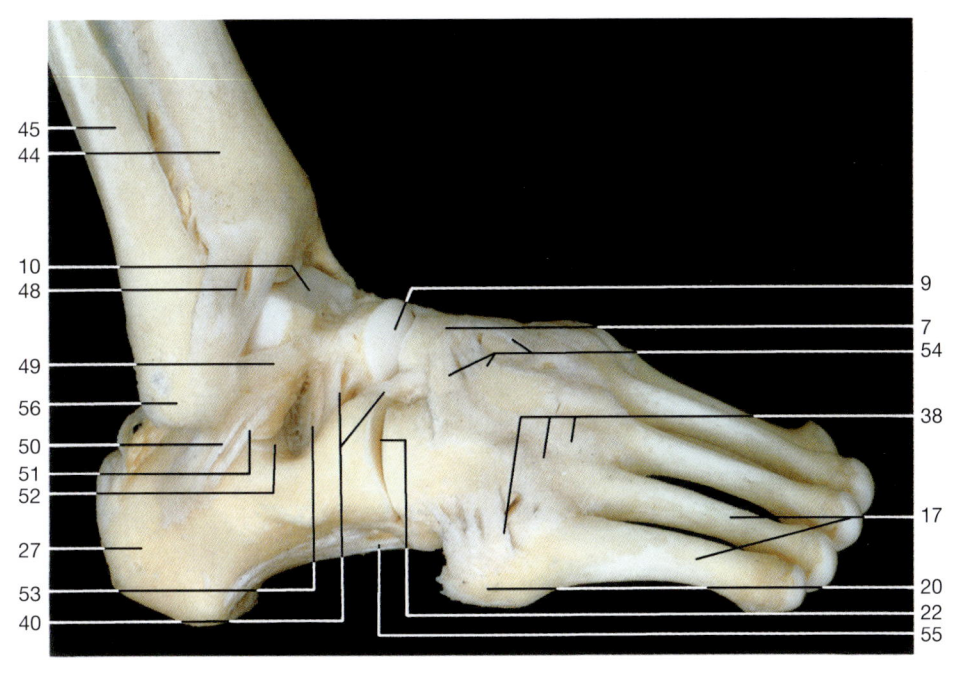

図4.49　右足の靱帯（外側面）

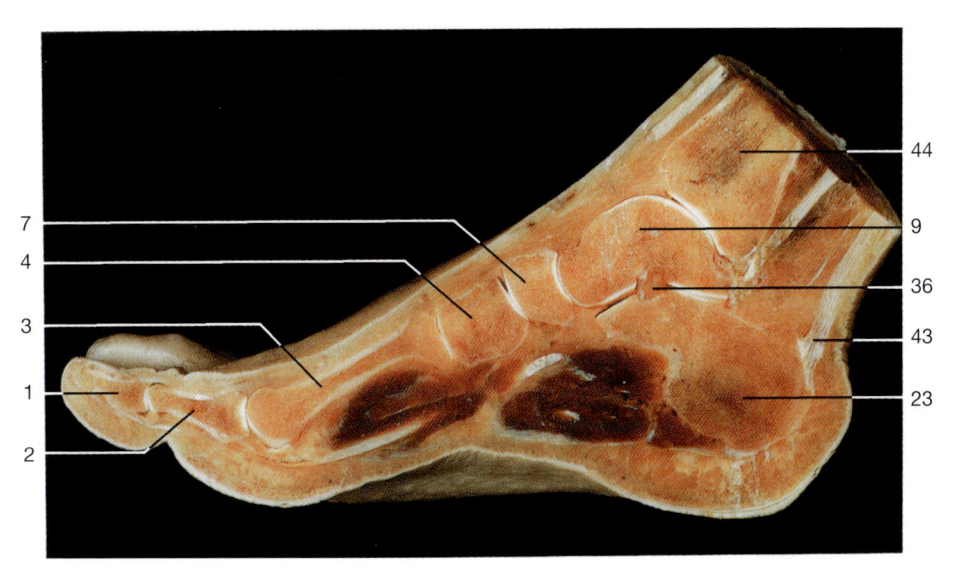

図4.50　右足の母趾（指）を通る縦断面

14　趾（指）節間関節	28　趾（指）節間関節の関節包	43　踵骨腱（アキレス腱）
15　趾（指）骨の基節骨	29　中足趾（指）節関節の関節包	44　脛骨
16　**中足趾（指）節関節**	30　内反および外反の軸	45　腓骨
17　中足骨	31　舟状骨の関節面	46　脛骨の内果
18　**足根中足関節**	32　底側踵舟靱帯	47　載距突起
19　外側楔状骨	33　踵骨の中距骨関節面	48　前脛腓靱帯（下方から**距腿**
20　第5中足骨粗面	34　距骨の舟状骨関節面	**関節**の関節腔が入る）
21　立方骨	35　距骨の前・中踵骨関節面	49　前距腓靱帯
22　**踵立方関節**	36　骨間距踵靱帯	50　踵腓靱帯
23　踵骨	37　距骨の後踵骨関節面	51　外側距踵靱帯
24　足根洞（距骨頸と踵骨	38　背側足根中足靱帯	52　**距骨下関節**
の間の外側のくぼみ）	39　距舟靱帯	53　骨間距踵靱帯
25　距骨の外果面	40　二分靱帯	54　背側楔舟靱帯
26　腓骨筋滑車（踵骨の）	41　踵骨の前距骨関節面	55　長足底靱帯
27　踵骨隆起	42　踵骨の後距骨関節面	56　腓骨の外果

52　上肢と下肢

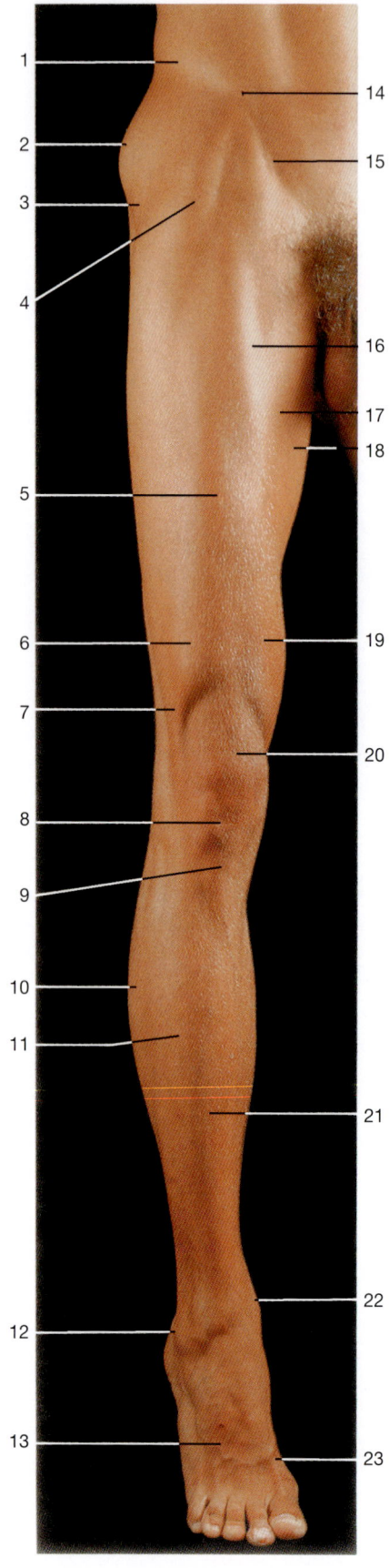

図 4.51　下肢の生体観察（前面）

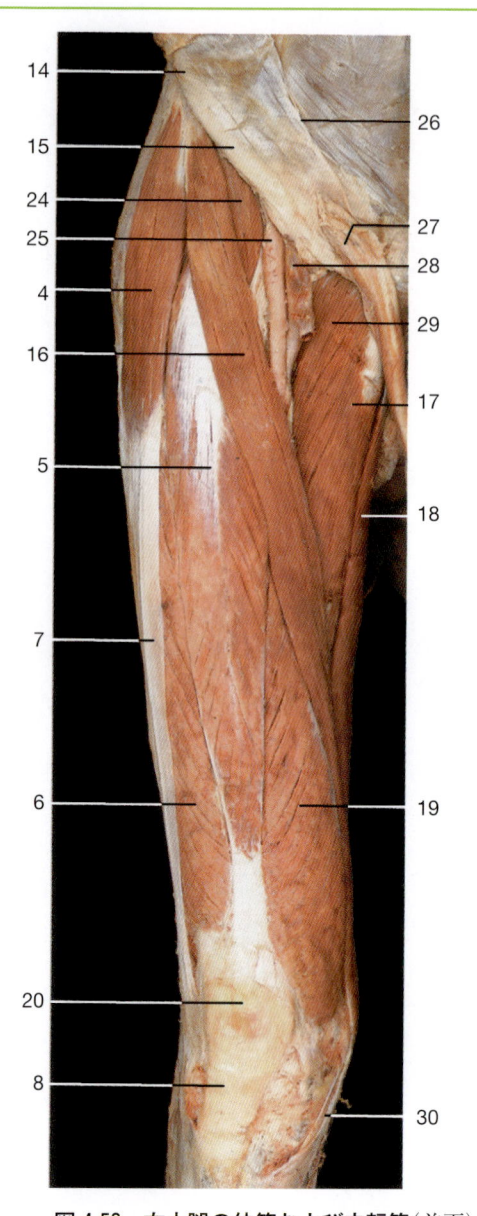

図 4.52　右大腿の伸筋および内転筋（前面）

1　腸骨稜
2　中殿筋
3　大腿骨の大転子
4　大腿筋膜張筋
5　大腿直筋
6　外側広筋
7　腸脛靱帯
8　膝蓋靱帯
9　脛骨粗面
10　腓腹筋
11　前脛骨筋
12　外果
13　足背静脈弓

下肢の生体観察と筋　53

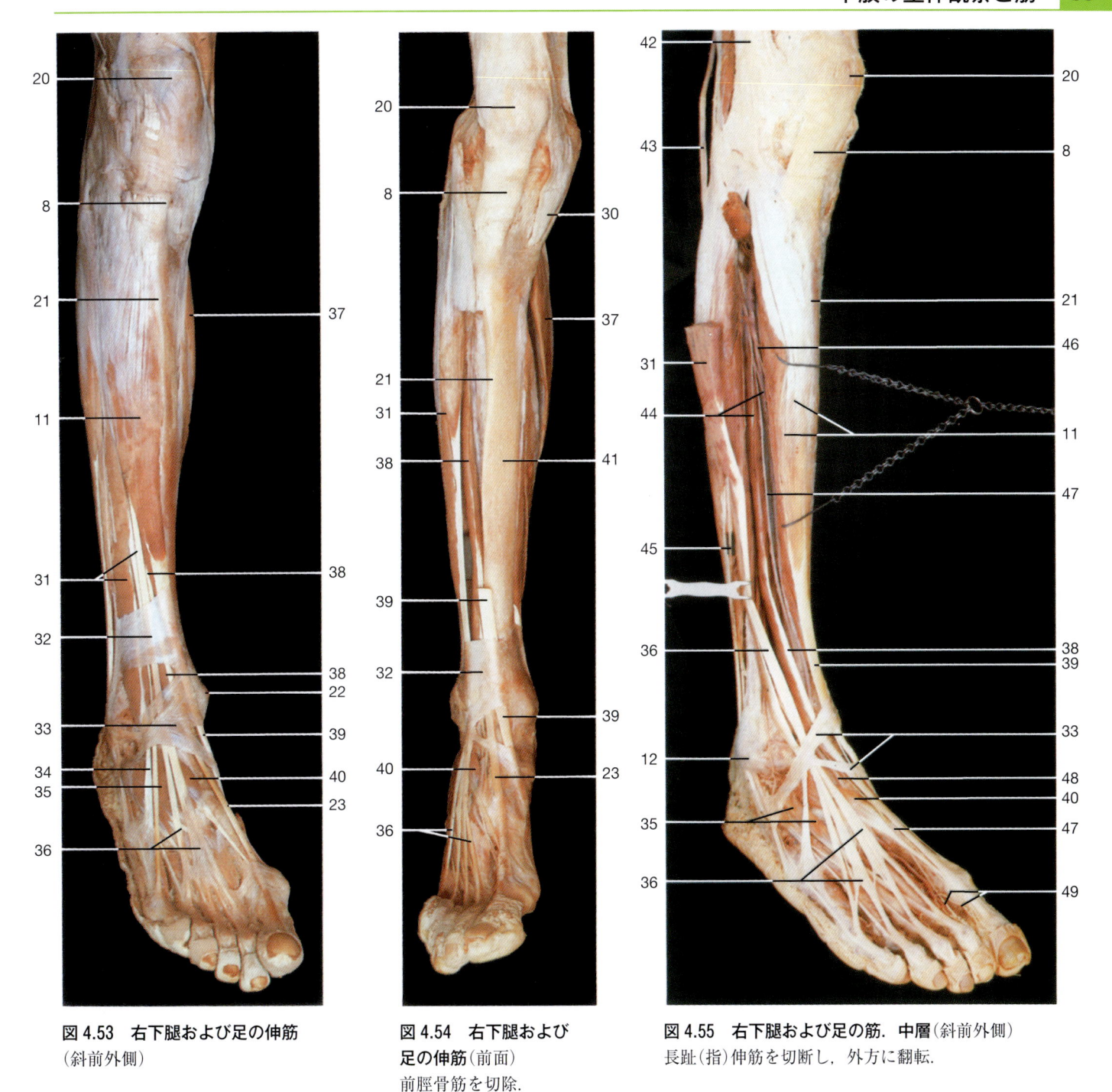

図 4.53　右下腿および足の伸筋（斜前外側）

図 4.54　右下腿および足の伸筋（前面）
前脛骨筋を切除.

図 4.55　右下腿および足の筋．中層（斜前外側）
長趾（指）伸筋を切断し，外方に翻転.

14	上前腸骨棘	27	精索	39	前脛骨筋の腱
15	鼠径靱帯	28	大腿静脈	40	短母趾（指）伸筋
16	縫工筋	29	恥骨筋	41	脛骨
17	長内転筋	30	縫工筋，薄筋と半腱様筋の共通腱（鵞足）	42	大腿二頭筋の腱
18	薄筋	31	長趾（指）伸筋	43	総腓骨神経
19	内側広筋	32	上伸筋支帯	44	深腓骨神経の筋枝
20	膝蓋骨	33	下伸筋支帯	45	浅腓骨神経
21	脛骨前縁	34	第3腓骨筋の腱	46	前脛骨動脈
22	内果	35	短趾（指）伸筋	47	深腓骨神経
23	長母趾（指）伸筋の腱	36	長趾（指）伸筋の腱	48	足背動脈
24	腸腰筋	37	ヒラメ筋	49	背側趾（指）神経（深腓骨神経の終末枝）
25	大腿動脈	38	長母趾（指）伸筋		
26	外腹斜筋の腱膜				

54　上肢と下肢

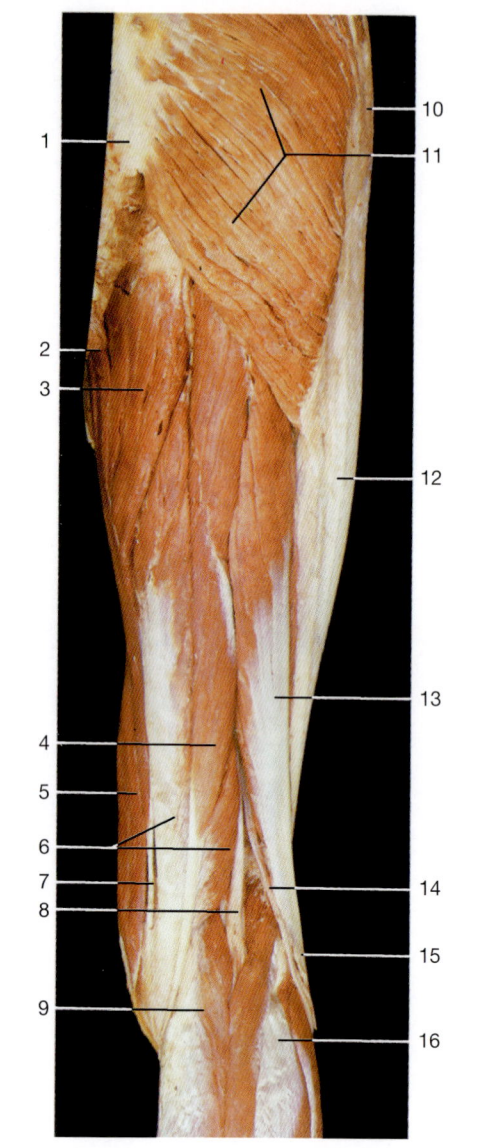

図 4.56　右大腿の背側の筋(その1)

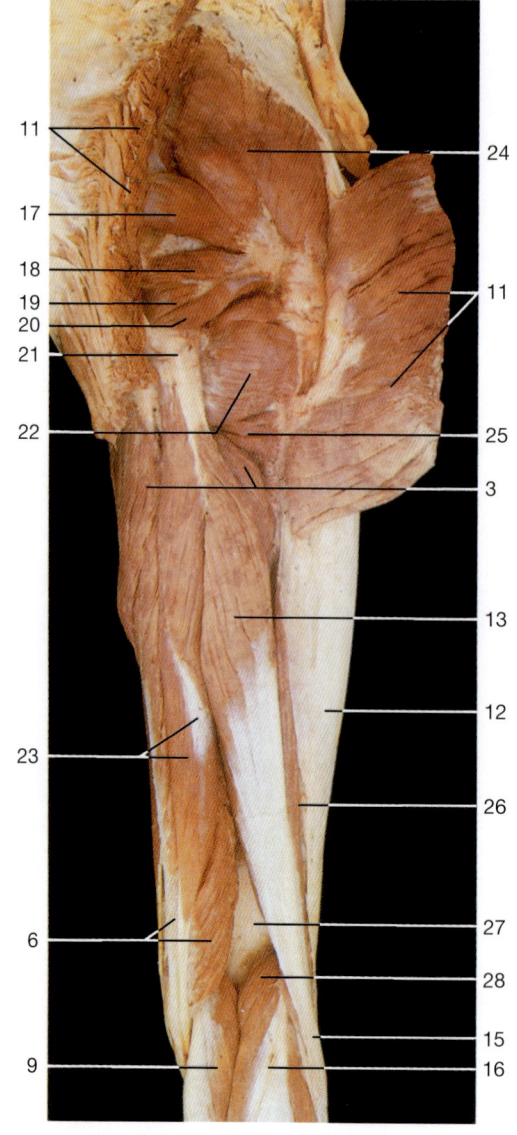

図 4.57　右大腿の背側の筋(その2)
大殿筋を切断翻転.

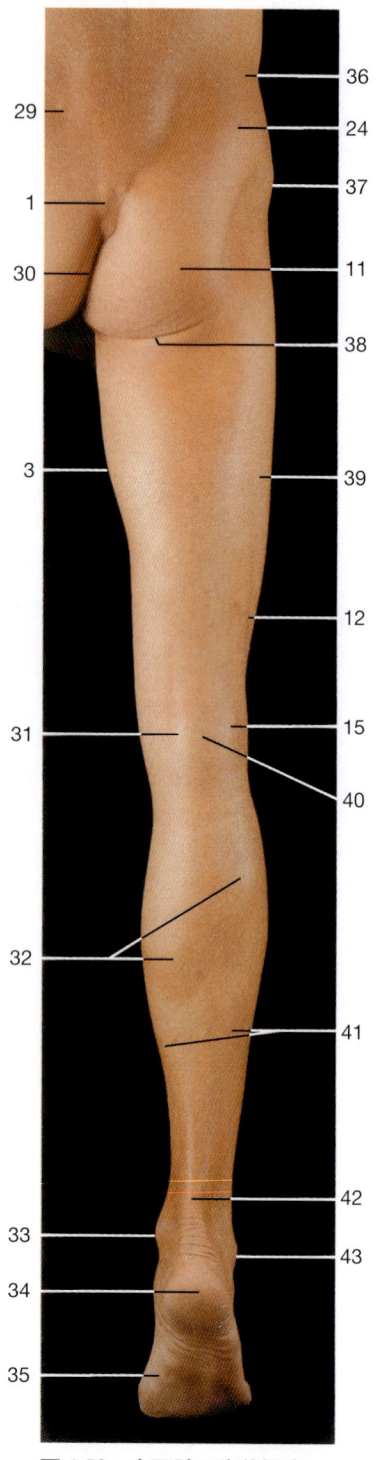

図 4.58　右下肢の生体観察
(背面)

1　尾骨	16　腓腹筋の外側頭	31　半腱様筋と半膜様筋の腱
2　肛門	17　梨状筋	32　腓腹筋
3　大内転筋	18　上双子筋	33　脛骨の内果
4　半腱様筋	19　内閉鎖筋	34　踵骨
5　縫工筋	20　下双子筋	35　母趾(指)外転筋
6　半膜様筋	21　坐骨結節	36　腸骨稜
7　薄筋の腱	22　大腿方形筋	37　大腿骨の大転子
8　脛骨神経	23　半腱様筋とその中間腱	38　殿溝
9　腓腹筋の内側頭	24　中殿筋	39　外側広筋
10　大腿筋膜張筋	25　小内転筋	40　膝窩
11　大殿筋	26　大腿二頭筋の短頭	41　ヒラメ筋
12　腸脛靱帯	27　大腿骨の膝窩面	42　踵骨腱(アキレス腱)
13　大腿二頭筋の長頭	28　足底筋	43　腓骨の外果
14　総腓骨神経	29　上後腸骨棘	
15　大腿二頭筋の腱	30　殿裂	

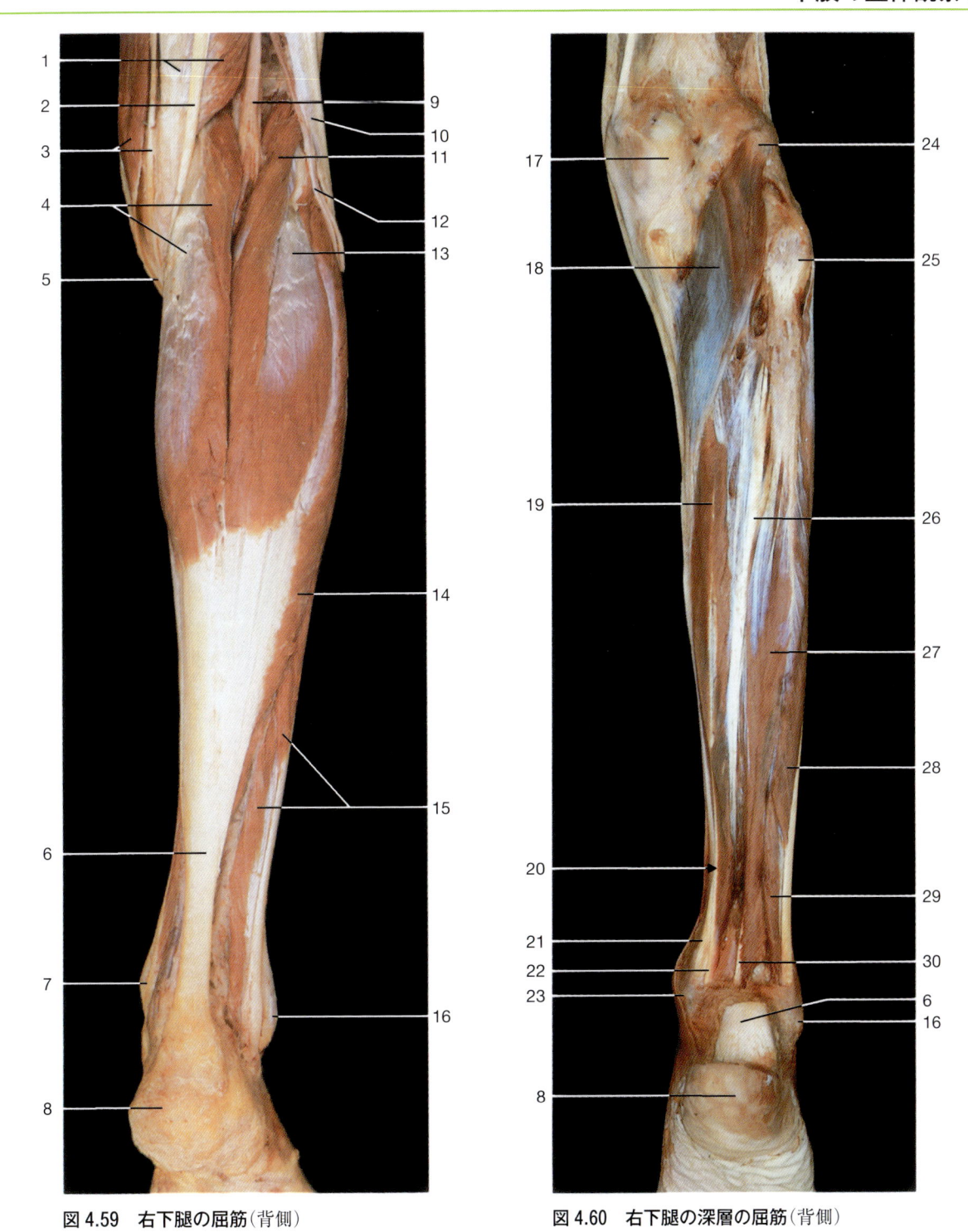

下肢の生体観察と筋　55

図 4.59　右下腿の屈筋（背側）

図 4.60　右下腿の深層の屈筋（背側）

1　半膜様筋	11　足底筋	21　後脛骨筋の腱
2　半腱様筋	12　総腓骨神経	22　長趾(指)屈筋の腱
3　縫工筋，薄筋の腱	13　腓腹筋の外側頭	23　内果
4　腓腹筋の内側頭	14　ヒラメ筋	24　大腿骨の外側顆
5　薄筋，縫工筋と半腱様筋の共通腱（鵞足）	15　長・短腓骨筋	25　腓骨頭
6　踵骨腱（アキレス腱）	16　外果	26　後脛骨筋
7　内果	17　大腿骨の内側顆	27　長母趾(指)屈筋
8　踵骨隆起	18　膝窩筋	28　長腓骨筋
9　脛骨神経	19　長趾(指)屈筋	29　短腓骨筋
10　大腿二頭筋	20　後脛骨筋腱（下側）と長趾(指)屈筋腱（上側）との交叉するところ	30　長母趾(指)屈筋の腱

56　上肢と下肢

1　総腓骨神経
2　腓骨頭
3　腓腹筋の外側頭
4　ヒラメ筋
5　長腓骨筋
6　短腓骨筋
7　踵骨腱(アキレス腱)
8　外果
9　長腓骨筋の腱
10　短趾(指)伸筋
11　短腓骨筋の腱
12　膝蓋骨
13　膝蓋靱帯
14　脛骨粗面
15　前脛骨筋
16　長趾(指)伸筋
17　上伸筋支帯
18　下伸筋支帯
19　長母趾(指)伸筋の腱
20　長趾(指)伸筋の腱
21　大腿骨の内側顆
22　脛骨
23　長趾(指)屈筋
24　下腿における腱の交叉するところ
25　後脛骨筋の腱
26　母趾(指)外転筋
27　長母趾(指)屈筋の腱
28　大腿骨の外側顆
29　後脛骨筋
30　長趾(指)屈筋の腱
31　屈筋支帯
32　踵骨隆起
33　足底における腱の交叉するところ
34　足底方形筋
35　短趾(指)屈筋の腱
36　虫様筋
37　短小趾(指)屈筋
38　短趾(指)屈筋
39　小趾(指)外転筋
40　短母趾(指)屈筋
41　足底腱膜(切断)
42　背側骨間筋
43　底側骨間筋
44　小趾(指)対立筋
45　第5中足骨粗面
46　長足底靱帯

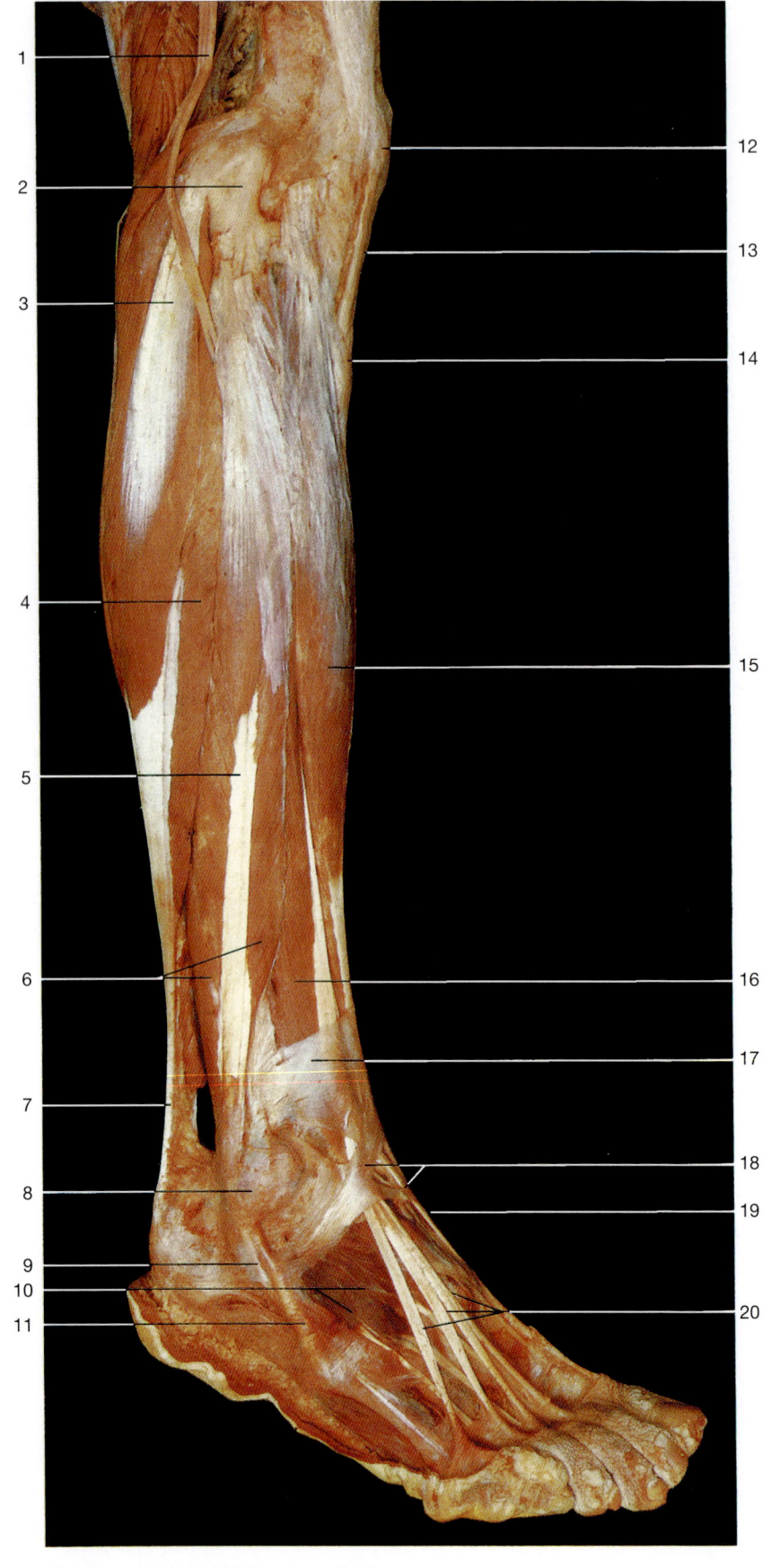

図 4.61　下腿と足の筋(右下腿,外側)

下腿と足の筋　57

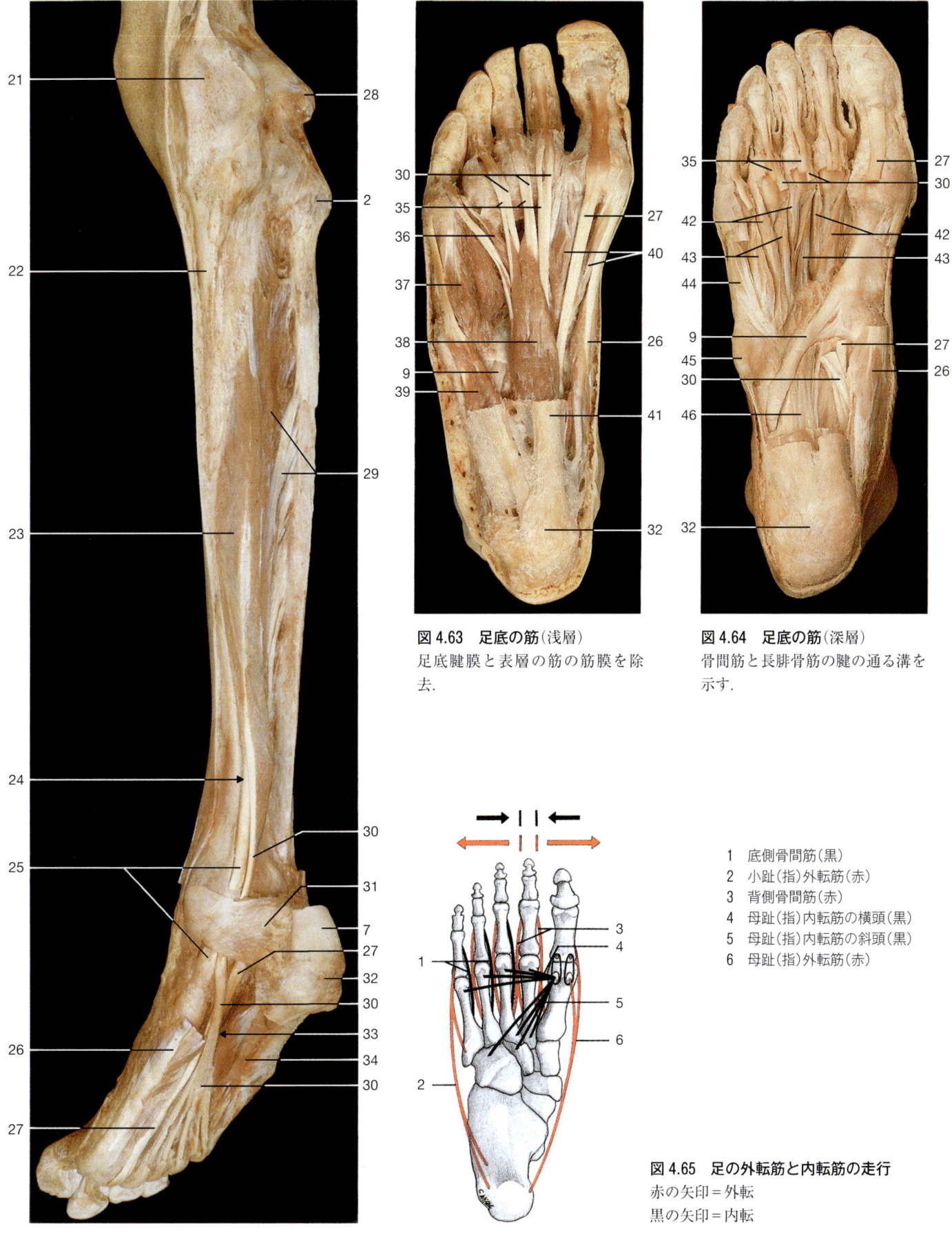

図 4.62　下腿と足の屈筋（深層）
右下腿，内側後方より見る．短趾（指）屈筋と長母趾（指）屈筋とを切除．

図 4.63　足底の筋（浅層）
足底腱膜と表層の筋の筋膜を除去．

図 4.64　足底の筋（深層）
骨間筋と長腓骨筋の腱の通る溝を示す．

図 4.65　足の外転筋と内転筋の走行
赤の矢印 = 外転
黒の矢印 = 内転

1　底側骨間筋（黒）
2　小趾（指）外転筋（赤）
3　背側骨間筋（赤）
4　母趾（指）内転筋の横頭（黒）
5　母趾（指）内転筋の斜頭（黒）
6　母趾（指）外転筋（赤）

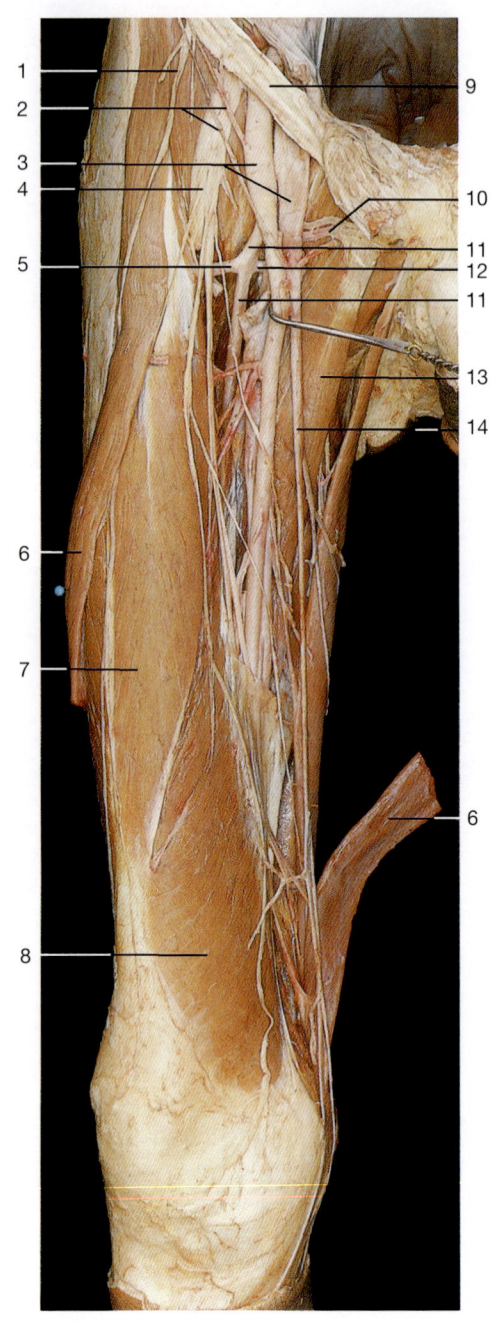

図 4.66　右大腿の主な血管（前面）
大腿静脈の一部を切除して大腿深動脈を示す．

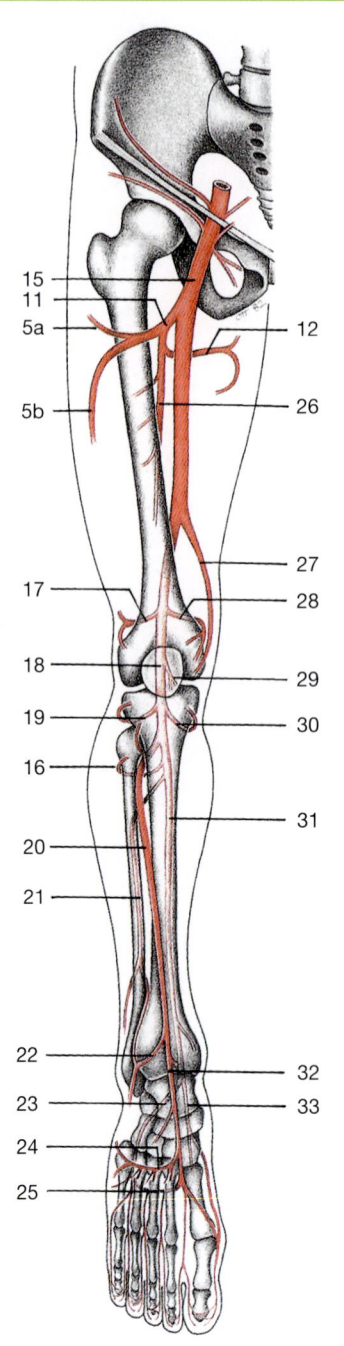

図 4.67　右下肢の主な動脈（前面）

1　外側大腿皮神経	11　**大腿深動脈**	23　外側足底動脈
2　浅・深腸骨回旋動脈	12　内側大腿回旋動脈	24　弓状動脈と背側中足動脈
3　**大腿動・静脈**	13　長内転筋	25　足底動脈弓と底側中足動脈
4　大腿神経	14　大伏在静脈	26　貫通動脈（大腿深動脈の終枝）
5　外側大腿回旋動脈	15　**大腿動脈**	27　下行膝動脈
a　上行枝	16　後脛骨反回動脈（不定）	28　内側上膝動脈
b　下行枝	17　外側上膝動脈	29　中膝動脈
6　縫工筋（切断）	18　**膝窩動脈**	30　内側下膝動脈
7　大腿直筋	19　外側下膝動脈	31　**後脛骨動脈**
8　内側広筋	20　**前脛骨動脈**	32　足背動脈
9　鼠径靱帯	21　**腓骨動脈**	33　内側足底動脈
10　外陰部動・静脈	22　前外果動脈	

下肢の動脈

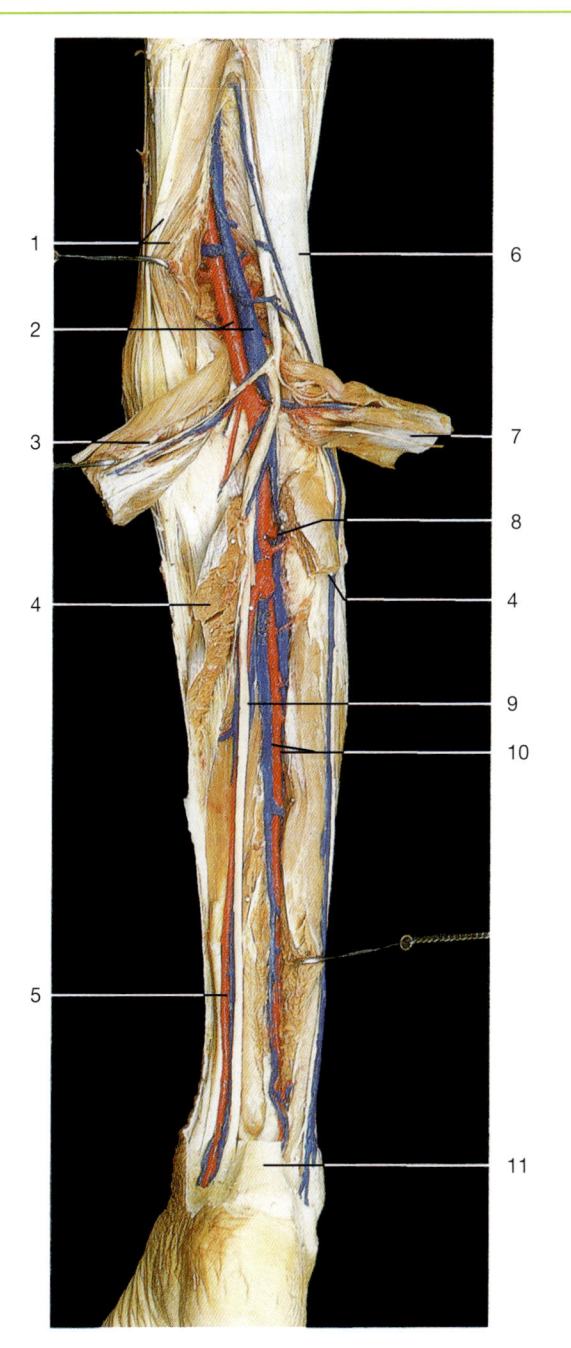

図 4.68　右膝窩と下腿の動脈（後面）

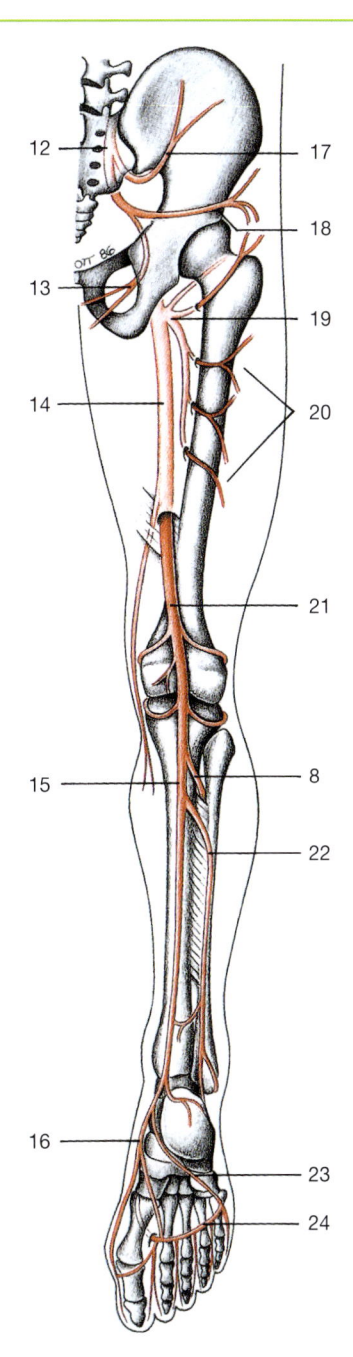

図 4.69　右下肢の動脈（後面）

1　半腱様筋，半膜様筋
2　**膝窩動・静脈**
3　腓腹筋の内側頭（切断，翻転）
4　ヒラメ筋（切断，翻転）
5　**後脛骨動・静脈**
6　大腿二頭筋
7　腓腹筋の外側頭（切断，翻転）
8　**前脛骨動脈**
9　脛骨神経
10　**腓骨動・静脈**
11　踵骨腱（アキレス腱）（切断）
12　内腸骨動脈
13　閉鎖動脈
14　大腿動脈
15　後脛骨動脈
16　内側足底動脈
17　上殿動脈
18　下殿動脈
19　大腿深動脈
20　貫通動脈
21　**膝窩動脈**
22　**腓骨動脈**
23　外側足底動脈
24　足底動脈弓

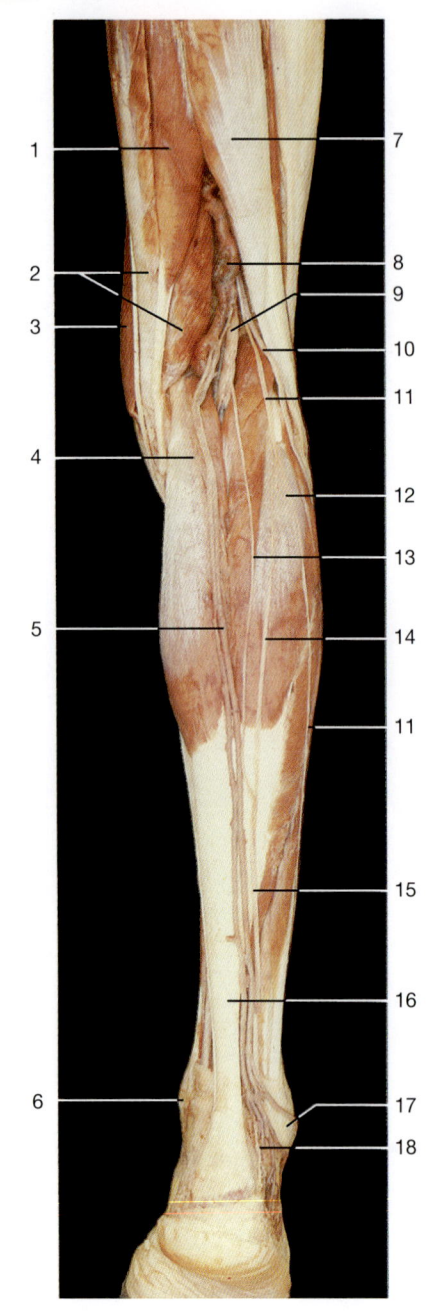

図 4.70　**右下腿と足の皮神経と皮静脈**（後面）　下腿筋膜と屈筋の筋膜を切除.

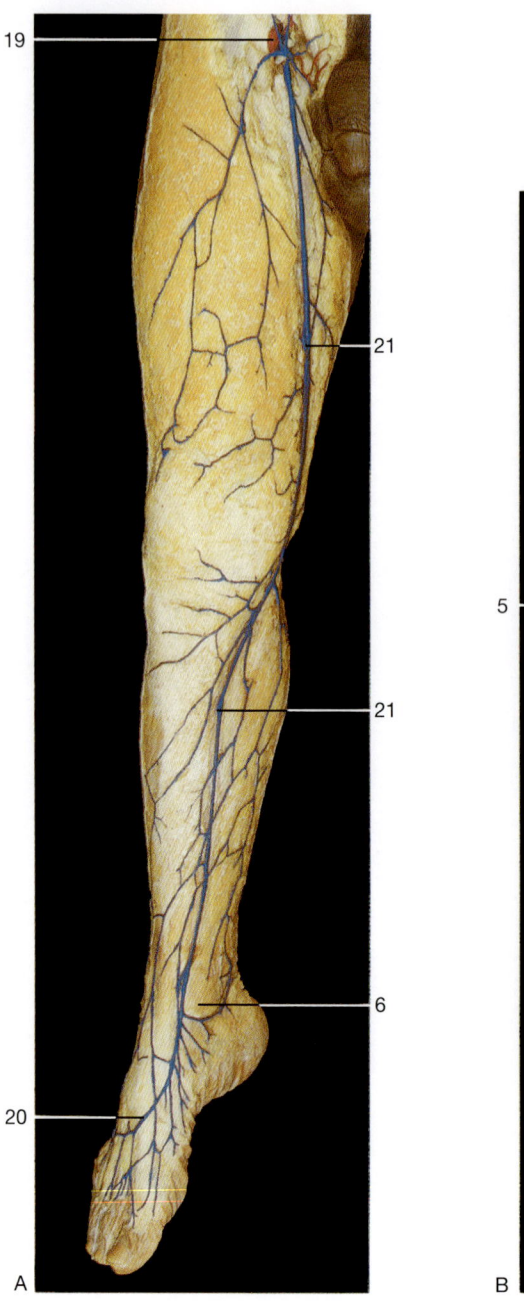

図 4.71　**右下肢の皮静脈**　(A)前面，(B)後面．静脈を着色

　大伏在静脈は動脈と伴行しない独立した皮静脈で，皮下を走って大腿静脈に注ぐ．静脈内圧が低いことや重力の影響のために起こるこの静脈のうっ血によりしばしば静脈瘤が起こる．

　坐骨神経は人体中で最大，最長のもので全長 1 m 以上あり，外寛骨筋（殿部深層の筋），腓骨筋ならびに下肢背側の筋および皮膚を支配している．

1　半腱様筋
2　半膜様筋
3　縫工筋
4　腓腹筋の内側頭
5　**小伏在静脈**
6　内果
7　大腿二頭筋
8　膝窩静脈（静脈瘤：病的）
9　脛骨神経
10　総腓骨神経
11　外側腓腹皮神経
12　腓腹筋の外側頭
13　内側腓腹皮神経
14　腓側交通枝
15　**腓腹神経**
16　踵骨腱（アキレス腱）
17　外果
18　腓腹神経の外側踵骨枝
19　伏在裂孔の中を通る大腿動・静脈
20　足背静脈弓
21　大伏在静脈

下肢の静脈と神経

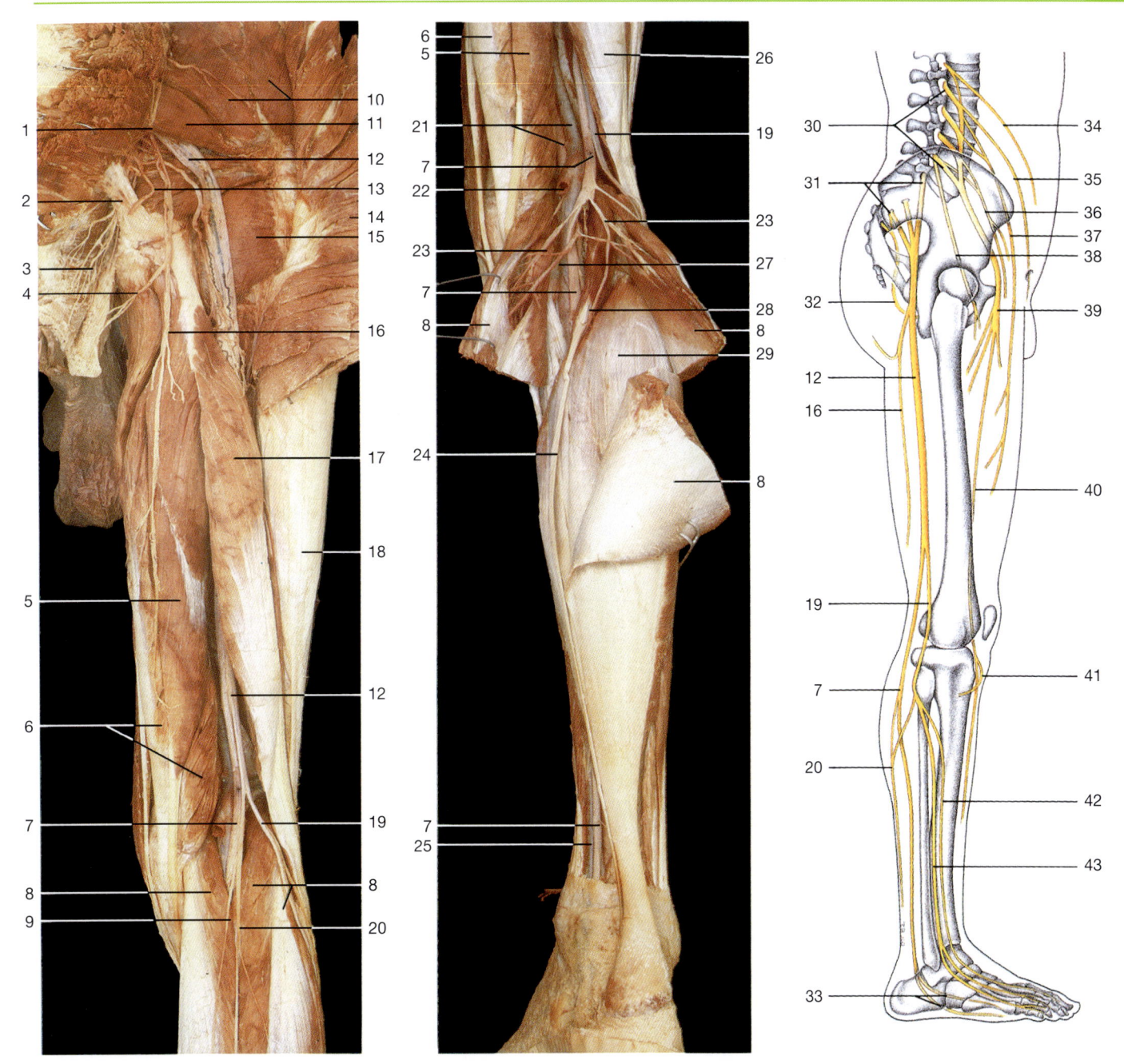

図 4.72 殿部および大腿後部の解剖（右側） 大殿筋を切断翻転.

図 4.73 右側の膝窩（中層）および下腿の解剖（後面） 皮静脈と皮神経を除き、腓腹筋を切断.

図 4.74 右下肢の神経（外側）

1 下殿神経
2 仙結節靱帯
3 下直腸神経（陰部神経の枝）
4 後大腿皮神経の会陰枝
5 半腱様筋
6 半膜様筋
7 **脛骨神経**
8 腓腹筋
9 内側腓腹皮神経
10 中殿筋
11 梨状筋
12 坐骨神経
13 下殿動脈
14 大殿筋
15 大腿方形筋
16 後大腿皮神経
17 大腿二頭筋の長頭
18 腸脛靱帯
19 **総腓骨神経**
20 外側腓腹皮神経
21 膝窩動・静脈
22 小伏在静脈（切断）
23 脛骨神経の筋枝
24 足底筋の腱
25 後脛骨動・静脈
26 大腿二頭筋
27 腓腹動脈
28 足底筋
29 ヒラメ筋
30 腰神経叢（T12；L1-L4）
31 仙骨神経叢（L4-L5；S1-S4）
32 **陰部神経**
33 内側・外側足底神経
34 腸骨下腹神経
35 腸骨鼠径神経
36 陰部大腿神経
37 外側大腿皮神経
38 閉鎖神経
39 **大腿神経**
40 伏在神経
41 伏在神経の膝蓋下枝
42 **深腓骨神経**
43 **浅腓骨神経**

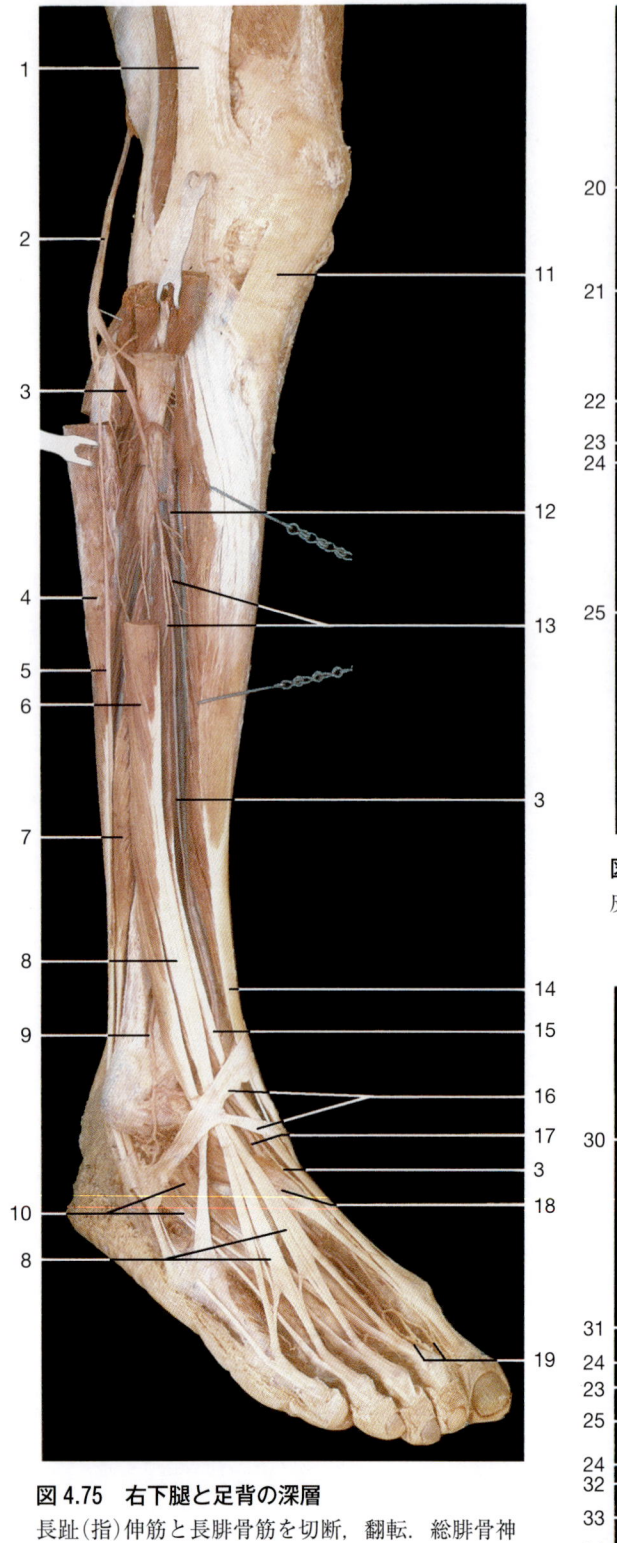

62　上肢と下肢

図 4.75　右下腿と足背の深層
長趾(指)伸筋と長腓骨筋を切断，翻転．総腓骨神経を持ち上げて腓骨頭のまわりを回る走行を示す．

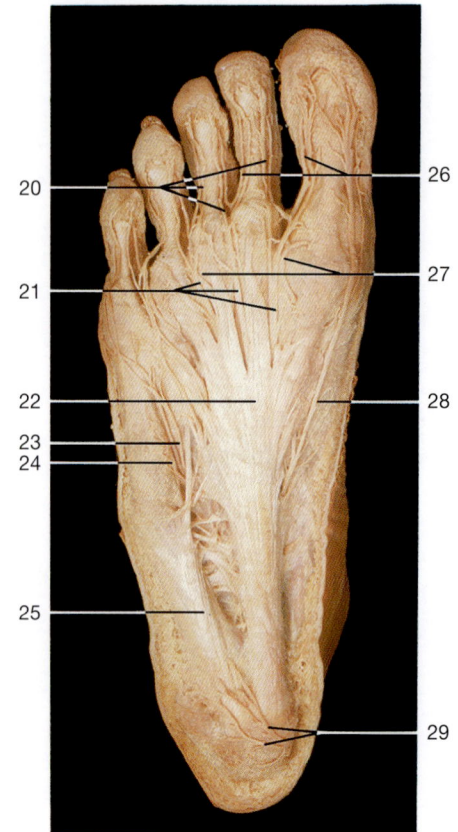

図 4.76　足底の表層
皮神経と血管を示す．

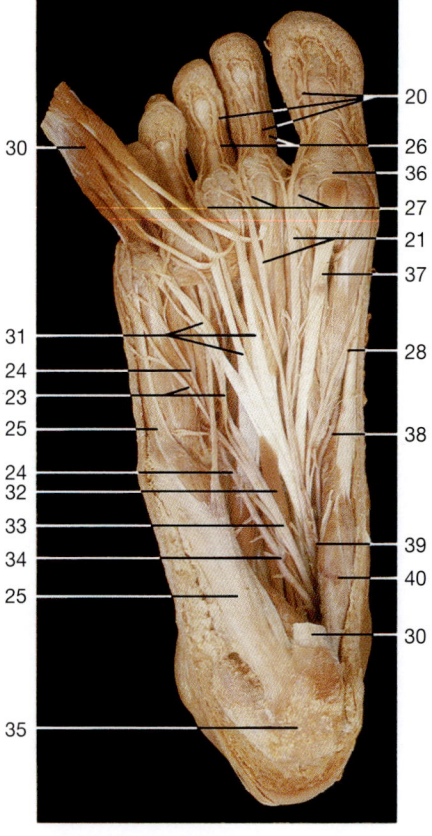

図 4.77　足底の中層
血管と神経を示す．短趾(指)屈筋を切断，翻転．

1　大腿二頭筋の腱
2　**総腓骨神経**
3　**深腓骨神経**
4　長腓骨筋(切断)
5　浅腓骨神経
6　長趾(指)伸筋(切断)
7　短腓骨筋
8　長趾(指)伸筋の腱
9　前外果動脈
10　短趾(指)伸筋
11　膝蓋靱帯
12　**前脛骨動脈**
13　深腓骨神経の筋枝
14　前脛骨筋の腱
15　長母趾(指)伸筋
16　下伸筋支帯
17　**足背動脈**
18　短母趾(指)伸筋
19　足背趾(指)神経(深腓骨神経の終枝)
20　固有底側趾(指)神経
21　総底側趾(指)神経
22　足底腱膜
23　外側足底神経の浅枝
24　外側足底動脈の浅枝
25　小趾(指)外転筋
26　固有底側趾(指)動脈
27　総底側趾(指)動脈
28　内側足底神経の母趾(指)への枝
29　後脛骨動脈の踵骨枝
30　短趾(指)屈筋(切断)
31　長趾(指)屈筋の腱
32　足底方形筋
33　**外側足底神経**
34　**外側足底動脈**
35　踵骨隆起
36　足趾(指)の滑液鞘
37　長母趾(指)屈筋の腱
38　**内側足底動脈**
39　**内側足底神経**
40　母趾(指)外転筋

5 胸部内臓

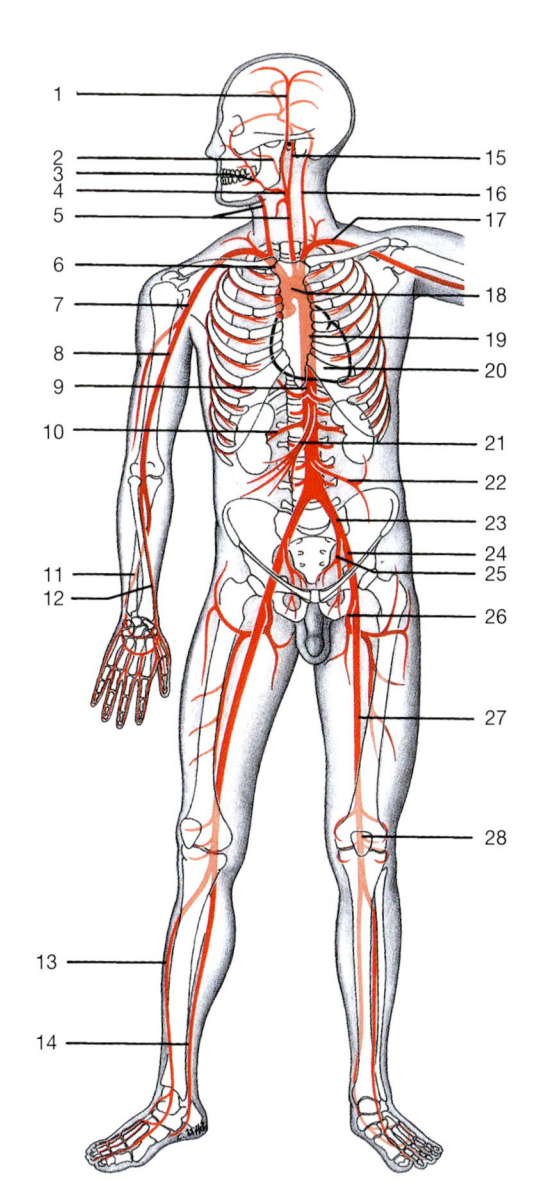

図 5.1　全身の主な動脈系

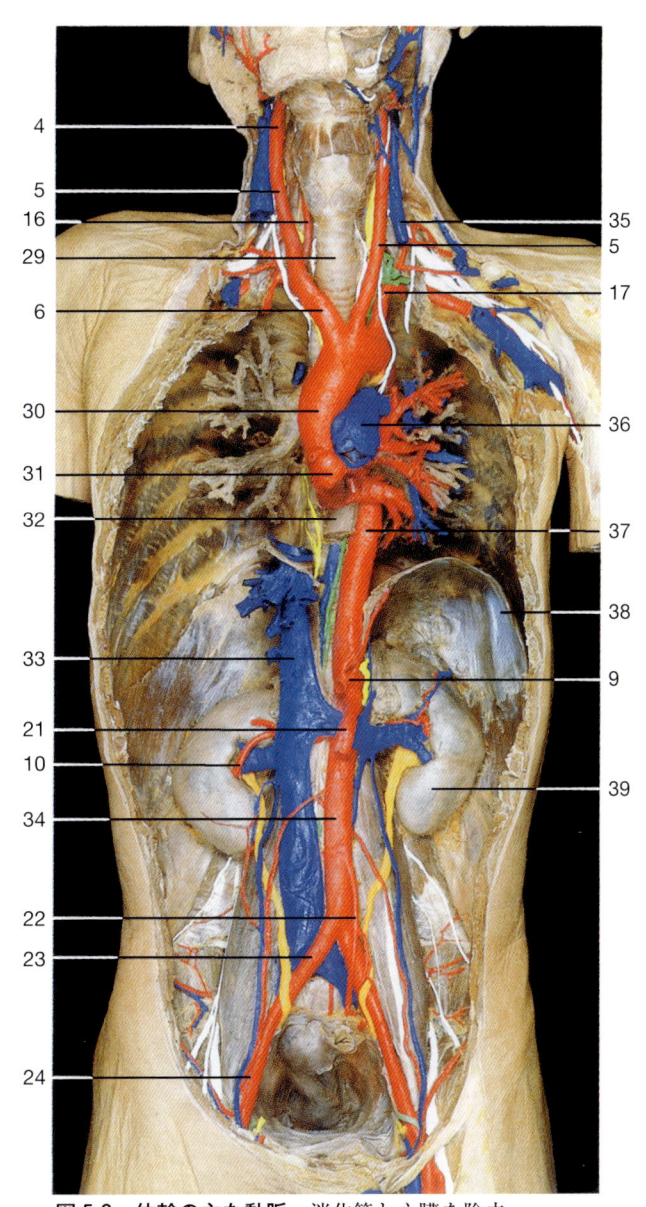

図 5.2　体幹の主な動脈　消化管と心臓を除去．
赤＝動脈，青＝静脈，緑＝リンパ管，白＝神経，
黄＝交感神経，オレンジ＝尿管

1　浅側頭動脈	14　後脛骨動脈	27　**大腿動脈**
2　顎動脈	15　内頸動脈	28　膝窩動脈
3　顔面動脈	16　椎骨動脈	29　気管
4　外頸動脈	17　左鎖骨下動脈	30　**上行大動脈**
5　左右の**総頸動脈**	18　**大動脈弓**	31　大動脈弁
6　**腕頭動脈**	19　**下行大動脈**	32　食道（切断）
7　腋窩動脈	20　心臓の位置	33　**下大静脈**
8　上腕動脈	21　**上腸間膜動脈**	34　**腹大動脈**
9　**腹腔動脈**	22　**下腸間膜動脈**	35　**内頸静脈**
10　**腎動脈**	23　**総腸骨動脈**	36　**肺動脈[幹]と弁**
11　尺骨動脈	24　外腸骨動脈	37　**胸大動脈**
12　橈骨動脈	25　内腸骨動脈	38　横隔膜
13　前脛骨動脈	26　大腿深動脈	39　腎臓

64　胸部内臓

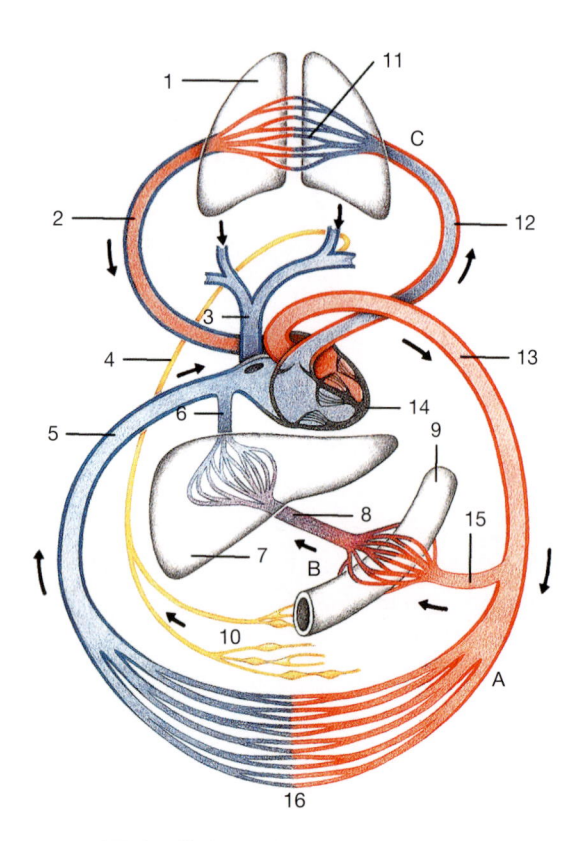

図5.3　循環系の模式図　体循環と肺循環およびリンパ系を示す．赤色は酸素を含んだ血液を，青色は酸素を失った血液を示す．肺動脈と肺静脈では，血液の性質と名称が反対になっていることに注意．黄色はリンパ管を示す．
A＝体循環（大循環）
B＝門脈系
C＝肺循環（小循環）

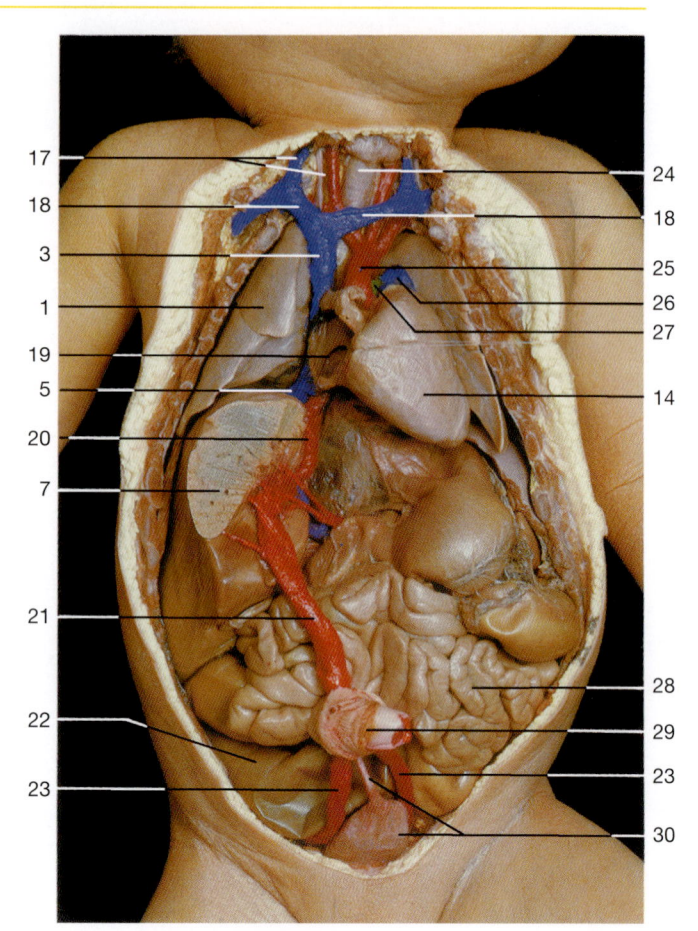

図5.4　新生児の胸腹部内臓　右心房を開放して卵円孔を示す．肝左葉を切除してある．

1	肺	17	内頸静脈，総頸動脈
2	**肺静脈**	18	**腕頭静脈**
3	**上大静脈**	19	**卵円孔**
4	**胸管**	20	**静脈管**
5	**下大静脈**	21	**臍静脈**
6	肝静脈	22	結腸
7	肝臓	23	**臍動脈**
8	**門[静]脈**	24	気管
9	小腸と毛細血管網	25	大動脈弓
10	リンパ管とリンパ節	26	左肺動脈
11	肺の毛細血管網	27	**動脈管**（ボタロー管）
12	**肺動脈[幹]**	28	小腸
13	**大動脈**	29	臍
14	**心臓**	30	尿膜管と膀胱
15	**腸間膜動脈**	31	胎盤
16	体の末梢の毛細血管網		

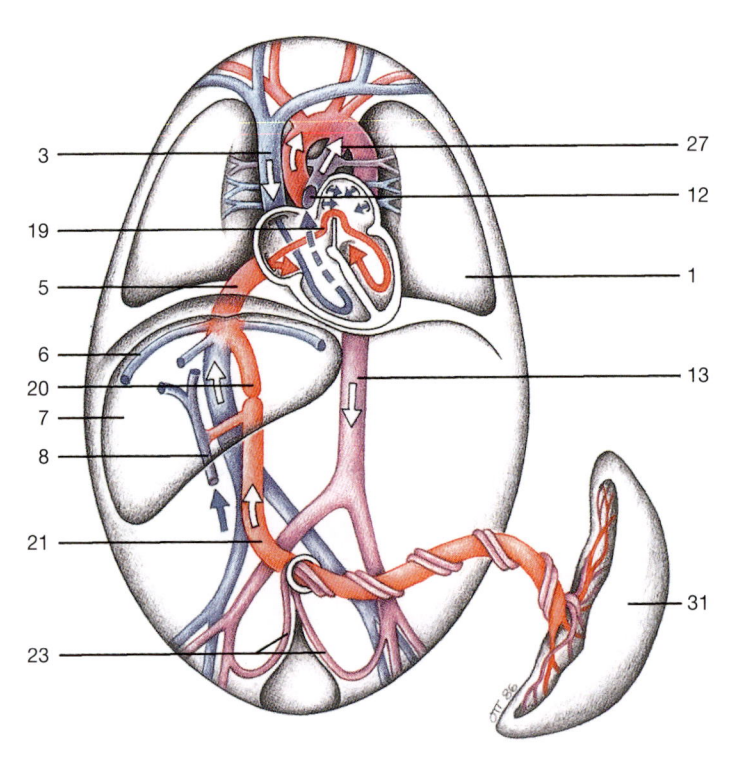

図5.5　胎児循環の模式図．矢印は血流の方向を示す．血管は血液中の酸素の含有の割合に従って色を変えてある．
赤＝酸素を含んだ血液，青＝酸素を失った血液，紫＝混合血液

胎生期の循環，心臓の位置 65

1 甲状腺
2 横隔神経，前斜角筋
3 迷走神経，内頸静脈
4 鎖骨(切断)
5 腕神経叢，鎖骨下動脈
6 右鎖骨下静脈(切断)
7 右内胸動脈
8 腕頭動脈と右腕頭静脈
9 上大静脈と胸腺静脈(外方に翻転)
10 右横隔神経
11 心膜横洞(緑色の棒を挿入)
12 右心耳
13 右肺の中葉
14 右心室
15 心膜の断端
16 横隔膜
17 内頸静脈
18 気管
19 反回神経
20 左総頸動脈，迷走神経
21 左腕頭静脈，下甲状腺静脈
22 左内胸動脈(切断)
23 心膜の上縁
24 上行大動脈
25 肺動脈[幹]
26 左横隔神経と左心膜横隔動・静脈
27 左肺の上葉
28 左心室

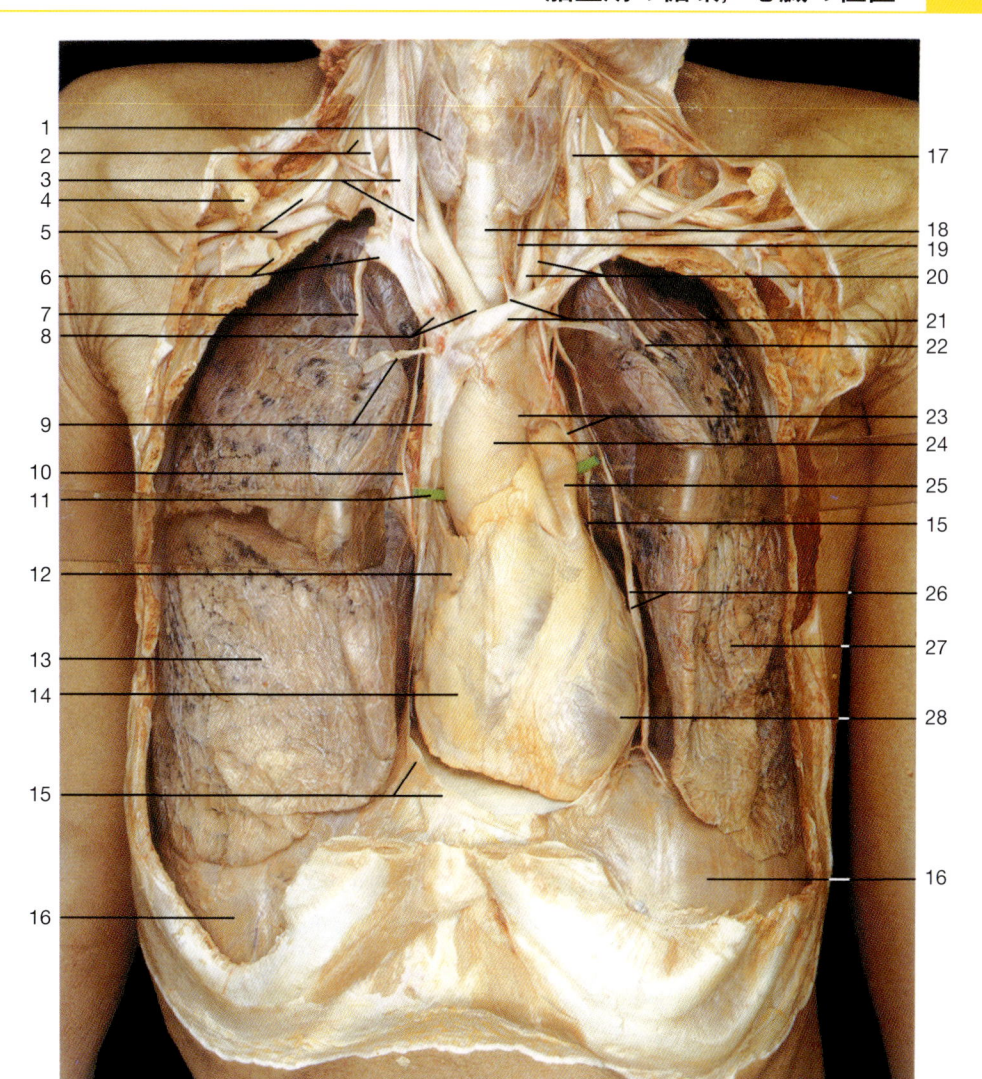

図 5.6 胸部内臓 心臓の位置および縦隔の中部(前面)．前胸壁および心膜の前壁を切除し，肺を外方に圧排．

1 右総頸動脈
2 右鎖骨下動脈
3 腕頭動脈
4 右腕頭静脈
5 上大静脈
6 上行大動脈
7 右心耳
8 右心室
9 下大静脈
10 左内頸静脈
11 左総頸動脈
12 左腋窩動・静脈
13 左腕頭静脈
14 肺動脈[幹]
15 左心耳
16 左心室
17 下行大動脈

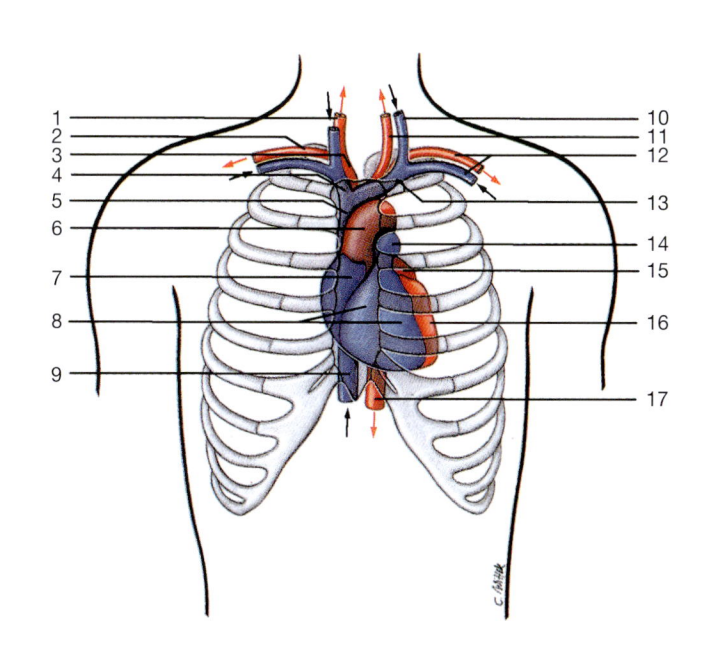

図 5.7 心臓の位置と出入する血管

66　胸部内臓

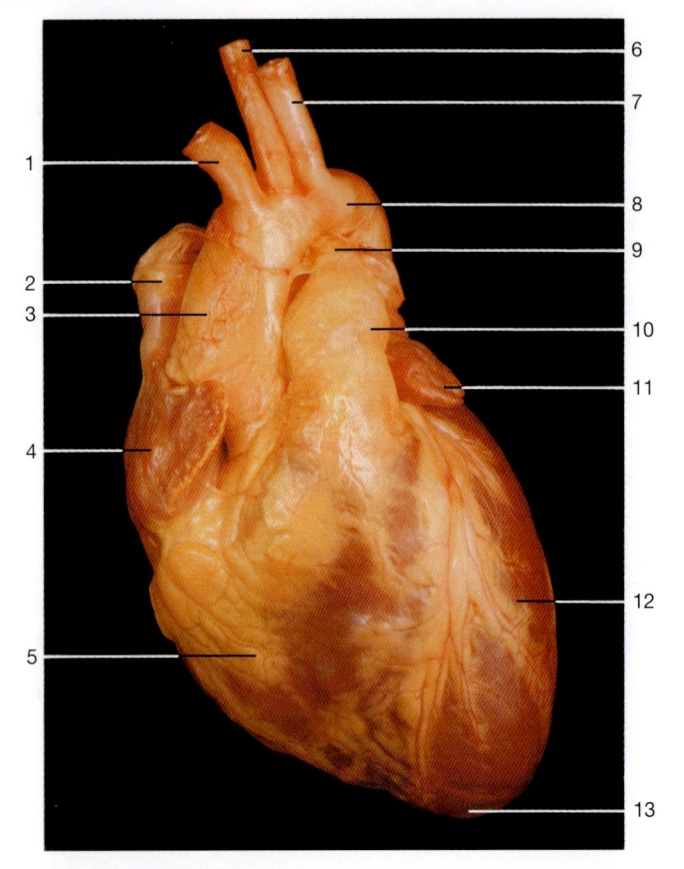

図 5.8 拡張期の心臓（前面）
心室は弛緩，心房は収縮している．

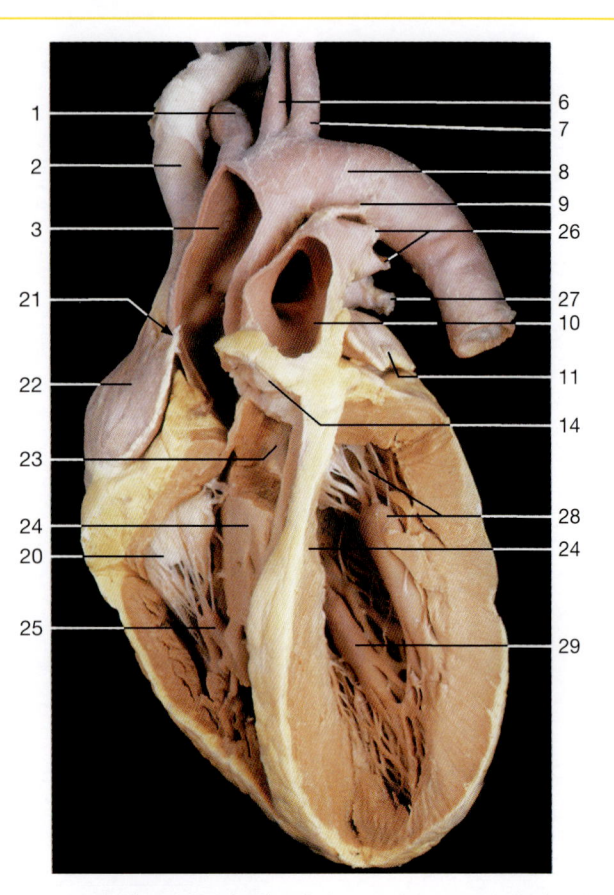

図 5.10 心臓の内部（前面）　左右の心室および大動脈，肺動脈の前壁を開いて内景を示す．動脈円錐の一部に窓を開けて大動脈弁を見せた（次頁の図 5.11 と比較のこと）．

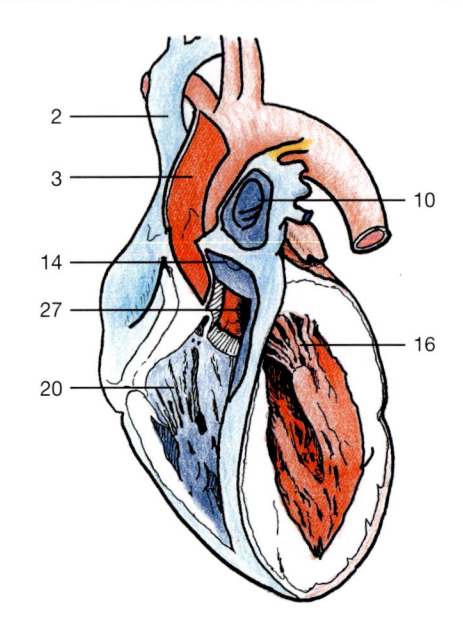

図 5.9 心臓の弁　心房を切除して上から見たところ．図の上方が前．

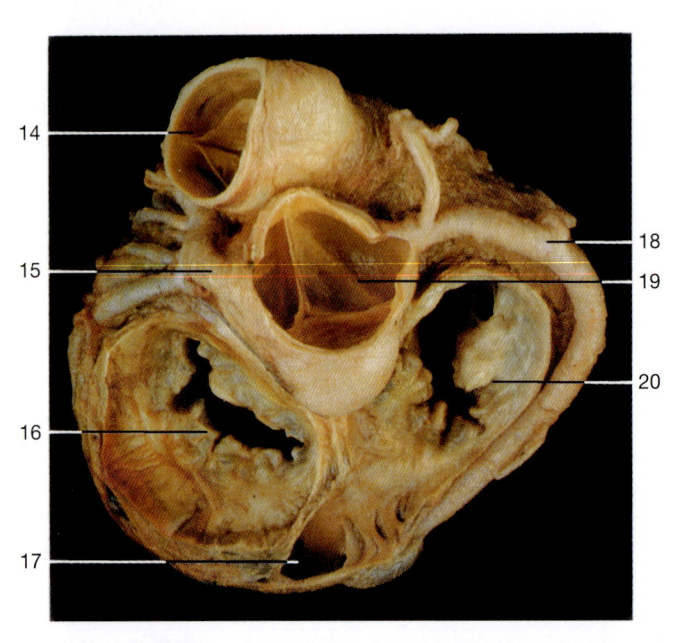

1　腕頭動脈	11　**左心耳**	21　分界溝
2　**上大静脈**	12　**左心室**	22　右心房
3　**上行大動脈**	13　心尖	23　大動脈弁
4　**右心耳**	14　肺動脈[幹]の半月弁	24　心室中隔
5　**右心室**	15　左冠状動脈	25　前乳頭筋
6　左総頸動脈	16　**二尖弁**（左房室弁または僧帽弁）	26　左肺動脈
7　左鎖骨下動脈	17　冠状静脈洞	27　左肺静脈（窓を開けて後ろ側の左心房を示す）
8　大動脈弓	18　右冠状動脈	28　前乳頭筋と腱索
9　動脈管索	19　大動脈の半月弁	29　後乳頭筋
10　肺動脈[幹]	20　**三尖弁**（右房室弁）	

心臓と弁 67

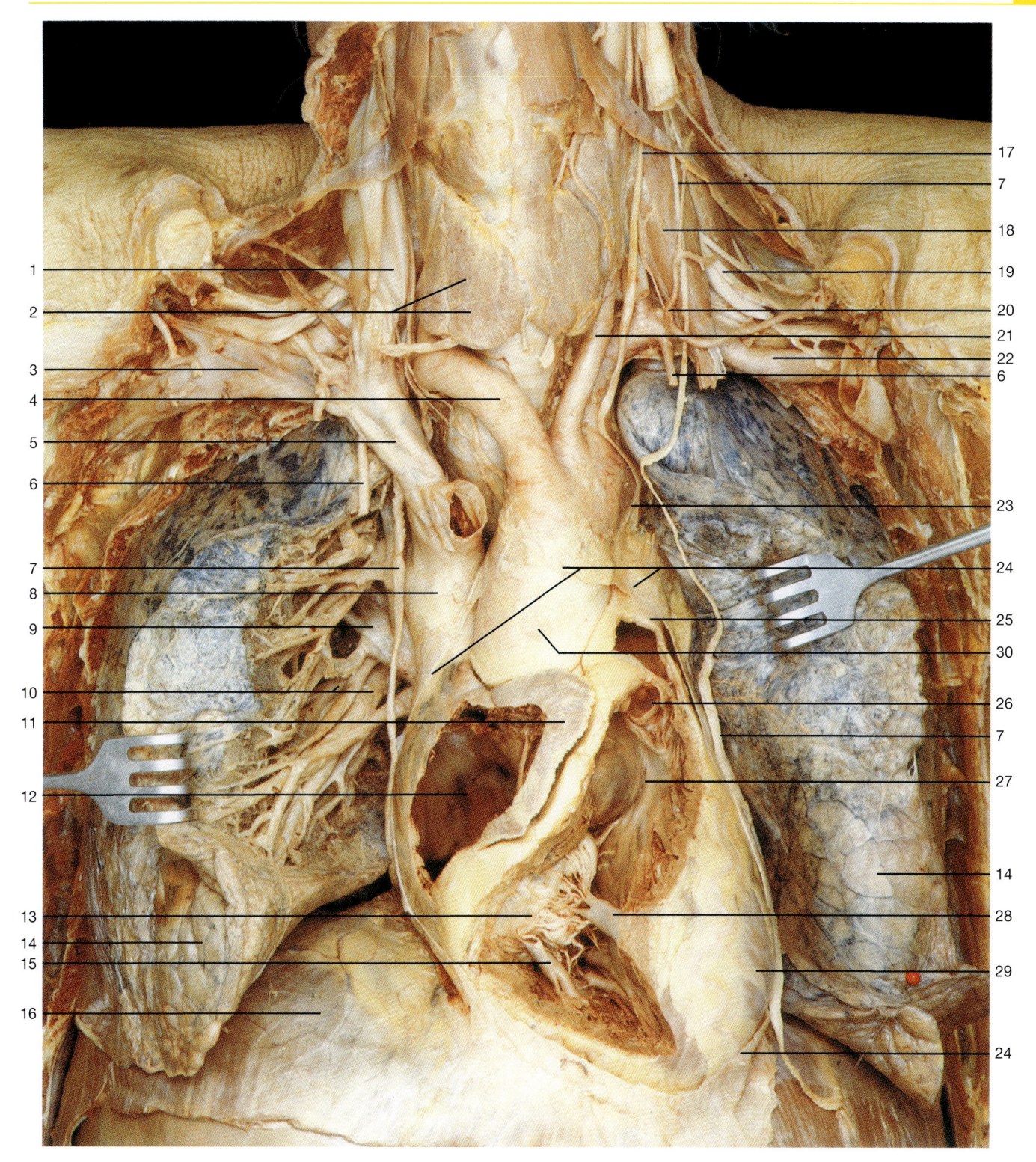

図 5.11　心臓および弁の胸部における位置（前面）
前胸壁と胸膜，心膜を除き，右の心房，心室および肺動脈［幹］に窓を開けて，内部の弁を示す．右肺門を剖出してある．

1　内頸静脈
2　甲状腺
3　右鎖骨下静脈
4　腕頭動脈
5　右腕頭静脈
6　内胸動脈
7　横隔神経
8　上大静脈
9　右肺静脈
10　肺動脈の枝
11　右心耳
12　**右心房**
13　**三尖弁**（前尖）と腱索
14　肺
15　後乳頭筋
16　横隔膜
17　左迷走神経
18　前斜角筋
19　腕神経叢
20　甲状頸動脈
21　左総頸動脈
22　左鎖骨下動脈
23　左反回神経
24　**心膜**の断端
25　肺動脈［幹］（開窓）
26　**肺動脈弁**
27　左心室の動脈円錐
28　前乳頭筋
29　**左心室**
30　上行大動脈

68　胸部内臓

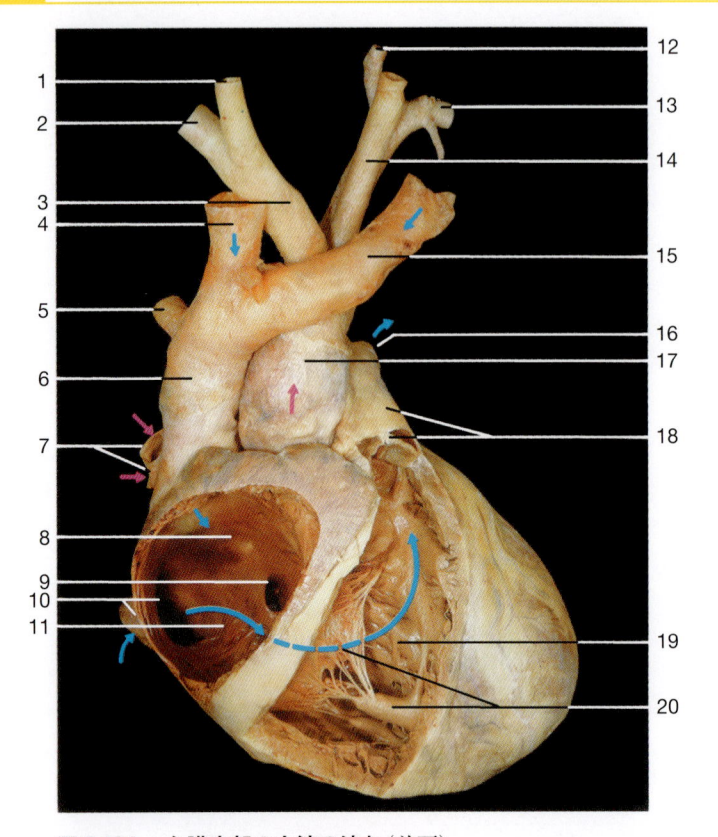

図 5.12A　心臓内部の血液の流れ（前面）
右心房と右心室の前壁を切除．肺動脈[幹]には窓を開けて肺動脈弁を示す．矢印は血流の方向を示す．赤＝動脈血，青＝静脈血

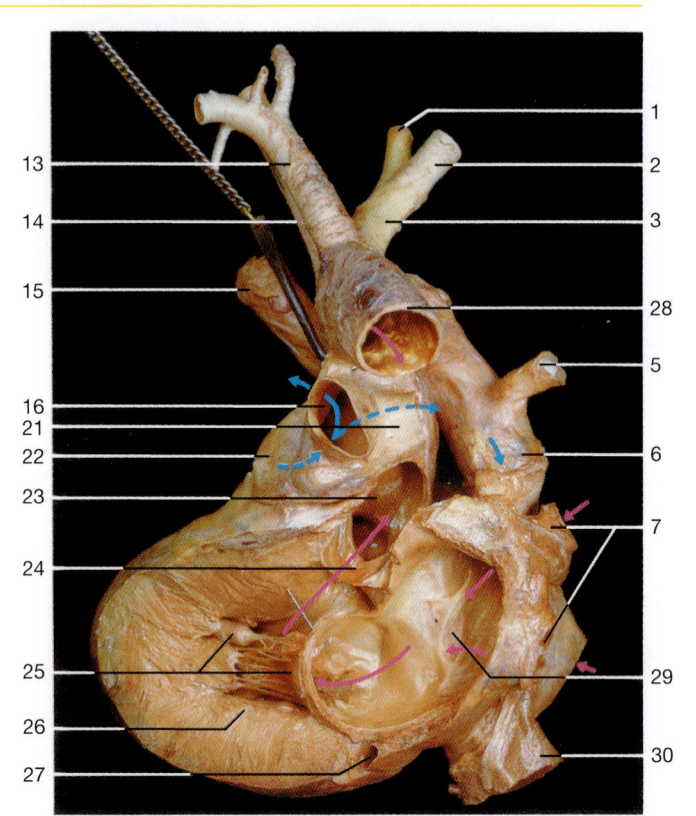

図 5.12B　心臓内部の血流の流れ（後面）
左心房と左心室の後壁を切除．大動脈球も開放．

1	右総頸動脈	16	左肺動脈
2	右鎖骨下動脈	17	上行大動脈
3	腕頭動脈	18	肺動脈[幹]と弁
4	右腕頭静脈	19	**右心室**
5	奇静脈*	20	三尖弁と前乳頭筋
6	上大静脈	21	右肺動脈
7	右肺静脈	22	肺動脈[幹]
8	卵円窩	23	大動脈球
9	冠状静脈弁	24	大動脈弁
10	下大静脈口	25	二尖（僧帽）弁と後乳頭筋
11	**右心房**	26	**左心室**
12	左椎骨動脈	27	冠状静脈洞
13	左鎖骨下動脈	28	大動脈弓
14	左総頸動脈	29	**左心房**
15	左腕頭静脈	30	下大静脈

*奇静脈の語源は"対になっていない"の意．奇数の"奇"である．

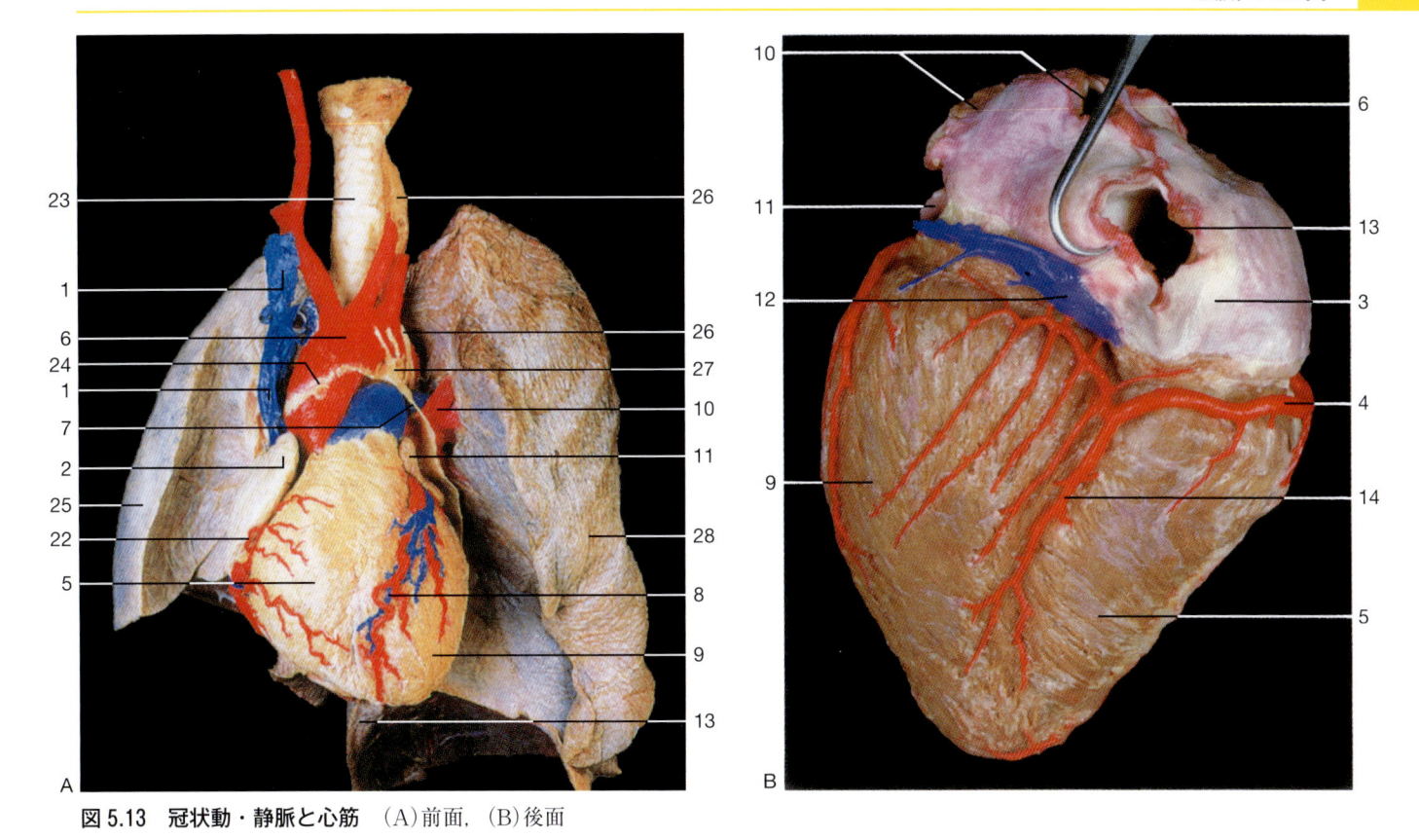

心臓の血管　69

図 5.13　冠状動・静脈と心筋　(A)前面，(B)後面

1	上大静脈	15	前心[臓]静脈
2	右心耳	16	小心[臓]静脈
3	右心房	17	右冠状動脈の右外縁枝
4	**右冠状動脈，前心[臓]静脈**	18	**左冠状動脈**
5	右心室	19	回旋枝
6	大動脈[弓]	20	**大心静脈**
7	肺動脈[幹]	21	中心静脈
8	左冠状動脈の前室間枝	22	**右冠状動脈**
9	左心室	23	気管
10	肺静脈	24	心膜の翻転する線
11	左心耳	25	右肺
12	**冠状静脈洞**	26	迷走神経
13	下大静脈	27	動脈管索
14	右冠状動脈の後室間枝	28	左肺

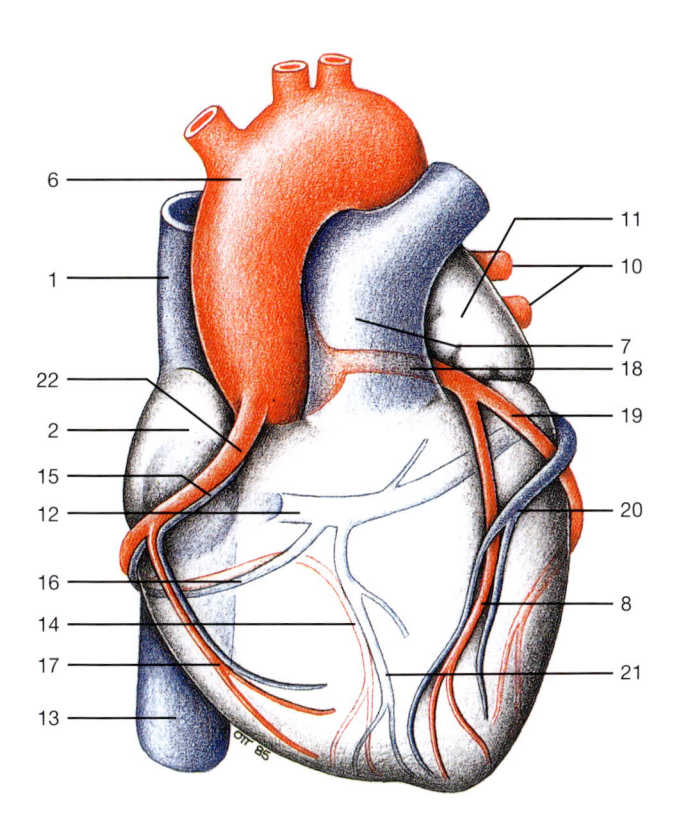

図 5.14　心臓の脈管の模式図（前面）

70　胸部内臓

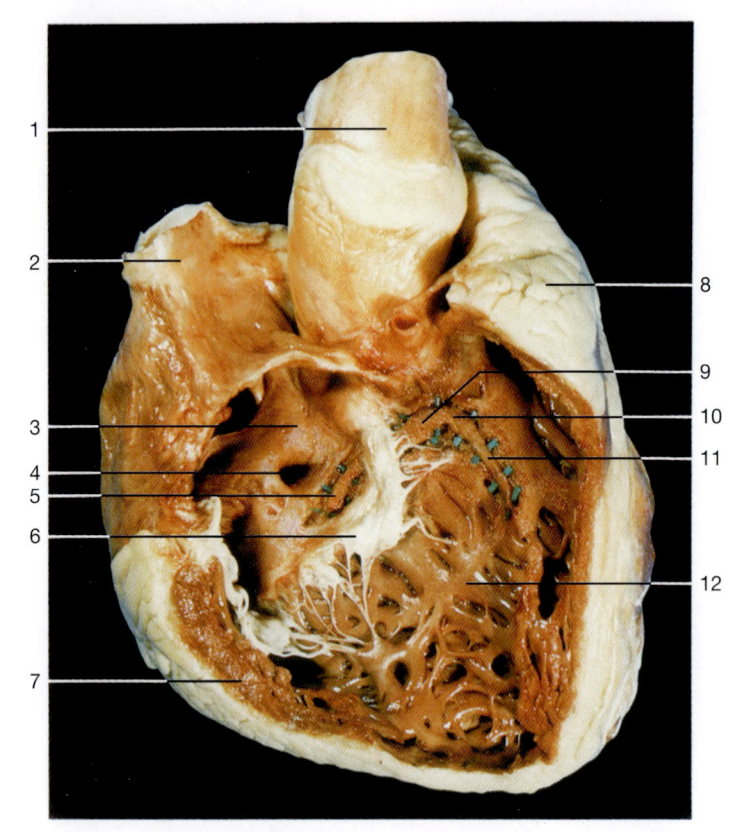

図 5.15　心臓の刺激伝導系（右心房と右心室を開く）
房室結節，房室束（ヒス束）とその右脚を示す．

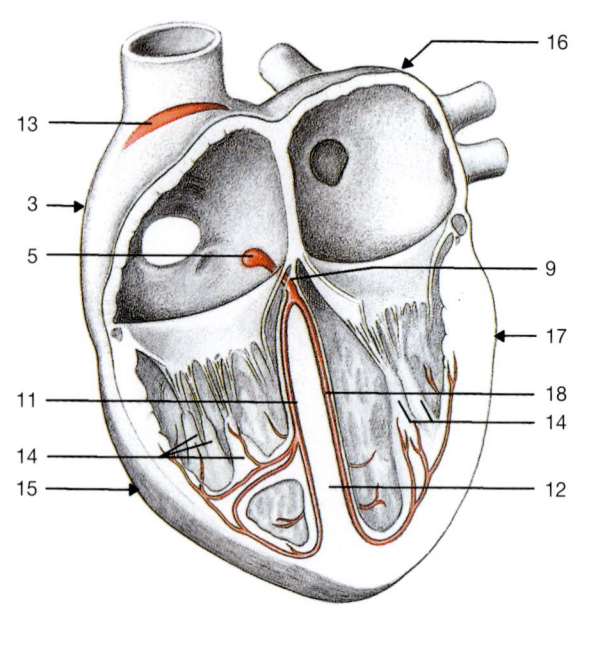

図 5.16　心臓の刺激伝導系の模式図

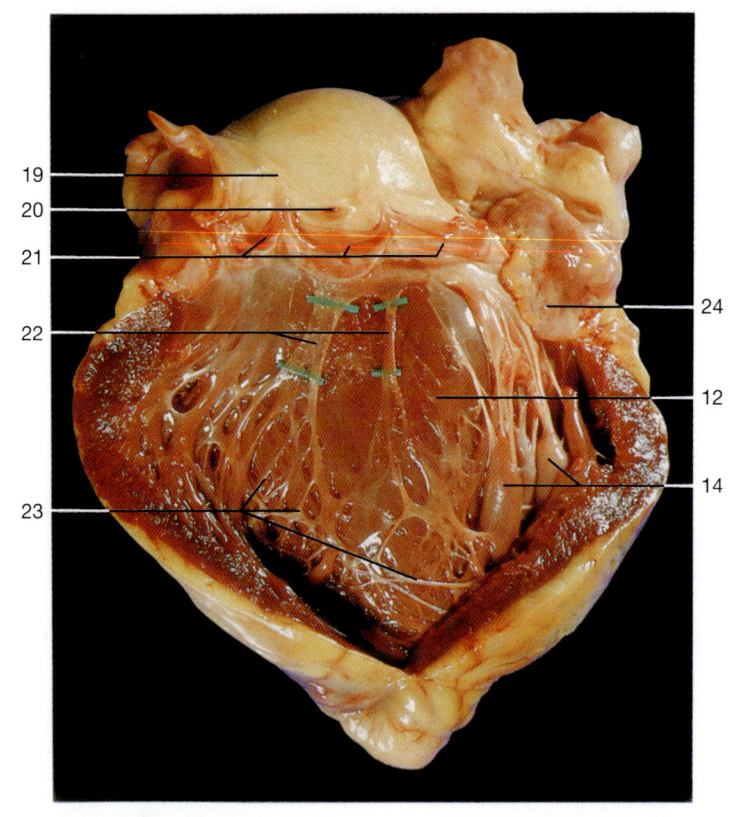

図 5.17　刺激伝導系（左心室を開く）　房室束の左脚を示す．

1　上行大動脈
2　上大静脈と洞房結節の位置
3　右心房
4　冠状静脈洞の開口部
5　**房室結節**
6　三尖弁の中隔尖
7　右心室壁
8　肺動脈［幹］
9　**房室束**（ヒス束）
10　**房室束の分岐部**
11　**右脚**
12　心室中隔
13　**洞房結節**（上大静脈開口部の前方で右心耳との間にあるが肉眼的には，はっきりとは見えない）
14　乳頭筋
15　右心室
16　左心房
17　左心室
18　**左脚**
19　大動脈洞
20　冠状動脈の開口部
21　大動脈弁（半月弁）
22　**左脚の分岐**
23　**プルキンエ線維**
24　左心耳

心臓の刺激伝導系，リンパ系　71

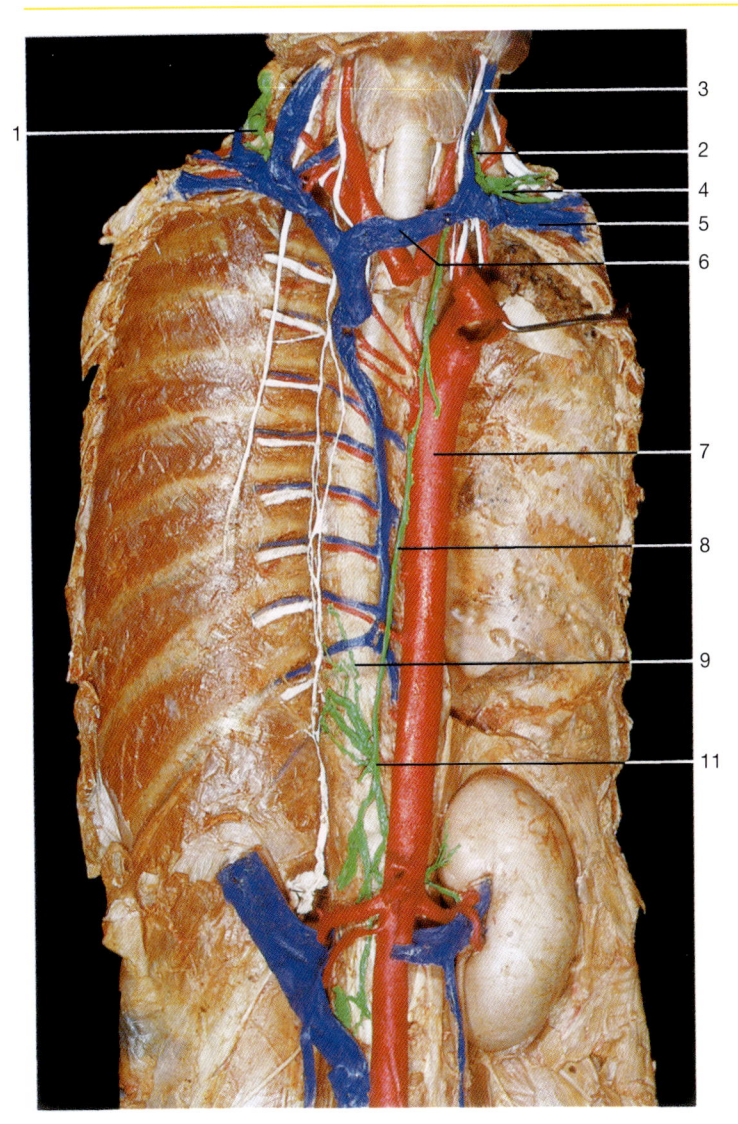

図 5.18　体幹と主なリンパ管（前面）
緑＝リンパ節とリンパ管，白＝神経

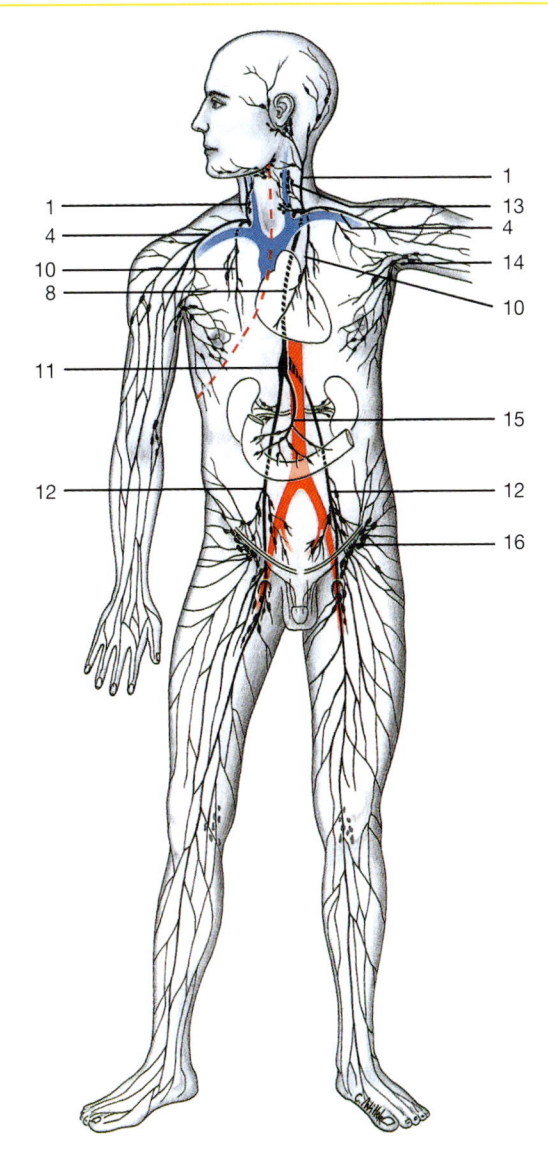

図 5.19　リンパ系の模式図
主なリンパ節とリンパ管を示す．

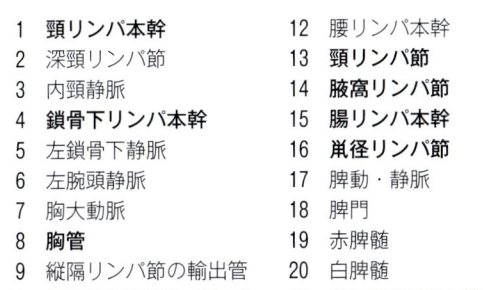

1　**頸リンパ本幹**	12　**腰リンパ本幹**
2　深頸リンパ節	13　**頸リンパ節**
3　内頸静脈	14　**腋窩リンパ節**
4　**鎖骨下リンパ本幹**	15　**腸リンパ本幹**
5　左鎖骨下静脈	16　**鼠径リンパ節**
6　左腕頭静脈	17　脾動・静脈
7　胸大動脈	18　脾門
8　**胸管**	19　赤脾髄
9　縦隔リンパ節の輸出管	20　白脾髄
10　**気管支縦隔リンパ本幹**	21　脾被膜（腹膜＋線維膜）
11　**乳ビ槽**	

* 頸部のリンパ系については101頁，乳腺，腋窩のリンパ
　系については74頁参照．

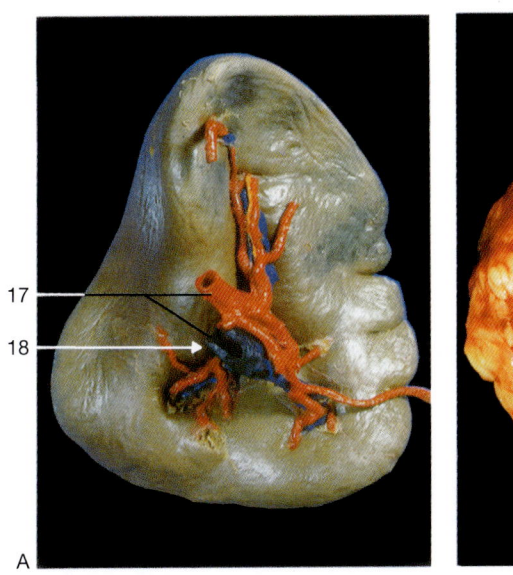

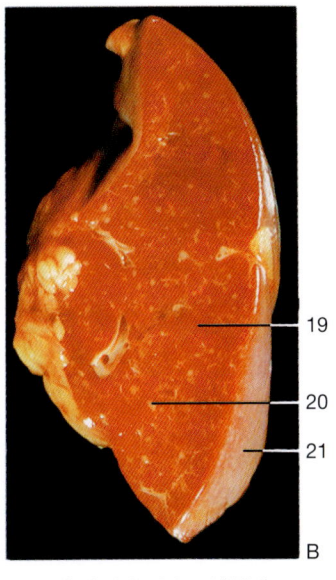

図 5.20　脾臓　(A)臓側面，(B)断面．白脾髄と赤脾髄を示す．脾臓とリンパ節はよく似た構造を有する．すなわち白脾髄はリンパ節の中のリンパ小節に相当する*．

72　胸部内臓

1	蝶形骨洞
2	［咽頭］鼻部
3	耳管咽頭口
4	軸椎の歯突起
5	［咽頭］口部
6	喉頭蓋
7	［咽頭］喉頭部
8	食道
9	右主気管支（第1次気管支）
10	右上葉気管支 ⎫
11	右中葉気管支 ⎬ 第2次気管支（葉気管支）
12	右下葉気管支 ⎭
13	前頭洞
14	上鼻甲介
15	中鼻甲介
16	下鼻甲介
17	硬口蓋
18	軟口蓋
19	舌
20	声帯ヒダ
21	喉頭
22	気管
23	気管分岐部
24	左主気管支（第1次気管支）
25	左上葉気管支 ⎫ 第2次気管支（葉気管支）
26	左下葉気管支 ⎭
27	鼻腔
28	咽頭
29	右肺の上葉
30	右肺の中葉
31	右肺の下葉
32	肋骨弓
33	左肺の上葉
34	第2次気管支（葉気管支）
35	肺区域の第3次（区域）気管支
36	左肺の下葉

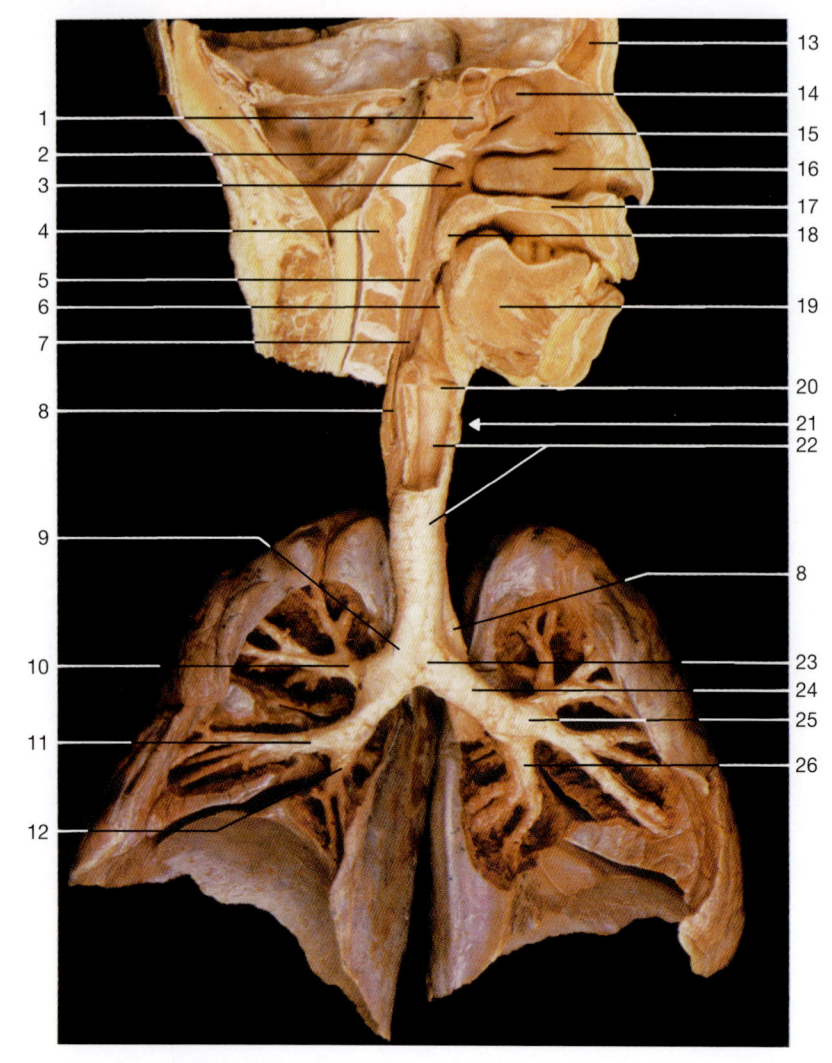

図 5.21　呼吸器系　肺は呼気の状態．

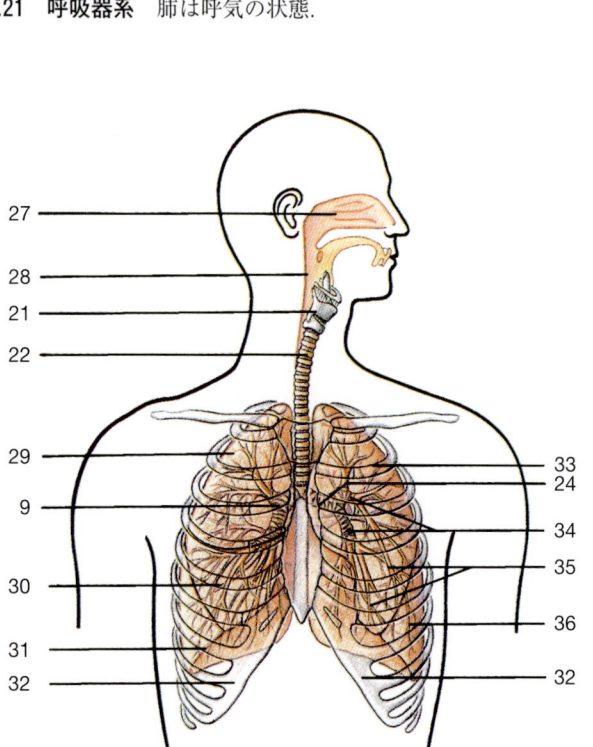

図 5.22　呼吸器の構成

呼吸器，肺　73

1　肺尖
2　上葉
3　右肺の水平裂
4　斜裂
5　右肺の中葉
6　下葉
7　肋骨の圧痕
8　鎖骨下動脈溝
9　奇静脈溝
10　右肺動脈の枝
11　**葉気管支**
12　右肺静脈
13　肺間膜
14　横隔面
15　大動脈弓溝
16　左肺動脈
17　左肺静脈の枝
18　**左主気管支**（第1次気管支）
19　胸大動脈溝
20　食道による溝
21　心圧痕
22　**細気管支**
23　気管支動脈（直径1mm以下）
24　軟骨片と平滑筋
25　**終末細気管支**
26　**呼吸細気管支**（軟骨片はなく平滑筋が少ない）
27　肺静脈の末梢
28　小葉間中隔
29　肺胸膜
30　肺動脈の枝
31　**肺胞管**
32　**肺胞嚢**
33　毛細血管
34　**肺胞**
35　左肺の小舌

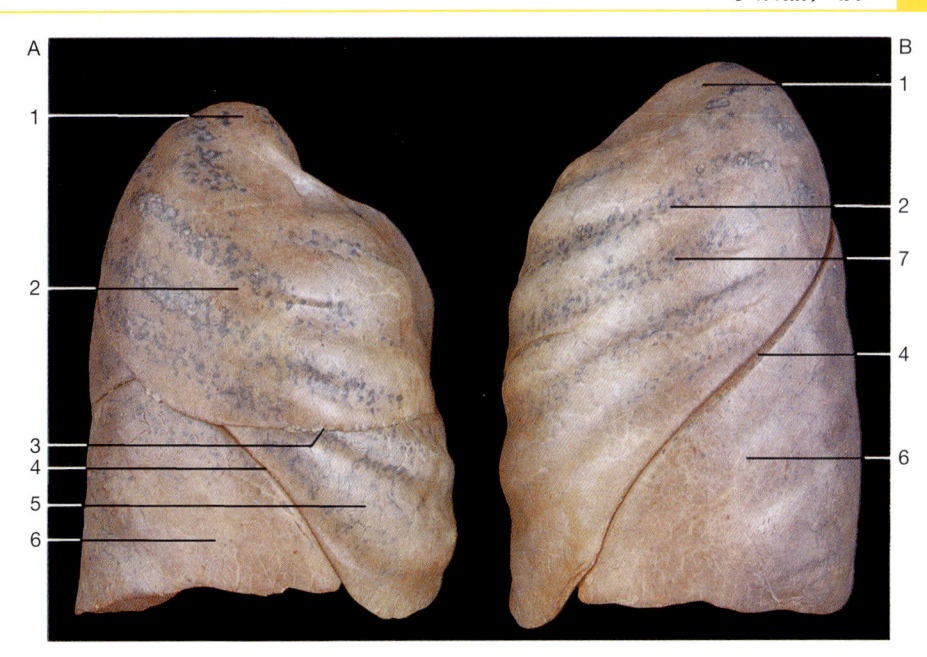

図5.23　肺の外側　（A）右肺，（B）左肺

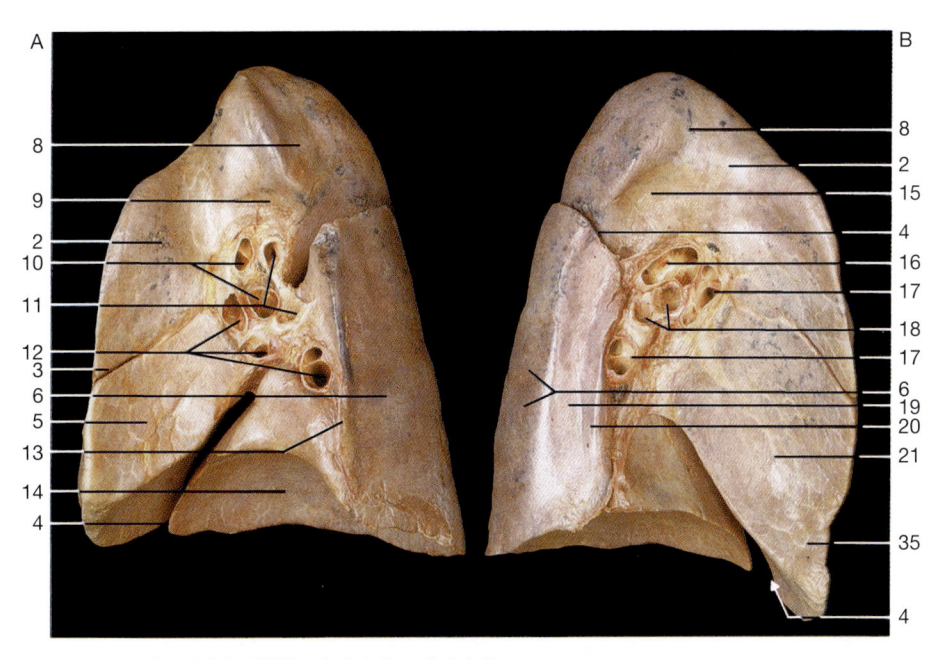

図5.24　肺の内側，肺門　（A）右肺，（B）左肺

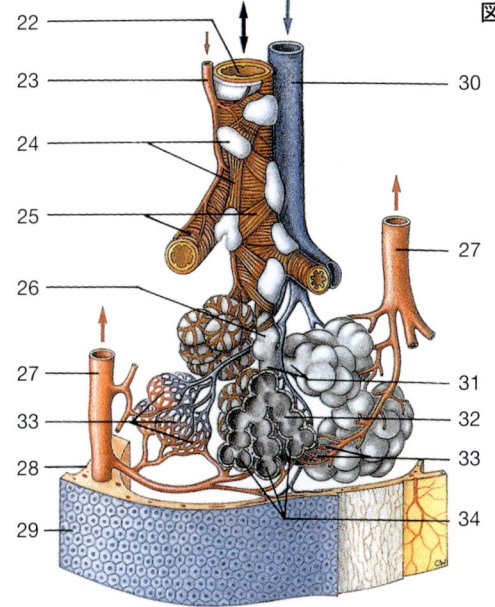

図5.25　気管支の末端と肺胞

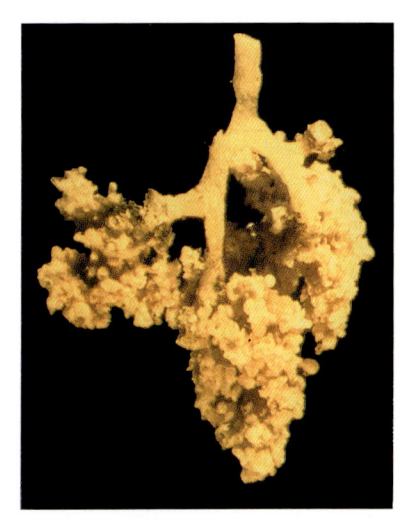

図5.26　肺胞の鋳型

胸部内臓

1	内頸静脈
2	前頸静脈
3	鎖骨
4	胸肩峰動脈
5	右腋窩静脈
6	大胸筋（図 5.27 では切断）
7	**外肋間筋**
8	小胸筋
9	胸骨体
10	**内胸動・静脈**
11	**胸横筋**
12	**内肋間筋**
13	前鋸筋
14	肋骨弓
15	外腹斜筋
16	頸横動脈
17	迷走神経
18	左腕頭静脈
19	肋間神経，肋間動・静脈
20	壁側胸膜（肋骨胸膜）
21	剣状突起
22	上腹壁動・静脈
23	**横隔膜**
24	腹直筋
25	腋窩リンパ節
26	肋間上腕神経
27	外側胸静脈
28	リンパ管
29	乳腺組織
30	乳頭
31	肋間動脈の内側枝

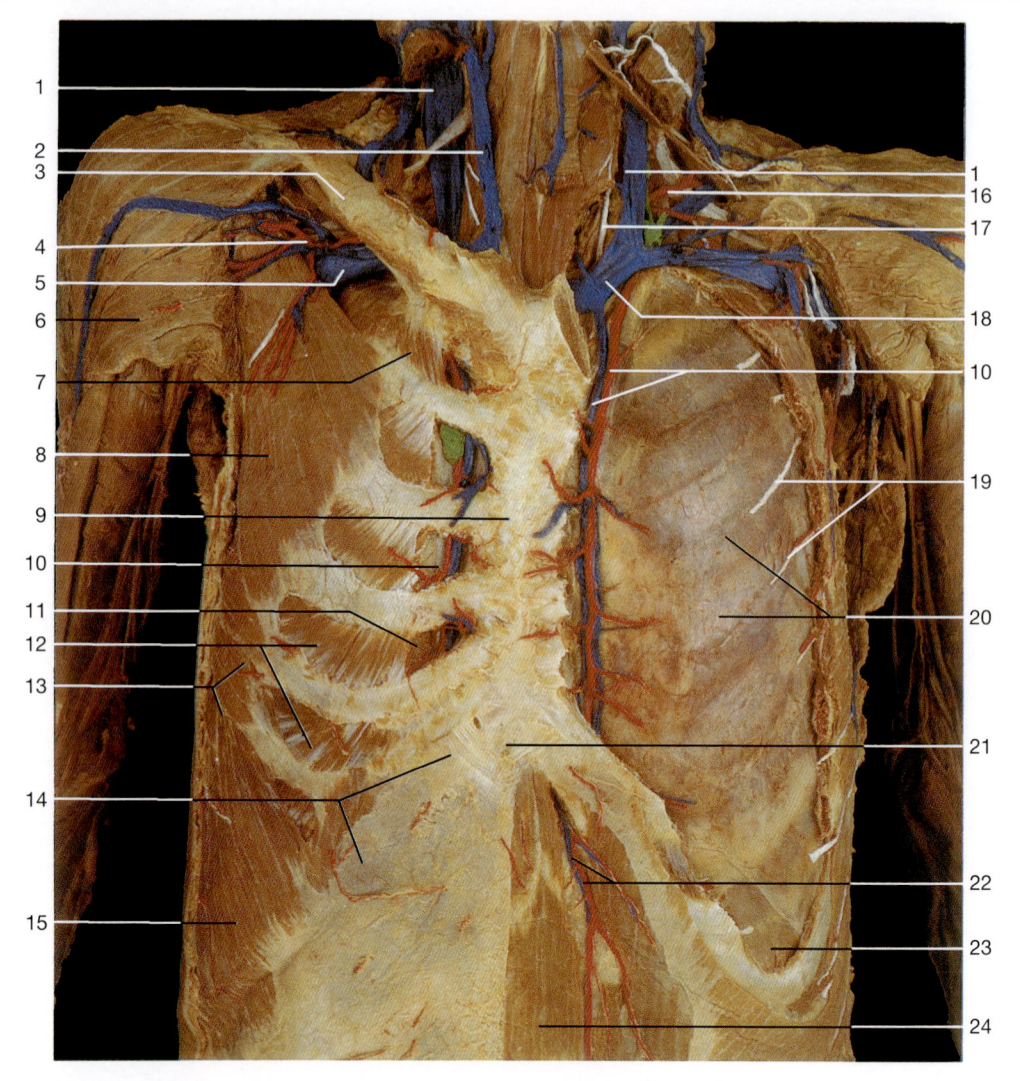

図 5.27　前胸壁　左鎖骨と肋骨の一部を切除，右側の胸骨に近い肋間には窓を開けて内胸動・静脈を現した．緑色はリンパ節，リンパ管．

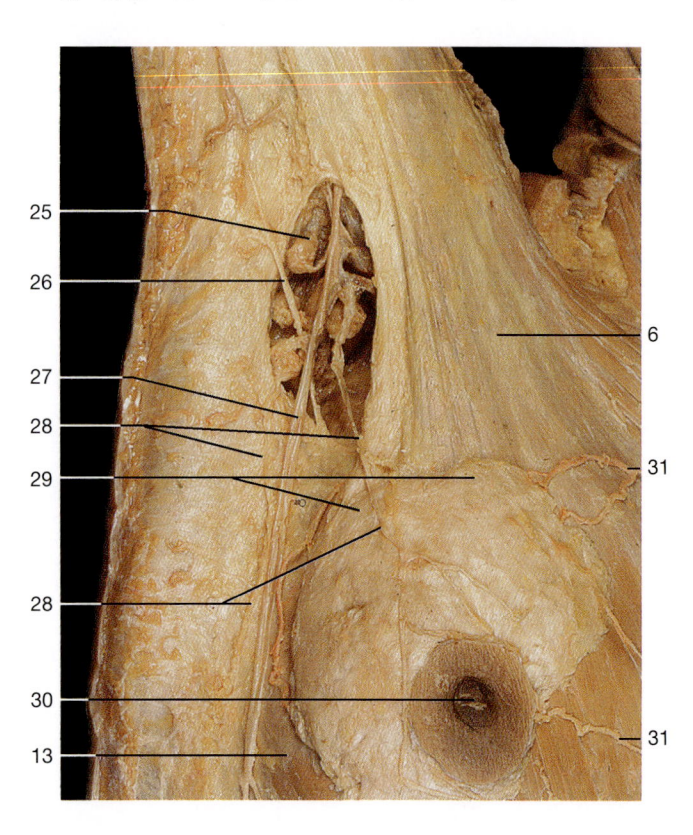

図 5.28　乳腺と腋窩リンパ節の解剖
乳腺からのリンパの大部分は，腋窩リンパ節に流入する．

胸壁，気管支樹

1 内頸静脈
2 右総頸動脈
3 **迷走神経**
4 右鎖骨下動脈
5 腕頭動脈
6 右腕頭静脈
7 迷走神経の上頸心臓枝
8 迷走神経の下頸心臓枝
9 奇静脈(断端)
10 **気管分岐部**
11 右肺動脈
12 肺静脈(切断)
13 肺
14 食道，迷走神経の枝
15 下大静脈(断端)
16 心膜(嚢)
17 甲状腺
18 食道，左反回神経
19 **気管**
20 左総頸動脈
21 大動脈弓(切断)
22 肺動脈[幹]，左反回神経(迷走神経の枝)
23 胸大動脈，迷走神経
24 **横隔神経**
25 右反回神経(迷走神経の枝)
26 **横隔膜**
27 左鎖骨下動脈
28 食道
29 食道神経叢(迷走神経の)
30 胸大動脈
31 気管リンパ節
32 上気管気管支リンパ節
33 左肺動脈
34 気管支肺リンパ節

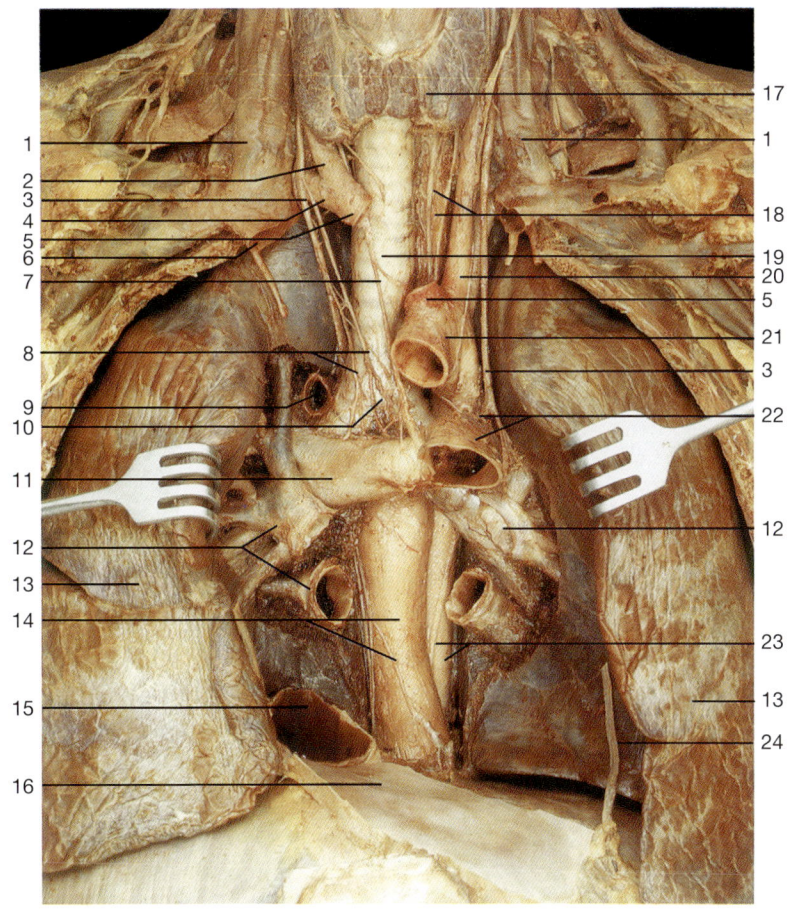

図 5.29 **縦隔の器官** 心臓を心膜とともに切除し，両肺を外方に引き開けたところ(前面)．

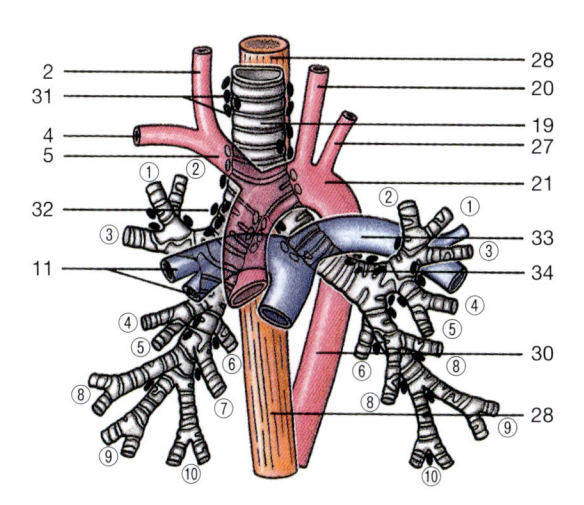

図 5.30 **大動脈，肺動脈，食道と，気管・気管支樹との解剖学的関係**を示す．区域気管支には①–⑩までの固有番号が付けられている．

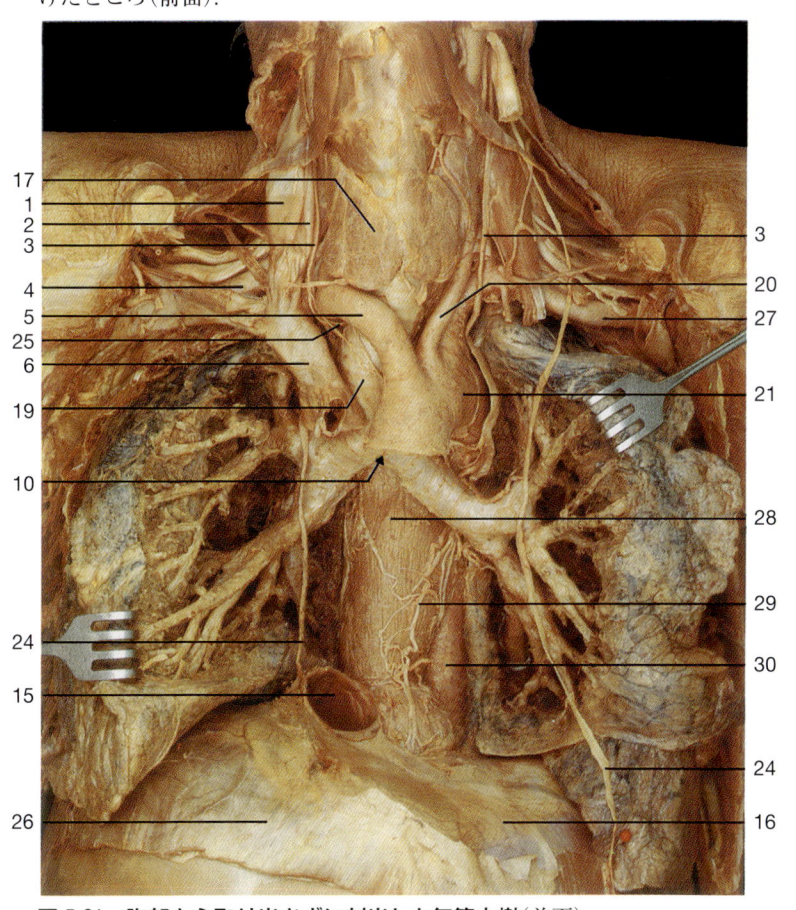

図 5.31 **胸部から取り出さずに剖出した気管支樹**(前面)
心膜，心臓を除き，第3次気管支(区域気管支)まで剖出．

76　胸部内臓

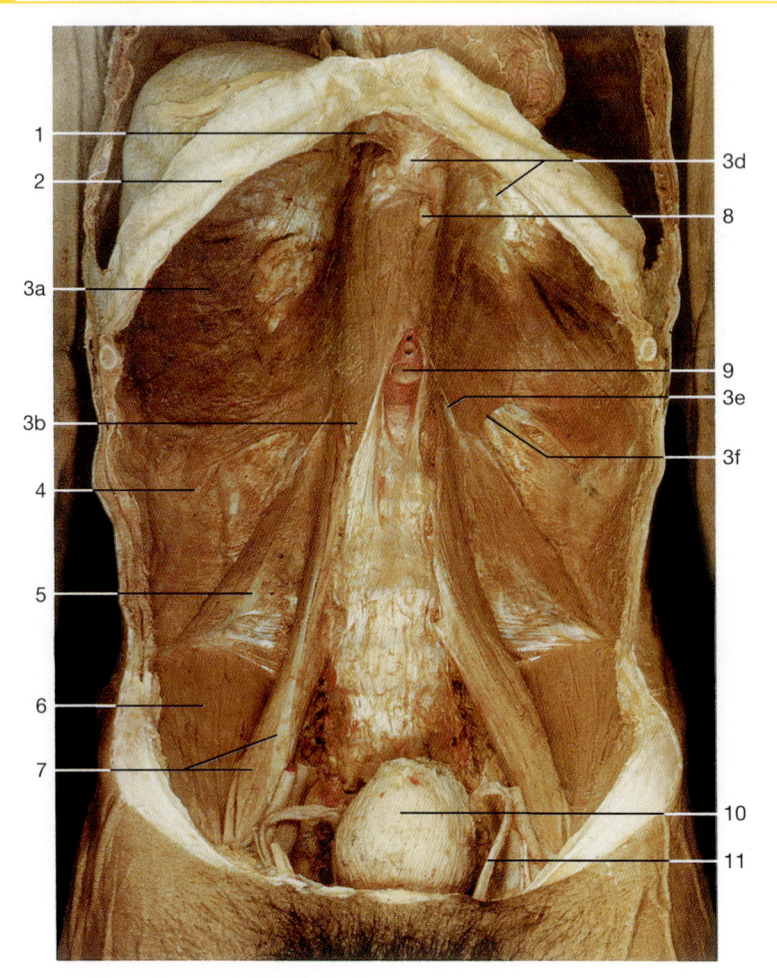

図 5.32　横隔膜と後腹壁(前面)

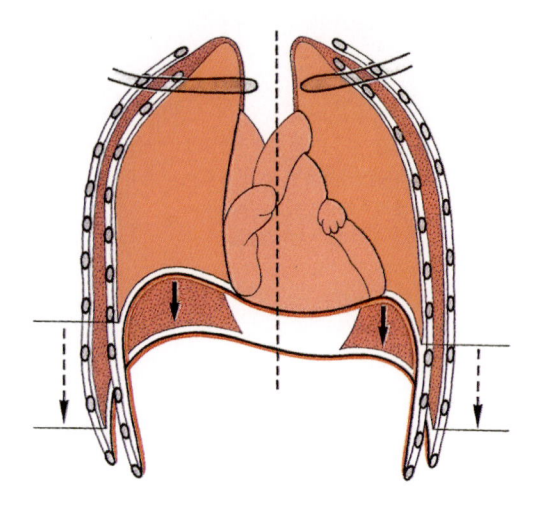

図 5.33　呼吸時における胸郭と横隔膜の動き(前面)
呼吸時には横隔膜の上部は下方に移動し，胸郭の下部は前方および側方に膨張する．その結果，肋骨横隔洞は拡がる．

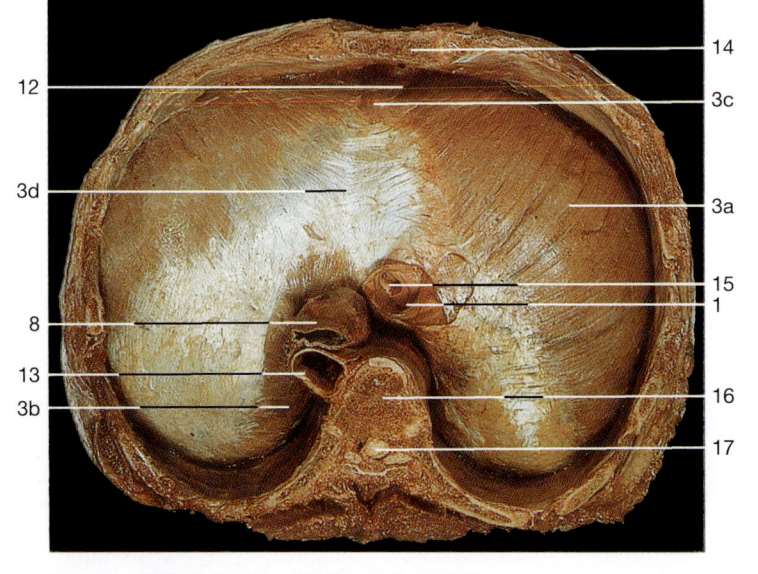

図 5.34　横隔膜(上面)　胸膜および心膜を除去．

1　下大静脈(切断)
2　肋骨弓
3　**横隔膜**
　a　肋骨部
　b　腰椎部
　c　胸骨部
　d　腱中心
　e　内側弓状靱帯
　f　外側弓状靱帯
4　腹横筋(起始腱膜)
5　腰方形筋
6　腸骨筋
7　大・小腰筋
8　食道(断端)
9　腹大動脈(切断)
10　膀胱
11　精管
12　胸肋三角
13　大動脈
14　胸骨
15　肝静脈の入口
16　第9胸椎の椎体
17　脊髄

6 腹部内臓

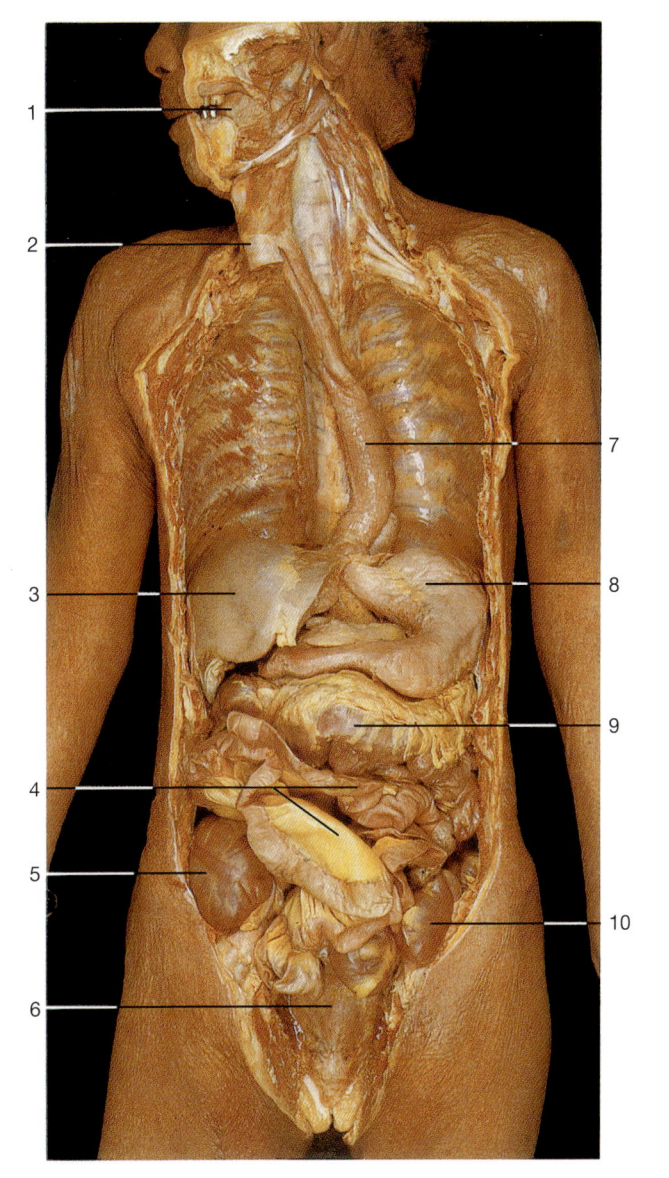

図 6.1 体内における消化器全景　肝左葉を切断.

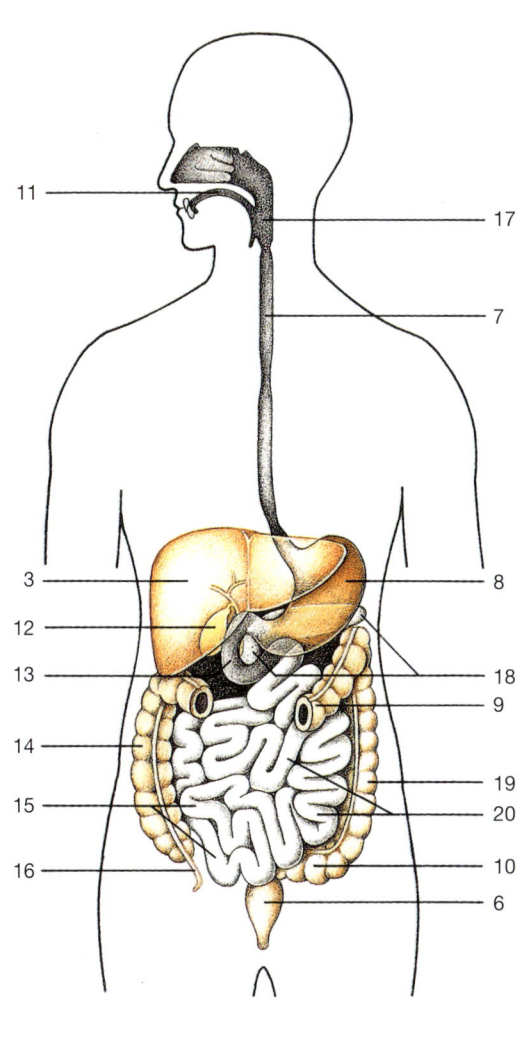

図 6.2 同模式図

1 舌	6 直腸	11 口腔	16 虫垂
2 気管（切断）	7 食道	12 胆嚢	17 ［咽頭］口部
3 肝臓	8 胃	13 十二指腸	18 膵臓
4 小腸	9 横行結腸	14 上行結腸	19 下行結腸
5 盲腸	10 S状結腸	15 回腸	20 空腸

消化器系は消化管と消化腺（外・内分泌器官）とからなる.
図にすると下の通りである.

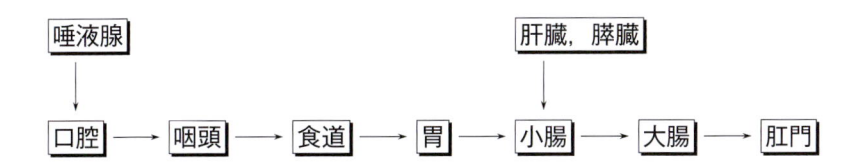

[唾液腺]　　　　　　　　　　　　[肝臓, 膵臓]
　↓　　　　　　　　　　　　　　　　↓
[口腔]→[咽頭]→[食道]→[胃]→[小腸]→[大腸]→[肛門]

78　腹部内臓

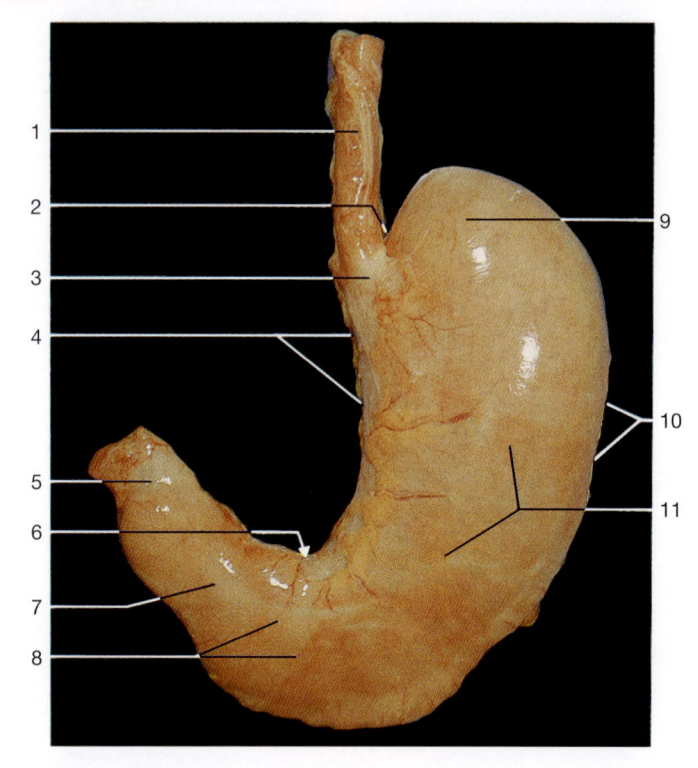

図6.3　胃（前面）

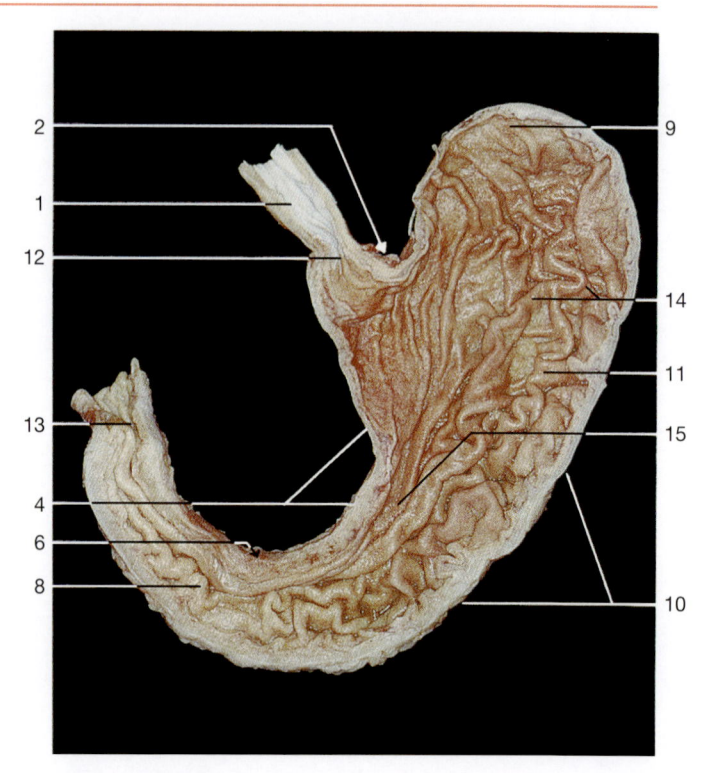

図6.4　胃の内景

胃の粘膜のヒダは食物が一杯のときには消失する．筋層は3層からなり，外から縦筋層，横筋層，斜線維となる．斜線維は弱く，噴門近くにしか見られない．

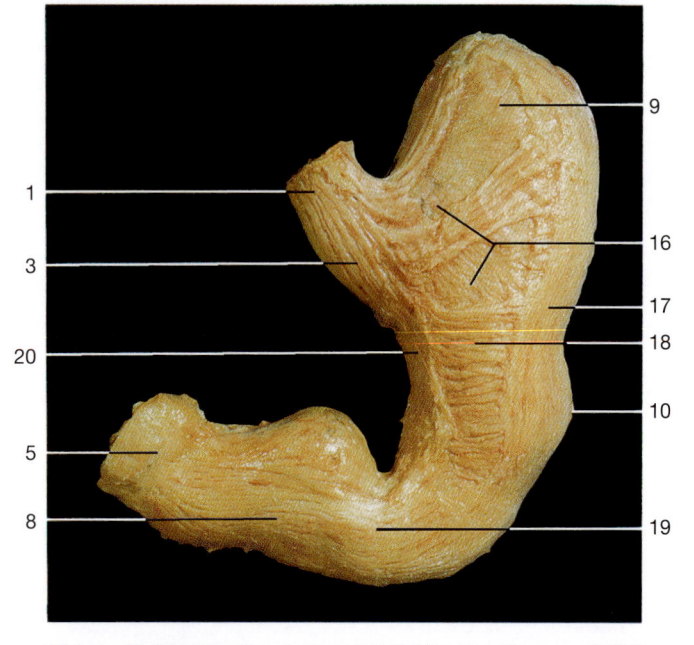

図6.5　胃の筋層　胃の上部では輪筋層に窓を開けて，斜線維を出した．

1　食道
2　噴門切痕
3　噴門
4　小弯
5　幽門括約筋
6　角切痕
7　幽門洞
8　幽門部
9　胃底
10　大弯
11　胃体
12　噴門口
13　幽門管
14　胃粘膜ヒダ
15　胃体管
16　斜線維
17　大弯の縦筋層
18　胃体の輪筋層
19　縦筋層（体部と幽門部との移行部）
20　小弯の縦筋層

胃，膵臓，胆嚢　79

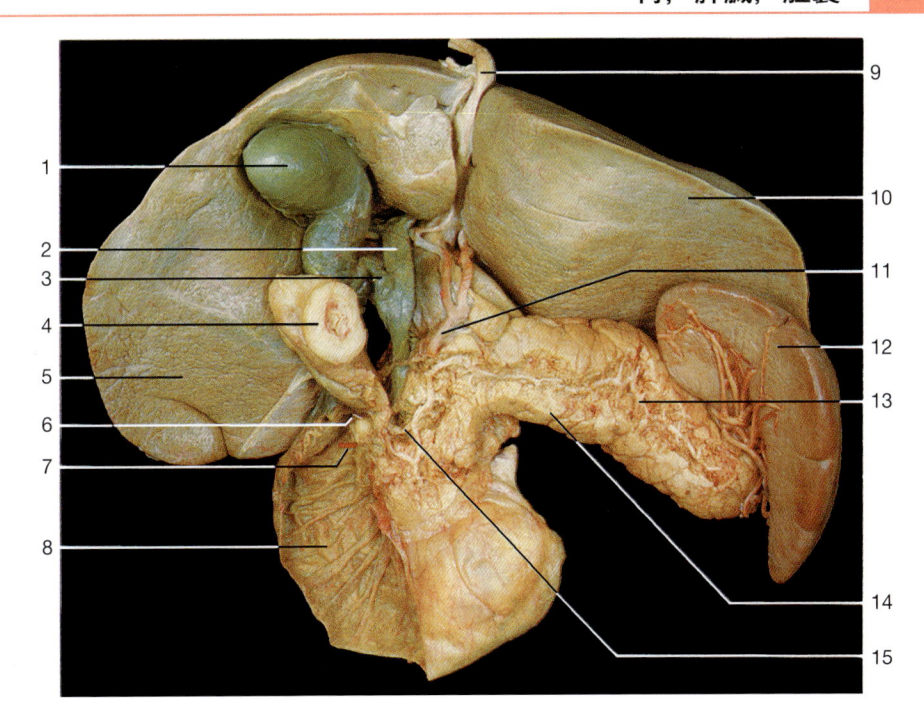

図 6.6　膵臓，脾臓，肝臓，胆嚢と十二指腸との関係（前面）　肝臓を上方に少し持ち上げ，十二指腸を開放して大および小十二指腸乳頭を示す．2本の膵管があるのは，膵臓が別々の2つの部分が合体してできたことを示している．

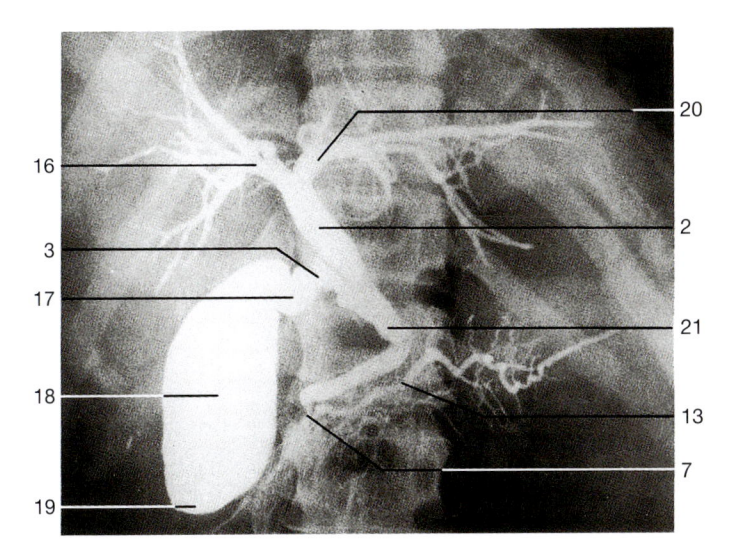

図 6.7　胆管のX線造影（死体）

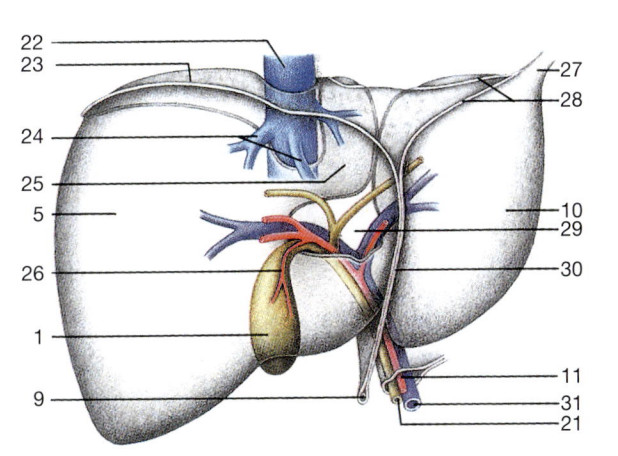

図 6.8　肝臓に出入りする管と，腹膜のヒダの状態を示す（前面）

1　胆嚢	12　脾臓	23　腹膜
2　総肝管	13　膵管	24　肝静脈
3　胆嚢管	14　膵臓	25　肝臓の尾状葉
4　幽門（切断）	15　副膵管	26　胆嚢動脈
5　肝の右葉	16　右肝管	27　肝臓の線維付属
6　小十二指腸乳頭（白い棒を挿入）	17　胆嚢頸	28　[肝]冠状間膜
7　大十二指腸乳頭（赤い棒を挿入）	18　胆嚢体	29　肝門
8　十二指腸	19　胆嚢底	30　[肝]鎌状間膜
9　肝円索	20　左肝管	31　門[静]脈
10　肝臓の左葉	21　総胆管	
11　固有肝動脈	22　下大静脈	

80　腹部内臓

```
1  右葉
2  [肝]鎌状間膜
3  胆嚢
4  線維付属
5  無漿膜野(腹膜に覆われていない部分)
6  左葉
7  肝円索
8  胆嚢管
9  総胆管
10 下大静脈
11 尾状葉
12 方形葉
13 固有肝動脈
14 門[静]脈
15 静脈管索
```

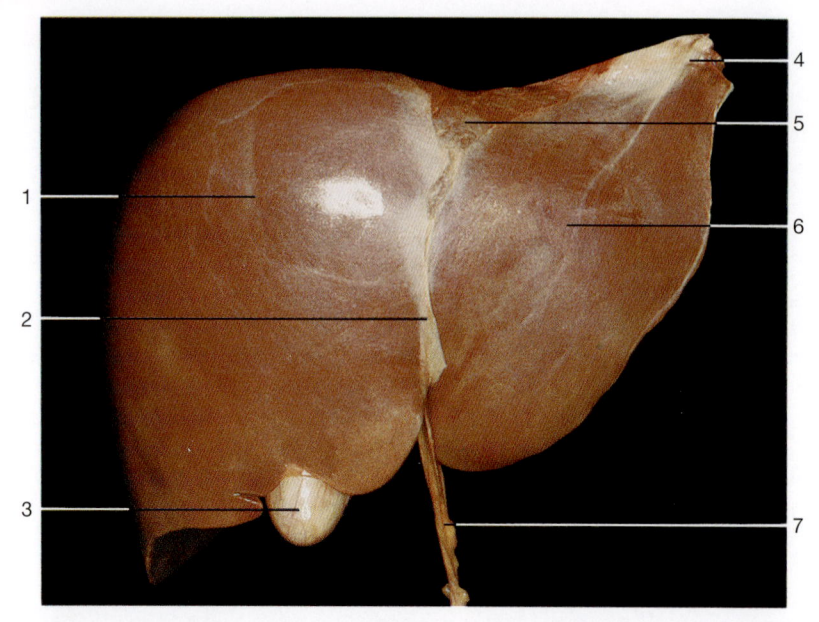

図 6.9　**肝臓の前面**　肝臓は無漿膜野のところで横隔膜に癒着しているので, 呼吸とともに肝臓は動き, これが肝内の循環を助けている. 肝円索は胎生時の循環の臍静脈の名残りである(64頁参照).

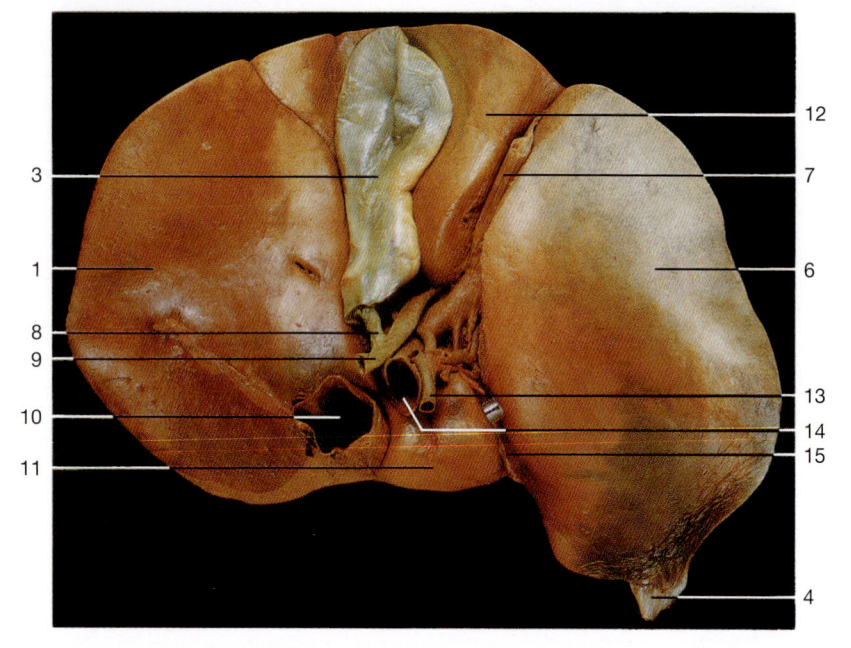

図 6.10　**肝臓の下面**(写真の上が前)　静脈管索を示すために, 左葉と尾状葉との間に短い棒を挿入して拡げてある. 静脈管索と肝円索とは胎生時の名残りである.

　胆汁は肝臓で作られ, 左右の肝管から流れ出し, 1本の総肝管に集まり, 総胆管となって膵管と合流した後, 十二指腸に流入する. 十二指腸に食物のない時には, 総胆管の途中から分岐した胆嚢管を逆流して胆嚢に入り, ここで濃縮されて貯蔵される.

肝臓，門脈　81

1　肝臓
2　中結腸動脈
3　**上腸間膜動脈**
4　右結腸動脈
5　回結腸動脈
6　リンパ節
7　回腸動脈
8　盲腸
9　回腸
10　大網
11　横行結腸
12　空腸動脈
13　空腸
14　胆嚢
15　胆嚢静脈
16　**門[静]脈**
17　十二指腸
18　膵臓
19　**上腸間膜静脈**
20　右胃大網静脈
21　上腸間膜静脈の枝
22　下大静脈
23　胃
24　胃静脈
　　a　左胃静脈
　　b　右胃静脈
25　**脾静脈**
26　短胃静脈
27　脾臓
28　膵静脈
29　左胃大網静脈
30　**下腸間膜静脈**
31　下腸間膜静脈の枝
32　大腸（S状結腸）

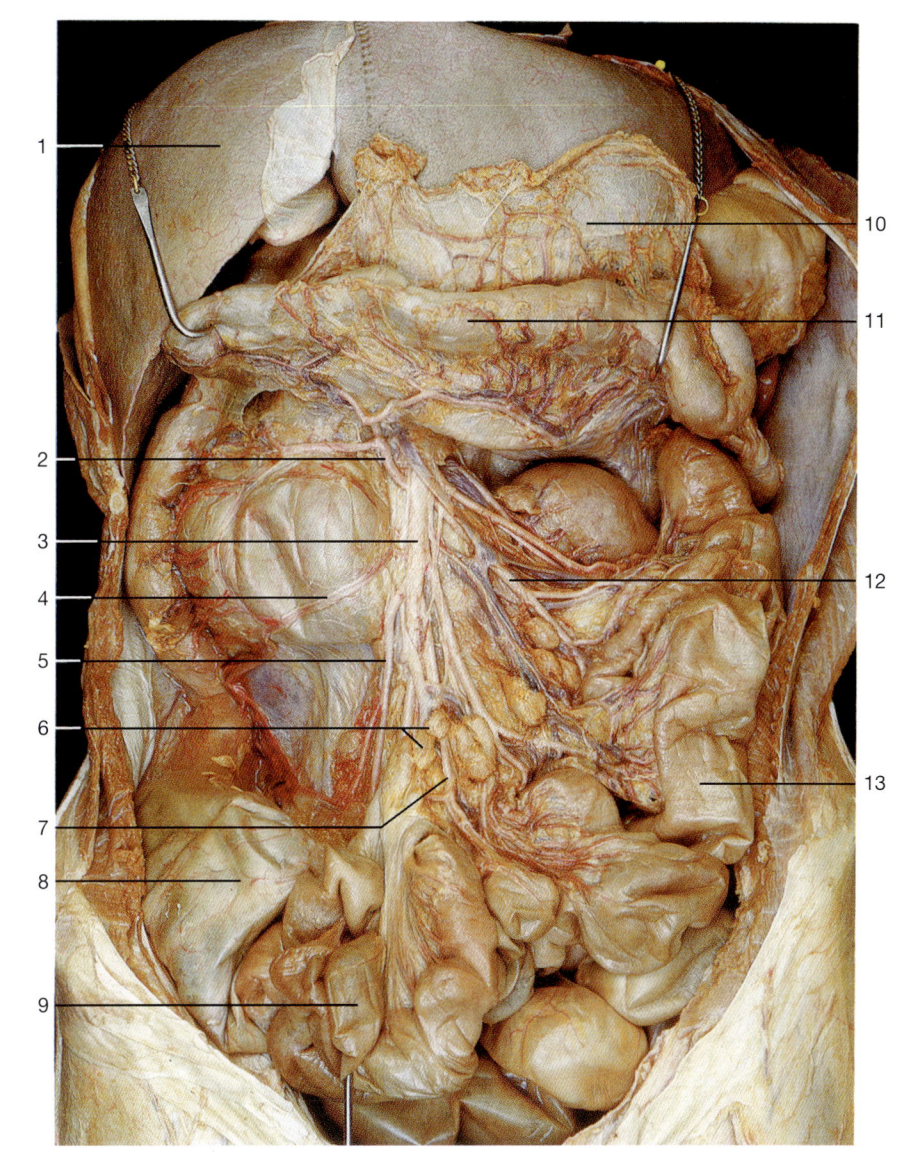

図6.11　上腸間膜動脈の小腸および大腸の上半分への分布状態．大網は上方に翻転．

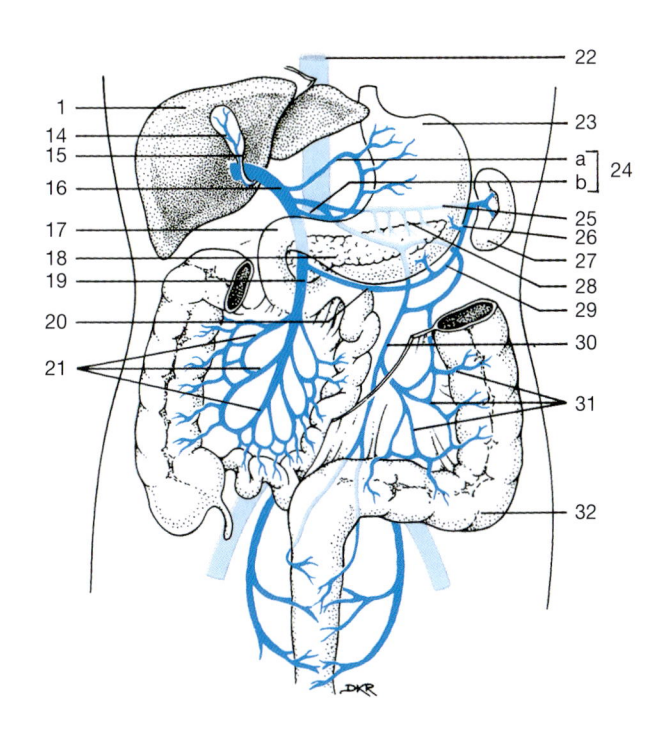

図6.12　門[静]脈の分布(Weinreb, E. L. : Anatomy and Physiology. Addison-Wesley Publishing Co., Reading, Mass., 1984より)

82　腹部内臓

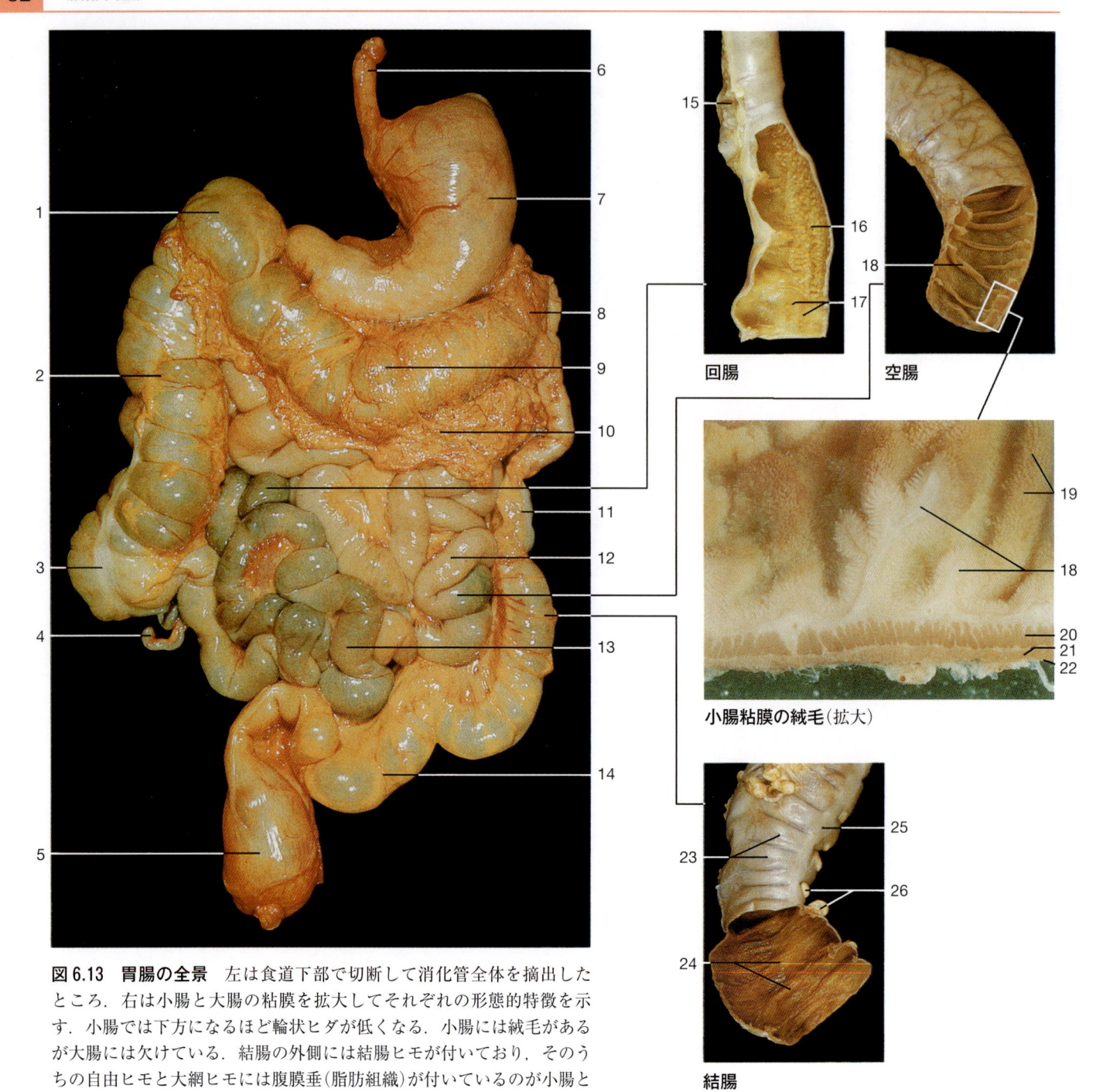

図 6.13　胃腸の全景　左は食道下部で切断して消化管全体を摘出したところ．右は小腸と大腸の粘膜を拡大してそれぞれの形態的特徴を示す．小腸では下方になるほど輪状ヒダが低くなる．小腸には絨毛があるが大腸には欠けている．結腸の外側には結腸ヒモが付いており，そのうちの自由ヒモと大網ヒモには腹膜垂（脂肪組織）が付いているのが小腸と違うところである．

回腸

空腸

小腸粘膜の絨毛（拡大）

結腸

1	右結腸曲	14	S状結腸
2	上行結腸	15	腸間膜の断端
3	盲腸	16	集合リンパ小節（パイエル板）
4	虫垂	17	孤立リンパ小節
5	直腸	18	輪状ヒダ
6	食道（切断）	19	腸絨毛
7	胃	20	輪筋層
8	左結腸曲	21	縦筋層
9	横行結腸	22	漿膜
10	大網	23	結腸膨起
11	下行結腸	24	半月ヒダ
12	空腸	25	自由ヒモ
13	回腸	26	腹膜垂

腸粘膜，腹部の血管と神経　83

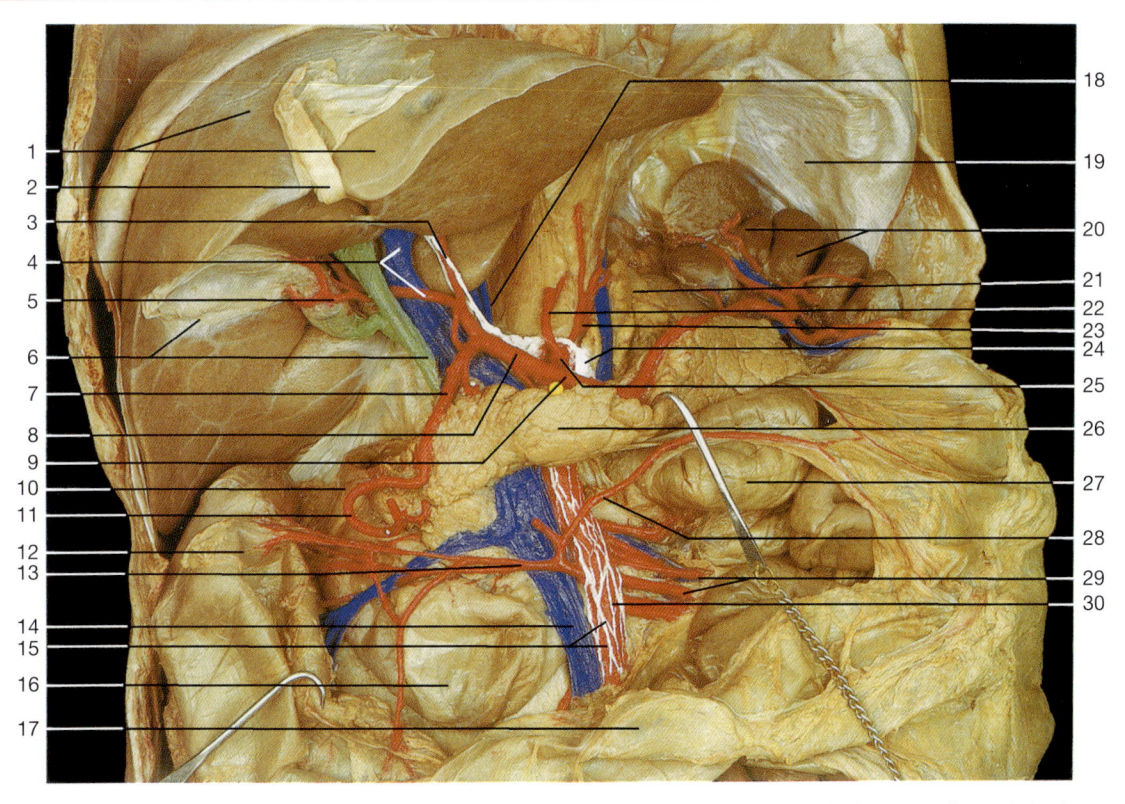

図 6.14　**腹腔上部の血管と自律神経**　胃を切除，肝臓と膵臓をわずかに翻転．横行結腸間膜の一部と壁側腹膜を除去して後腹壁の血管および神経を露出したところ．
緑＝胆管，赤＝動脈，青＝静脈，白＝自律神経と神経叢

1	肝右・左葉	24	**腹腔神経叢**
2	肝円索	25	**腹腔動脈**
3	肝神経叢	26	膵臓
4	固有肝動脈，門脈	27	空腸
5	胆嚢動脈	28	中結腸動脈
6	胆嚢，総胆管	29	空腸動脈
7	胃十二指腸動脈	30	**上腸間膜動脈**
8	**総肝動脈**	31	尾状葉
9	**脾動脈**	32	右胃動脈
10	十二指腸下行部	33	回結腸動脈
11	右胃大網動脈	34	回腸末端（切断）
12	右結腸曲	35	虫垂
13	右結腸動脈	36	右総腸骨動脈
14	**上腸間膜静脈**	37	盲腸
15	上腸間膜動脈神経叢	38	右胃動脈の噴門・食道枝
16	十二指腸	39	左胃大網動脈
17	横行結腸	40	胃
18	下大静脈	41	腎動脈
19	横隔膜	42	左精巣動脈
20	脾臓	43	左腎臓
21	腎上体（左）	44	左結腸動脈
22	左胃動脈	45	S状結腸
23	下横隔動脈		

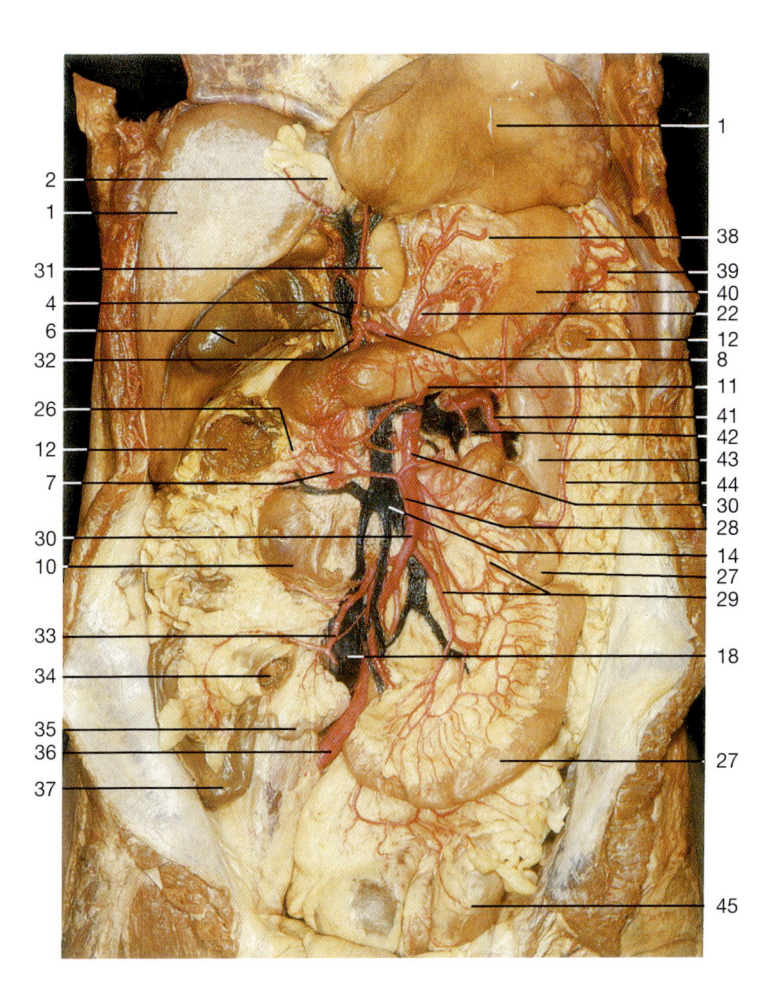

図 6.15　**腹部内臓の血管（前面）**　横行結腸と小腸の一部および小網を除去．肝臓は挙上してある．
赤＝動脈，青＝静脈

7 泌尿生殖器および腹膜後器官

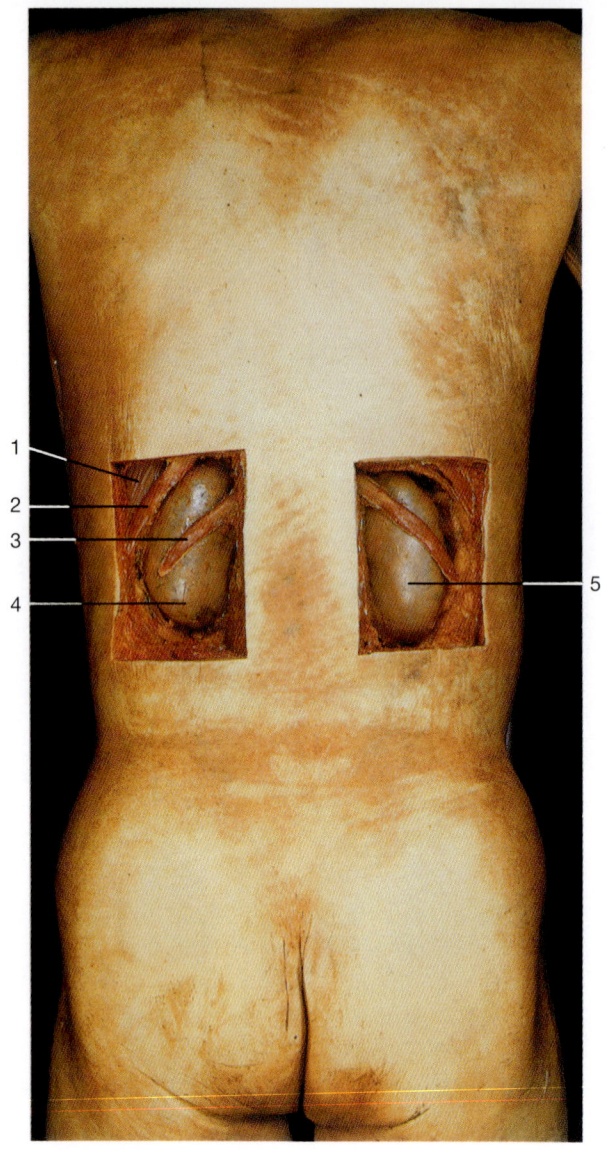

図7.1 腎臓の位置（背面）
右腎は左腎に比べてやや下方に位置する．これは肝臓の右葉に押されているためである．

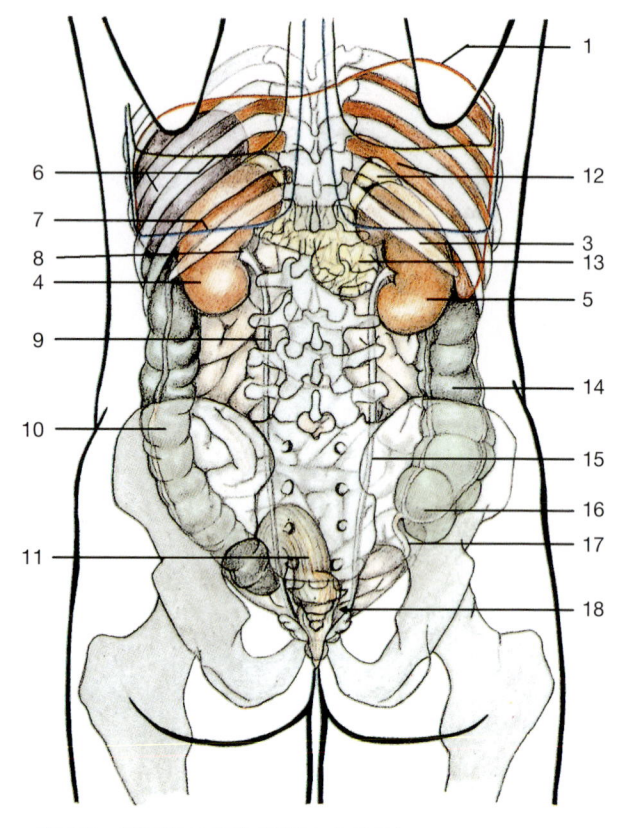

図7.2 泌尿器の位置（背側から見る）
腎臓の上部は第11肋骨および胸膜と肺の下縁に達する．下部は第3腰椎の高さにあたる．

1	横隔膜	7	胸膜の下縁	13	膵臓
2	第11肋骨	8	腎盤（腎盂）	14	上行結腸
3	第12肋骨	9	左尿管	15	右尿管
4	左腎臓	10	下行結腸	16	盲腸
5	右腎臓	11	直腸	17	虫垂
6	肺の下縁と脾臓	12	右腎上体（副腎）と肝臓	18	膀胱の位置

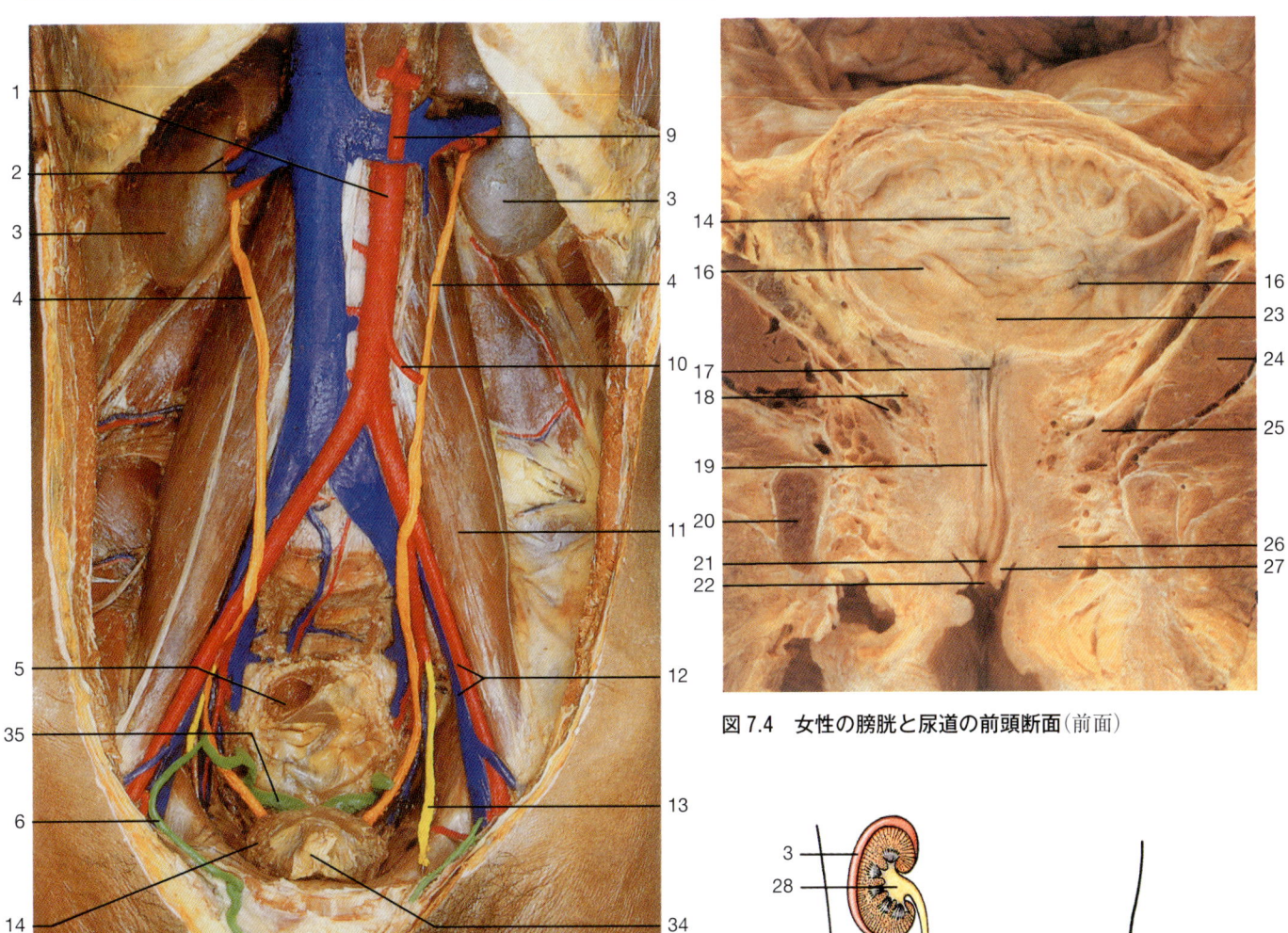

腹膜後器官，泌尿器系 85

図 7.3　男性泌尿生殖器（前面）　腹膜を除いたところ．臍動脈は出生後閉鎖して臍動脈索（黄色）として残っている．
赤＝動脈，青＝静脈，オレンジ＝尿管，黄＝臍動脈索，緑＝精管

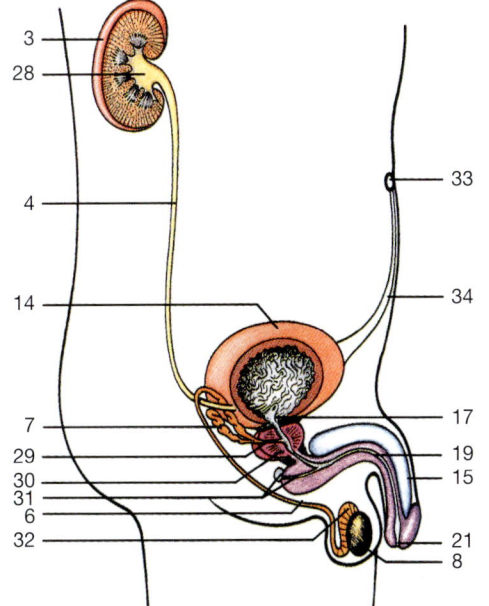

図 7.4　女性の膀胱と尿道の前頭断面（前面）

図 7.5　男性泌尿生殖器の正中断面

1　大動脈
2　腎動・静脈
3　腎臓
4　尿管
5　直腸（切断）
6　精管
7　精嚢
8　精巣
9　上腸間膜動脈
10　下腸間膜動脈
11　腰筋
12　外腸骨動・静脈
13　臍動脈索
14　膀胱
15　陰茎
16　尿管口
17　内尿道口
18　膀胱子宮静脈叢
19　尿道
20　恥骨
21　外尿道口
22　腟前庭
23　膀胱三角
24　内閉鎖筋
25　肛門挙筋
26　前庭球（海綿体組織）
27　左小陰唇
28　腎盤（腎盂）
29　射精管
30　前立腺
31　尿道球腺（カウパー腺）と尿道球腺管
32　精巣上体（副睾丸）
33　臍
34　正中臍索（胎生時の尿膜管）
35　精管膨大部

86　泌尿生殖器および腹膜後器官

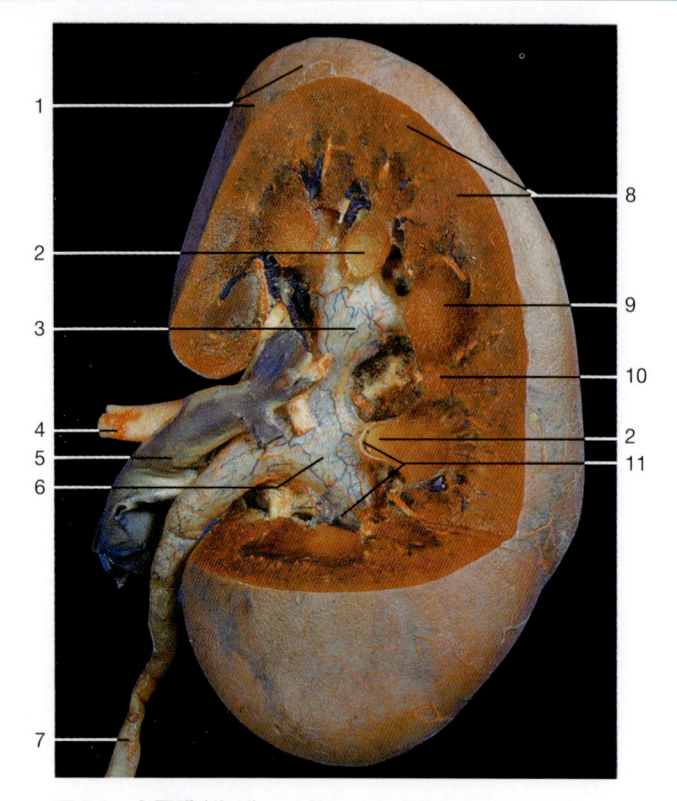

図 7.6　右腎臓（後面）　血管には色素を注入．

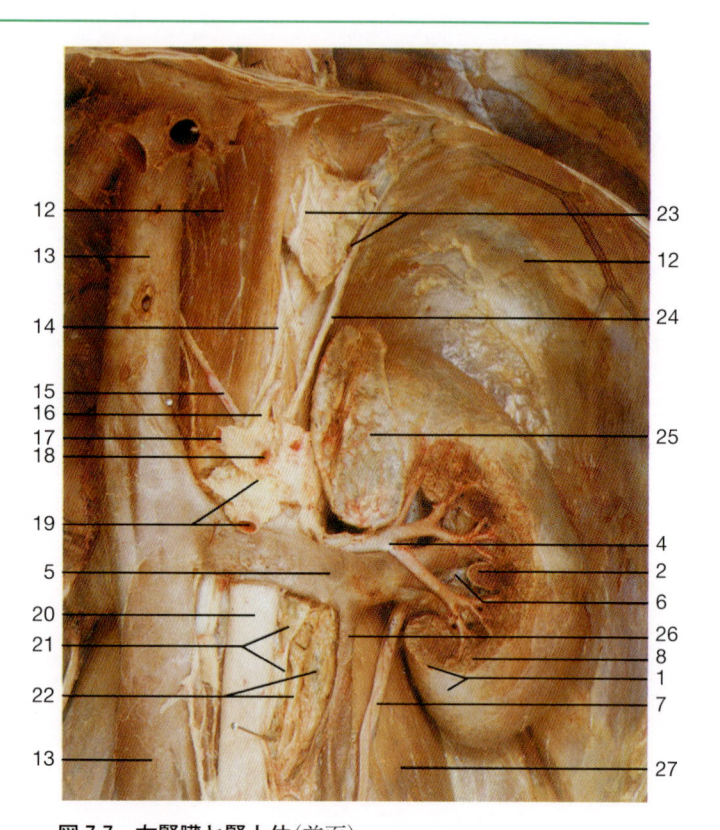

図 7.7　左腎臓と腎上体（前面）
腎臓の前部を取り除いて血管を剖出したところ．

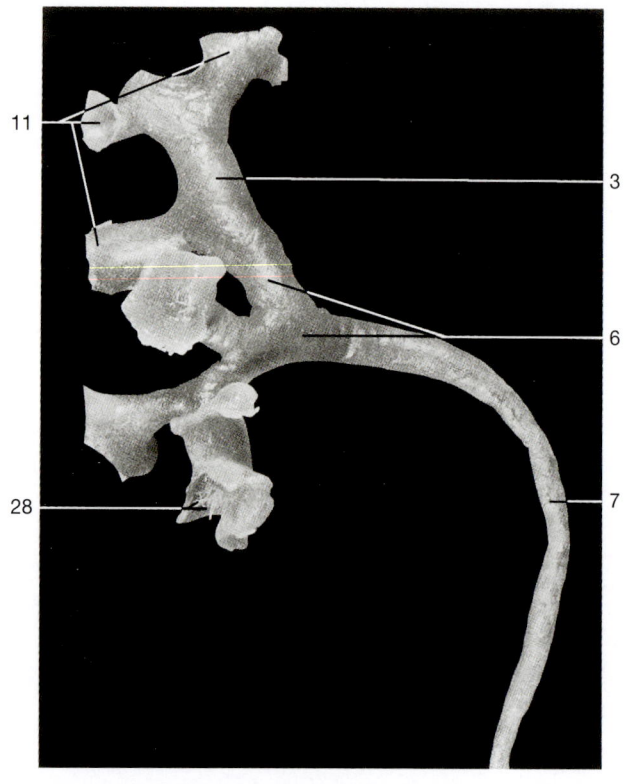

図 7.8　腎盤（腎盂）と尿管の鋳型

1　腎臓の線維被膜
2　腎乳頭（断面）
3　大腎杯
4　腎動脈
5　腎静脈
6　腎盤（腎盂）
7　尿管
8　［腎］皮質
9　［腎］髄質
10　腎柱
11　小腎杯
12　横隔膜
13　下大静脈
14　右迷走神経
15　右下横隔動脈
16　左胃動脈
17　総肝動脈（切断）
18　脾動脈（切断）
19　上腸間膜動脈（切断），腹腔神経節
20　腹大動脈
21　交感神経幹と［交感神経］幹神経節
22　リンパ節とリンパ管
23　食道の腹部，左迷走神経
24　左下横隔動脈
25　左腎上体（副腎）
26　左精巣静脈
27　大腰筋
28　乳頭管

腎臓，男性生殖器　87

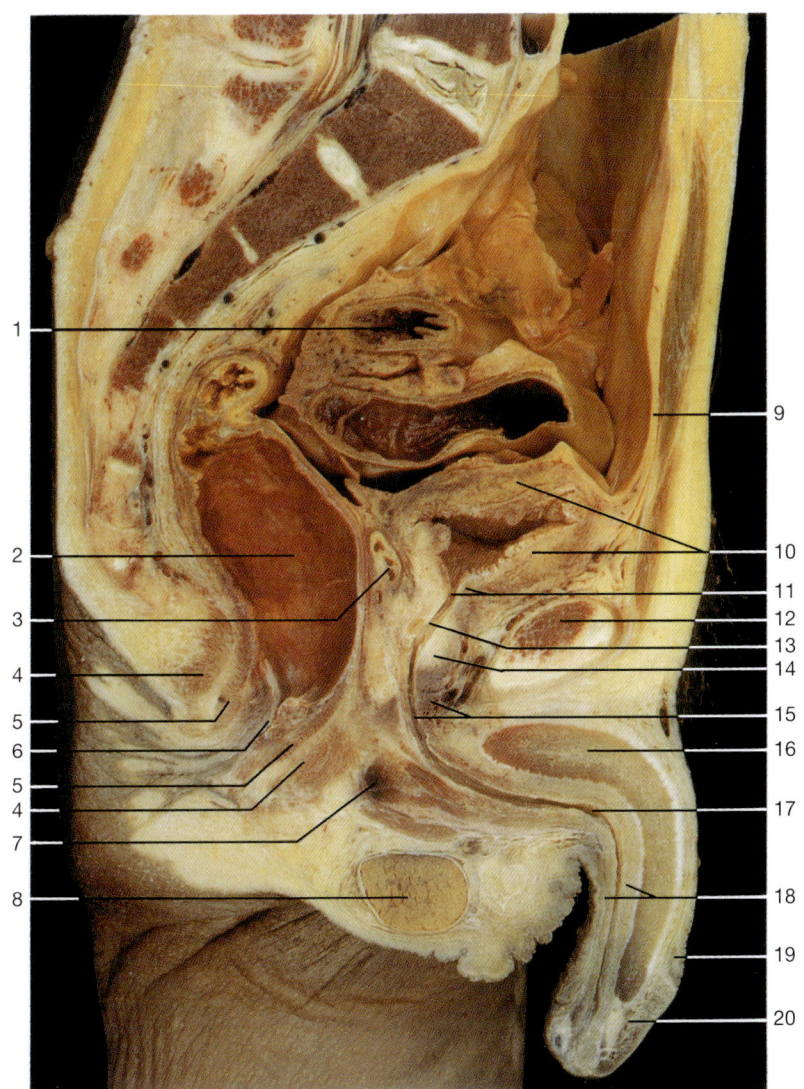

図 7.9　男性腰部の正中断面

1 S状結腸
2 直腸膨大部
3 精管膨大部
4 外肛門括約筋
5 内肛門括約筋
6 肛門管
7 尿道球
8 精巣
9 正中臍索（尿膜管索）
10 膀胱
11 内尿道口と膀胱括約筋
12 恥骨結合
13 尿道の前立腺部
14 前立腺
15 尿道の隔膜部，尿道括約筋
16 陰茎海綿体
17 **尿道**
18 **尿道海綿体**
19 包皮
20 陰茎亀頭
21 **尿管**
22 **精嚢**
23 尿道の隔膜部
24 **尿道球腺**（カウパー腺）
25 陰茎脚
26 精巣上体
27 **精管**

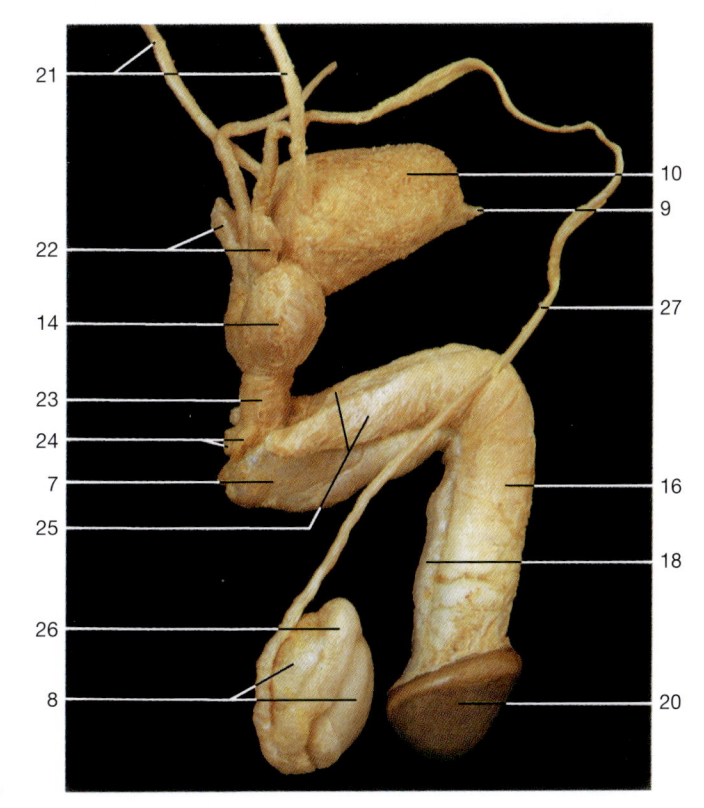

図 7.10　男性生殖器
取り出したところ（右側）．

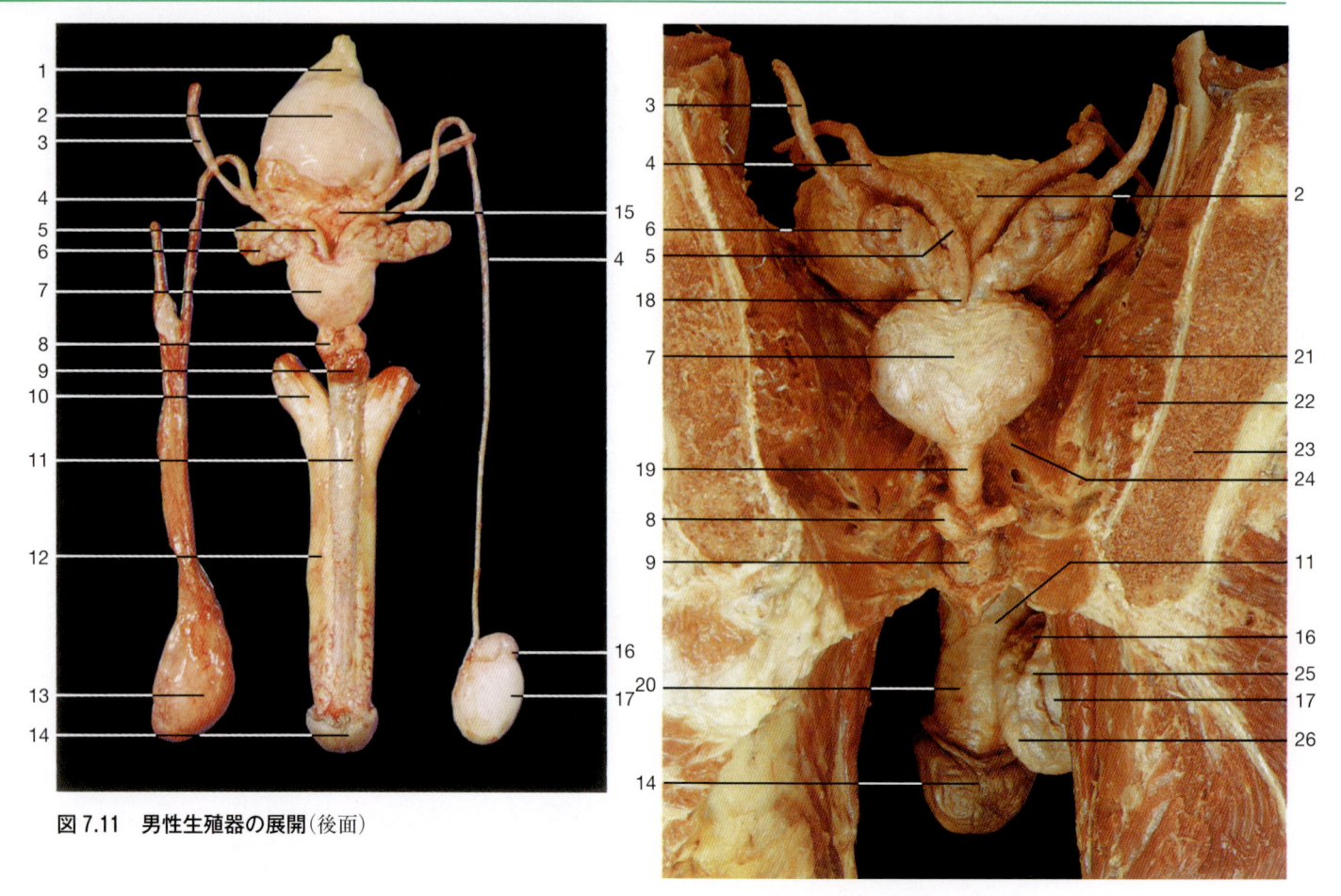

88　泌尿生殖器および腹膜後器官

図7.11　男性生殖器の展開(後面)

図7.12　骨盤内における男性生殖器(後ろから見る)

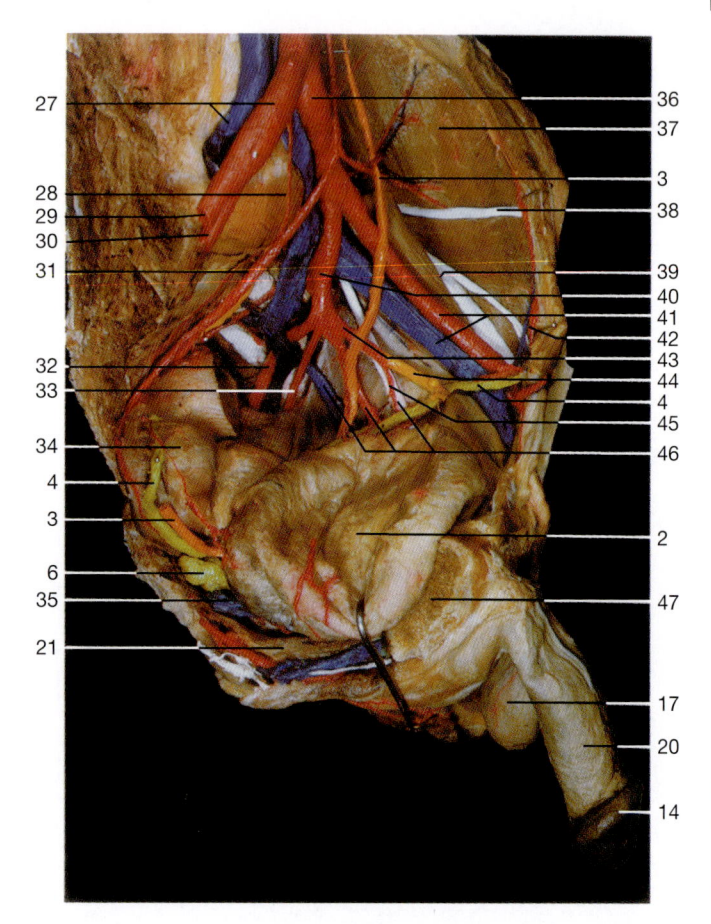

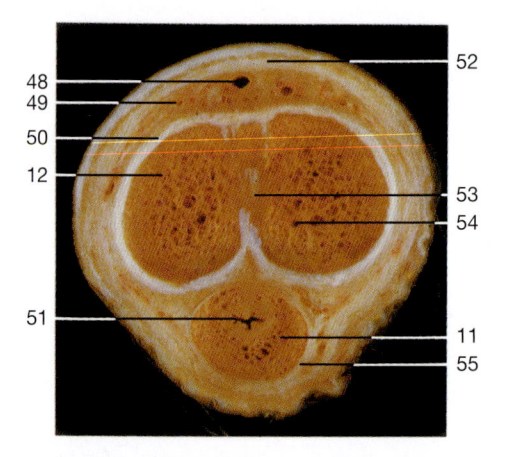

図7.14　陰茎の横断面　海綿体を示す.

図7.13　男性骨盤内の血管と神経(左半分を内側から見る)
膀胱を手前に倒し,腹膜の壁側葉を除去したところ.
赤＝動脈,青＝静脈,オレンジ＝尿管,緑＝精管と精嚢,
白＝神経,黄＝臍動脈索

男性生殖器　89

1　正中臍ヒダ（尿膜間の遺残）
2　膀胱
3　尿管
4　精管
5　精管膨大部
6　精嚢
7　前立腺
8　尿道球腺（カウパー腺）
9　尿道球
10　陰茎脚
11　尿道海綿体
12　陰茎海綿体
13　精巣と精巣上体（被膜に覆われた）
14　陰茎亀頭
15　膀胱底
16　[精巣上体]頭
17　精巣
18　射精管
19　尿道の隔膜部
20　陰茎
21　肛門挙筋
22　内閉鎖筋
23　寛骨（断面）
24　恥骨前立腺靱帯
25　精管の起始部
26　[精巣上体]尾
27　右総腸骨動・静脈
28　正中仙骨動脈
29　右外腸骨動脈
30　右内腸骨動脈
31　上直腸動脈
32　下殿動脈
33　内陰部動脈
34　直腸
35　膀胱・前立腺静脈叢
36　左総腸骨動脈
37　腸骨筋
38　外側大腿皮神経
39　大腿神経
40　左内腸骨動脈
41　左外腸骨動・静脈
42　下腹壁動・静脈
43　臍動脈
44　臍動脈索
45　上膀胱動脈
46　閉鎖動・静脈および神経
47　恥骨（切断）
48　深陰茎背静脈
49　陰茎背動脈
50　陰茎海綿体白膜
51　尿道
52　深陰茎筋膜
53　陰茎中隔
54　陰茎深動脈
55　尿道海綿体白膜
56　薄筋
57　内転筋
58　坐骨海綿体筋に覆われた会陰脚
59　会陰体
60　大殿筋
61　尾骨
62　球海綿体筋
63　深会陰横筋と下尿生殖隔膜筋膜
64　浅会陰横筋
65　肛門
66　外肛門括約筋
67　肛門尾骨靱帯
68　深会陰横筋

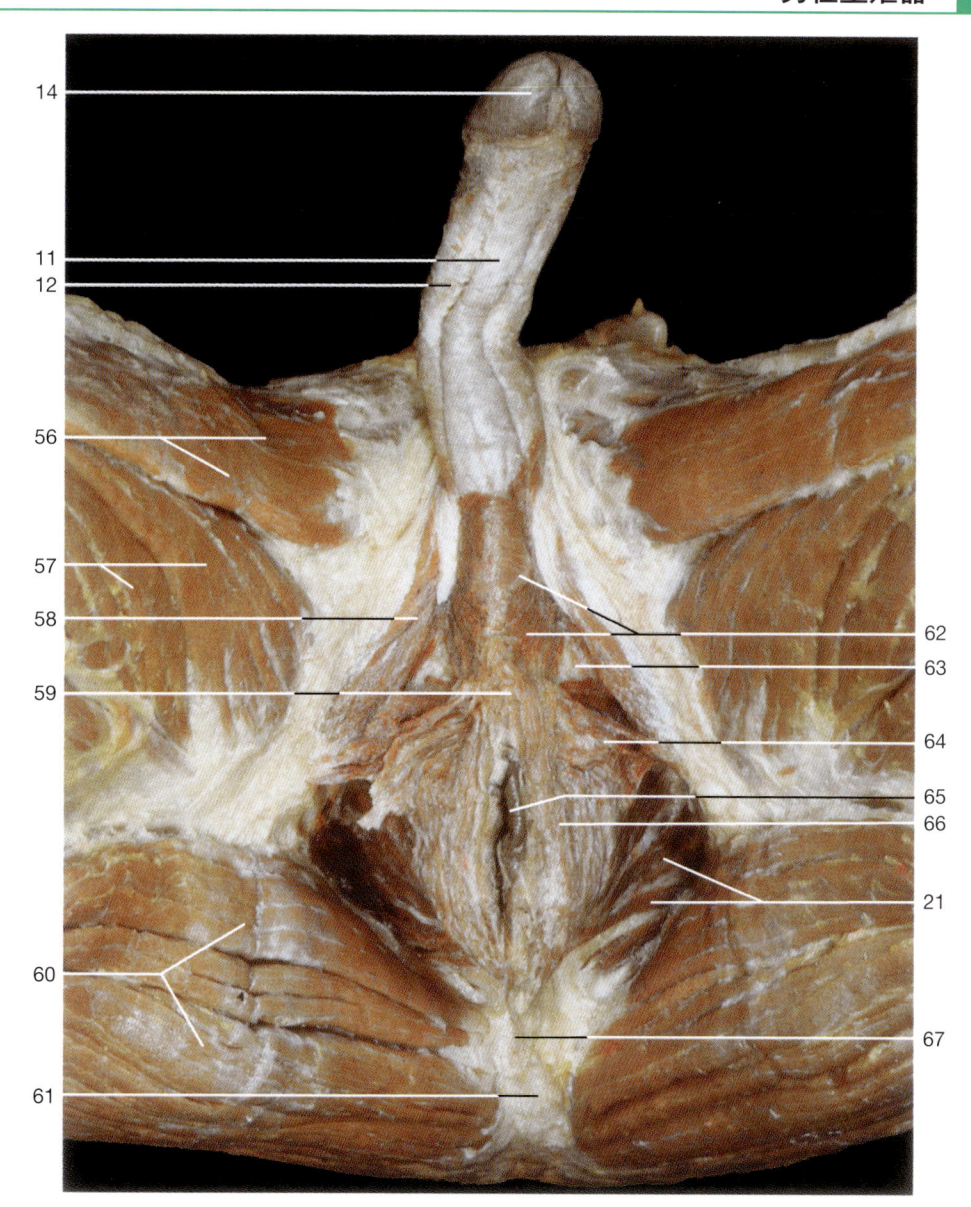

図 7.15　尿生殖隔膜および骨盤隔膜の筋（下面）　男性

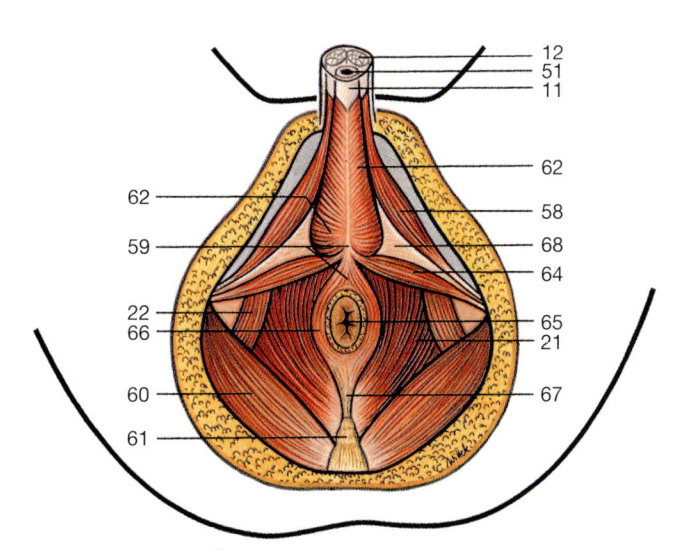

図 7.16　尿生殖隔膜および骨盤隔膜の筋
（模式図）（下面）　男性．陰茎を切断．
肛門挙筋と尾骨筋とを骨盤隔膜といい，骨盤下口の後方部を閉ざす．この隔膜は，上・下骨盤隔膜筋膜により覆われている．一方，骨盤出口の前方部を閉ざしているのは尿道括約筋と深会陰横筋で，これらの筋は上・下尿生殖隔膜筋膜に覆われ，尿生殖隔膜という．

90　泌尿生殖器および腹膜後器官

1　臍
2　十二指腸
3　十二指腸上行部
4　腸間膜根
5　小腸
6　腸間膜
7　腹直筋
8　**子宮底**
9　**膀胱子宮窩**
10　**膀胱**
11　恥骨結合
12　腟円蓋の前部
13　尿道
14　陰核
15　小陰唇
16　大陰唇
17　岬角
18　S状結腸間膜
19　S状結腸
20　**直腸子宮窩**（ダグラス窩）
21　直腸
22　腟円蓋の後部
23　**子宮頸**
24　外肛門括約筋
25　肛門管
26　**腟**
27　内肛門括約筋
28　肛門
29　処女膜

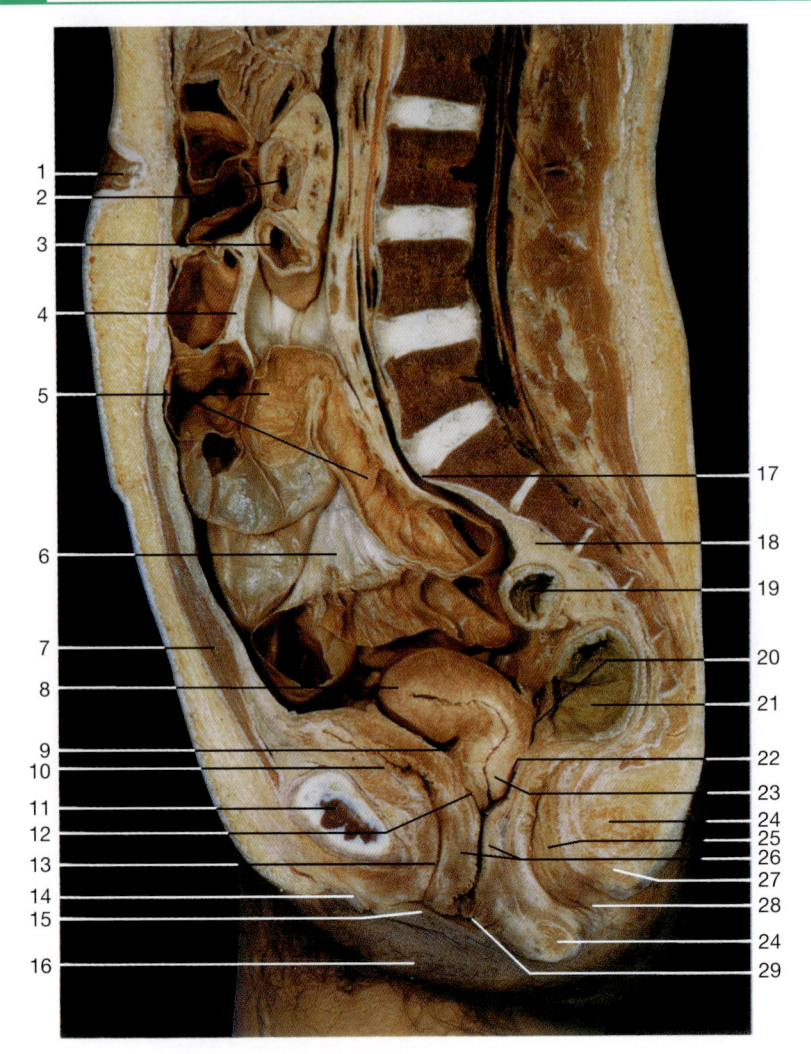

図 7.17　女性腰部の正中断面　膀胱は空．

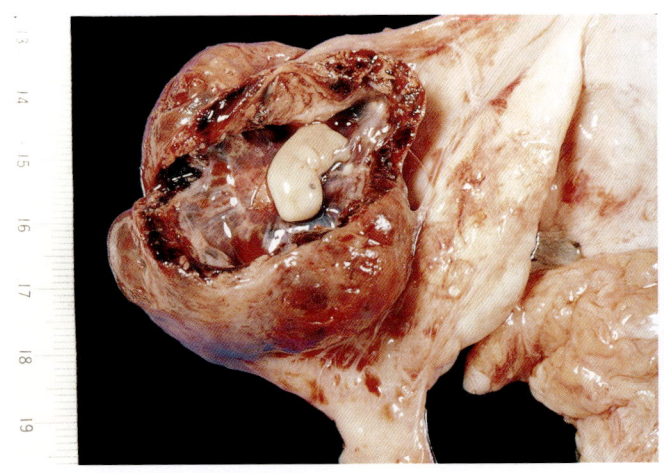

図 7.18　異所性（卵管内）妊娠の破裂
左図は右図の拡大．胎児頭尾長 16 mm（45 日？）．

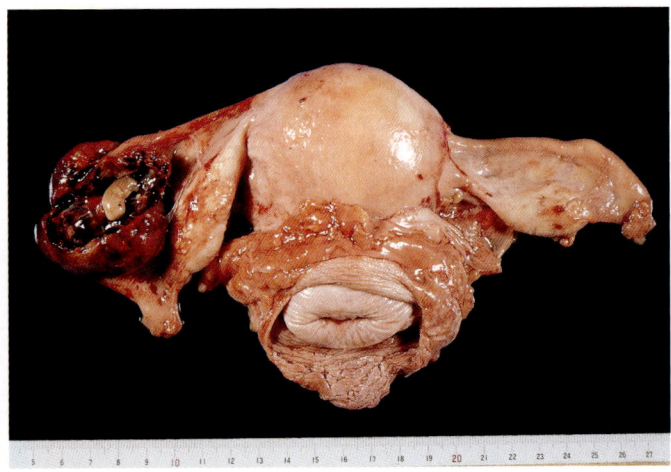

女性生殖器　91

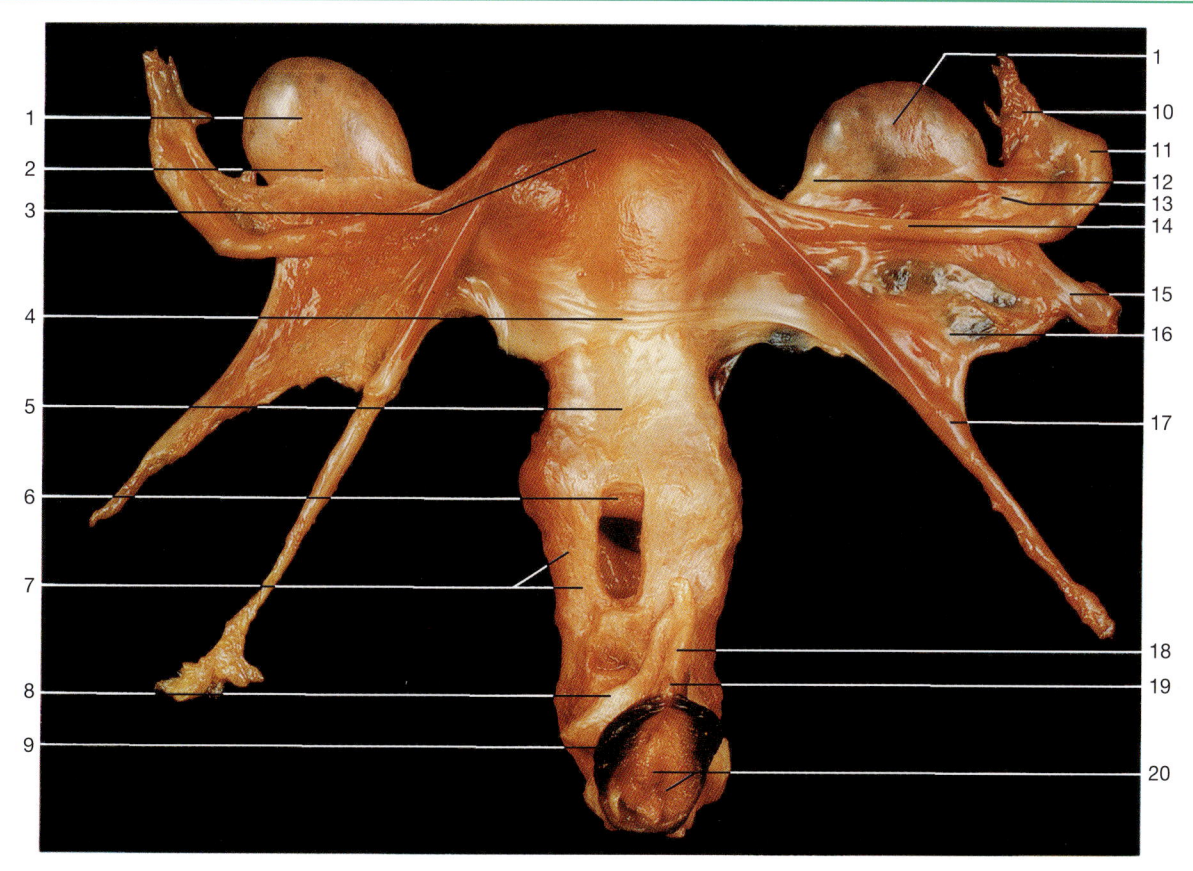

図 7.19　女性生殖器の展開（前面）　腟の前壁に窓を開けて，子宮頸の腟部を現す．

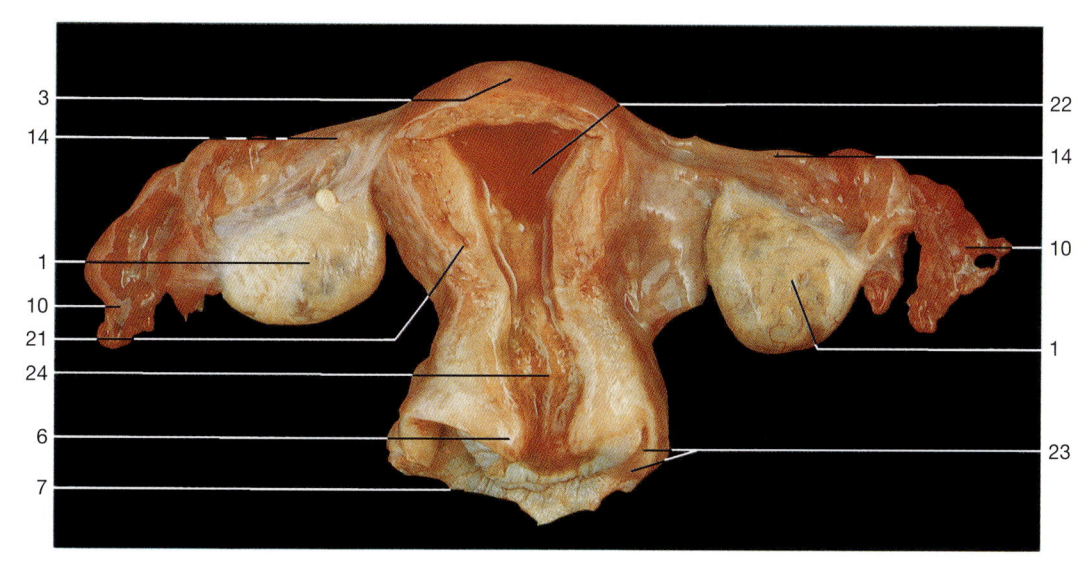

図 7.20　子宮と付属器（後面）　子宮の後壁を開いて，内腔を示す．

1 **卵巣**	9 小陰唇	17 **子宮円索**
2 卵巣間膜	10 **卵管采**	18 陰核体
3 **子宮底**	11 卵管漏斗	19 陰核亀頭
4 膀胱子宮窩	12 固有卵巣索	20 外尿道口，処女膜
5 **子宮頸**	13 卵管間膜	21 **子宮体**
6 子宮頸の腟部	14 卵管峡部	22 **子宮内膜**（充血）
7 **腟**	15 卵巣提索	23 腟円蓋の前部
8 陰核脚	16 **子宮広間膜**	24 子宮頸管

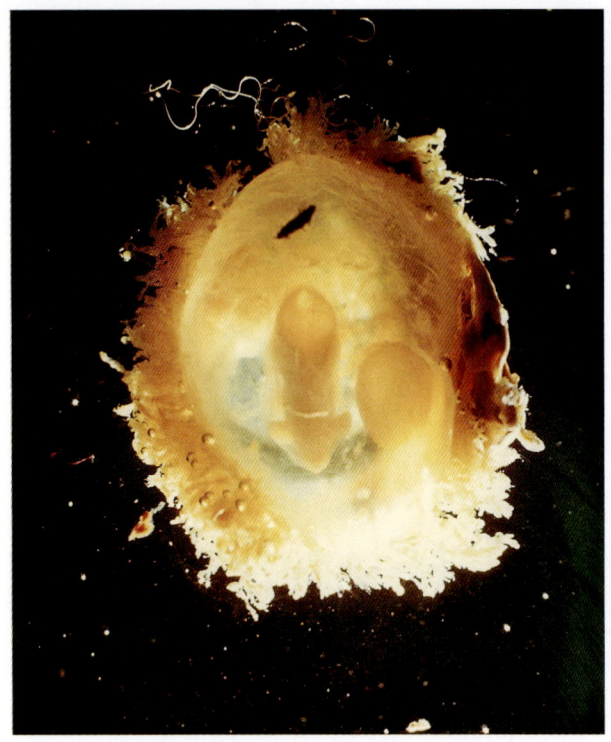

92　泌尿生殖器および腹膜後器官

図 7.21　絨毛膜に包まれた胎児(体長 5 mm，推定 32 日)
胎児に密接している膜は羊膜，右の球は卵黄嚢

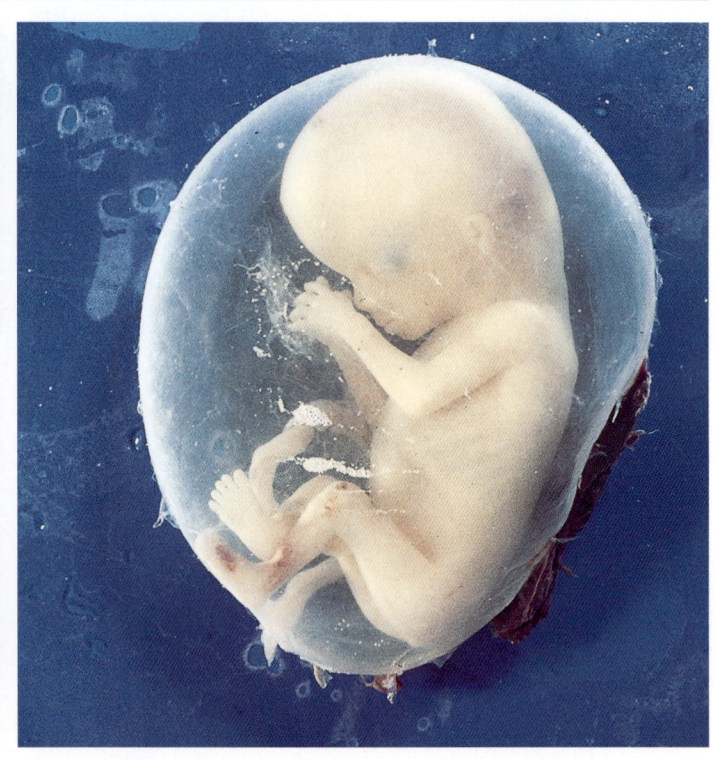

図 7.22　羊膜に包まれた胎児(63 mm)
胎児は羊膜に包まれている．羊膜の中には羊膜液(羊水)がはいっていて，胎児は水中に浮かんだ形となっている．出産の時には羊膜が破れて，羊膜液が流れ出すのを破水という．ふつうは，袋が破れて生まれてくるが，時にはこのように袋をかぶったまま出てくることもある．

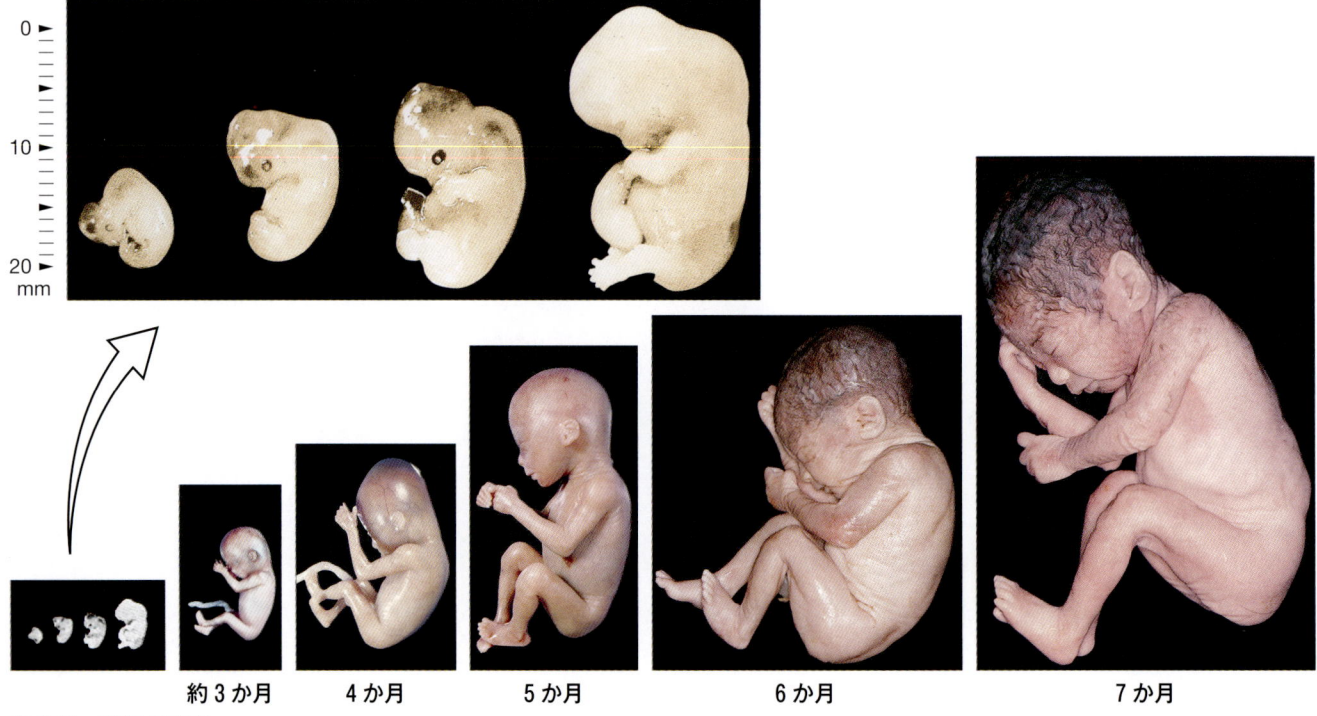

約 3 か月　　4 か月　　5 か月　　6 か月　　7 か月

図 7.23　胎児の発育
受胎すると月経が止まる．最終月経から数えて分娩まで 280 日とされているので，妊娠の場合は 1 か月を 28 日として計算する．胎児の成長の初期には，ブタなどの胎児とほとんど区別できないほどよく似ていて，尾も生えている．すなわち，ヒトの発生の過程では，動物の進化の跡を示すものである．4 か月になると，いちおう人間らしい形が整うので，それ以後は胎児が死んで娩出された場合は死産の取り扱いを受け，戸籍に載せられる．しかし，ほんとうに完成するのはまだまだ先のことで，たとえば男児で精巣が陰嚢の中におさまるのは 7 か月ごろであり，それ以前の陰嚢はから袋である．

胎児とその発育 93

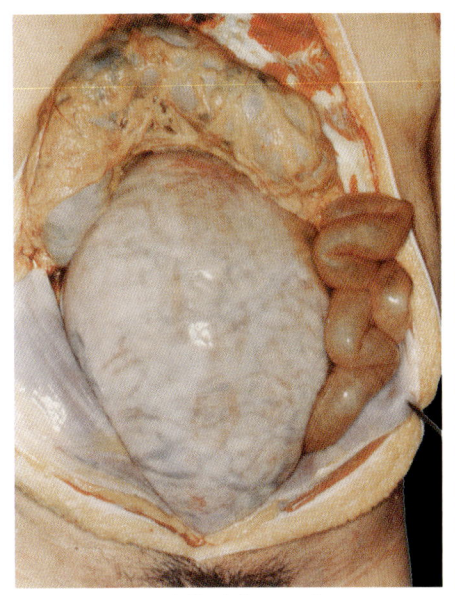

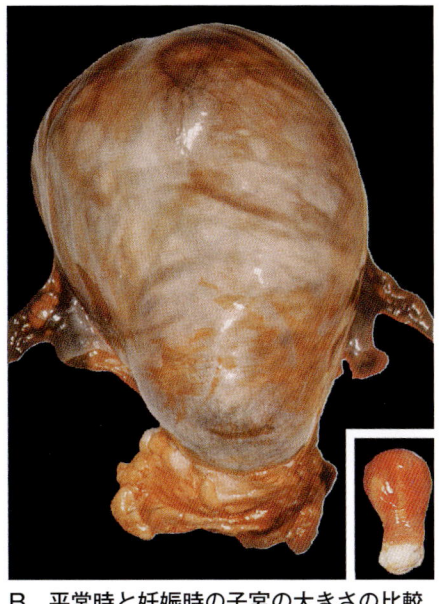

A 妊娠末期の子宮　　B 平常時と妊娠時の子宮の大きさの比較　　C 子宮を切開したところ
（左：妊娠末期　右：平常時）

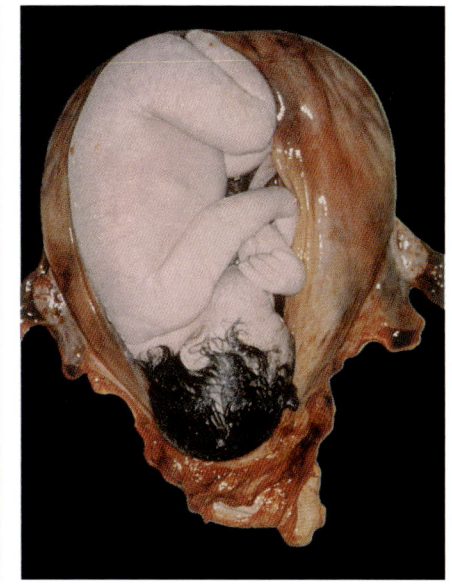

図7.24　妊娠末期の子宮
子宮は，胎児の成長とともに著しく大きくなる．出産近くの子宮壁の厚さは1 cmぐらいで，子宮自体の重さは20～30倍に増加する．出産後，子宮は収縮し6～10週間でもとの大きさにもどる．子宮口は，妊娠すると非常にやわらかくなり伸展性が増して出産に備える．

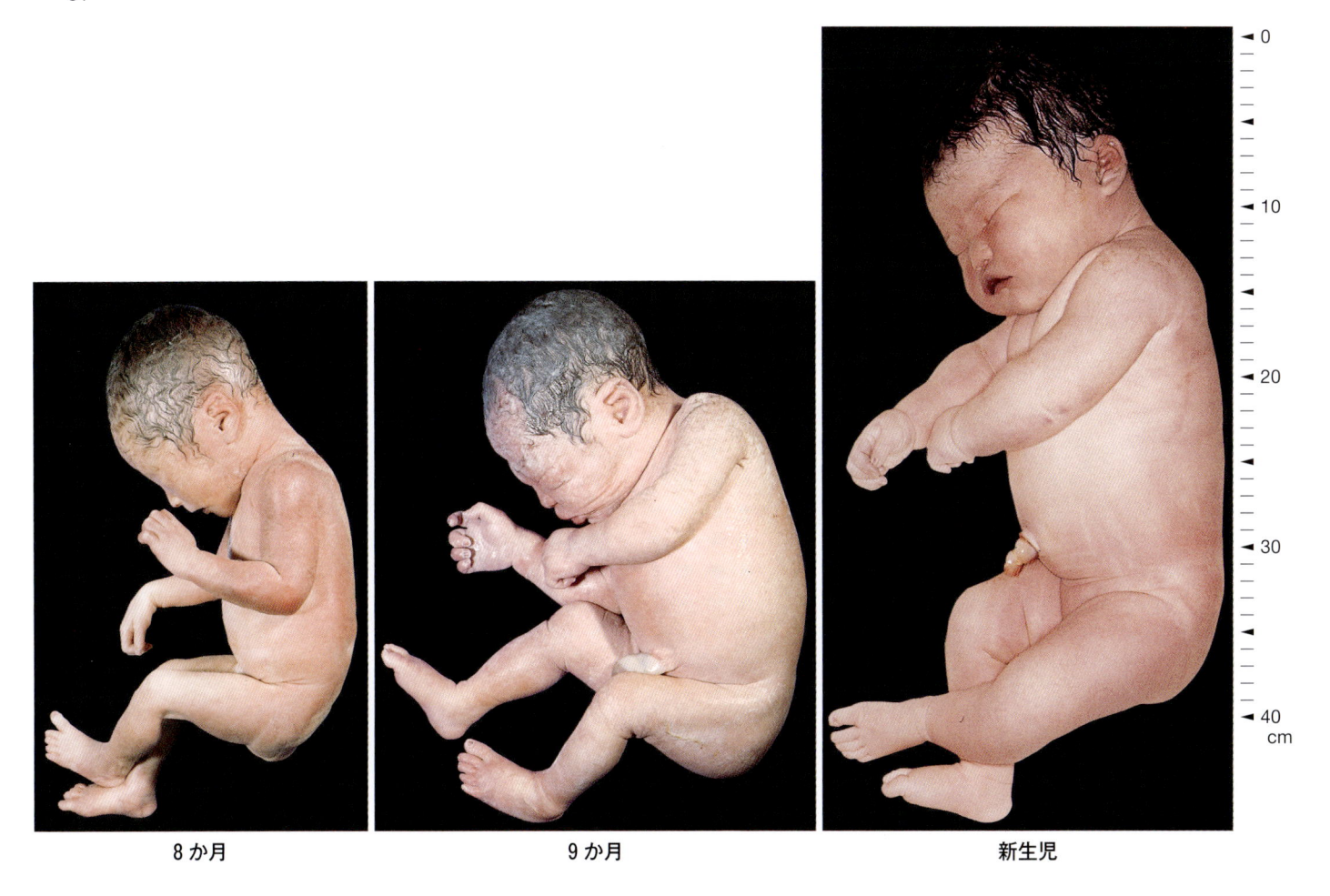

8か月　　9か月　　新生児

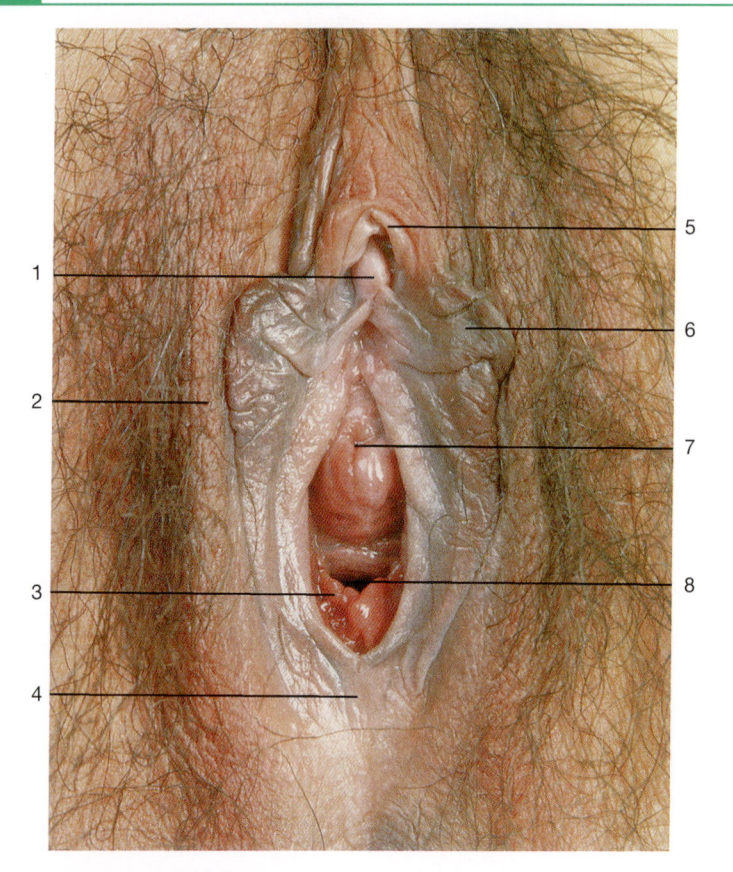

94　泌尿生殖器および腹膜後器官

図7.25　女性外陰部（処女）

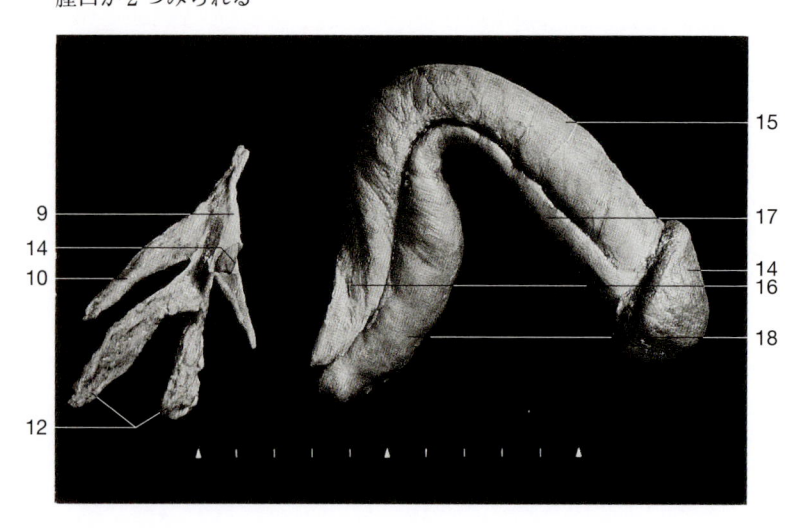

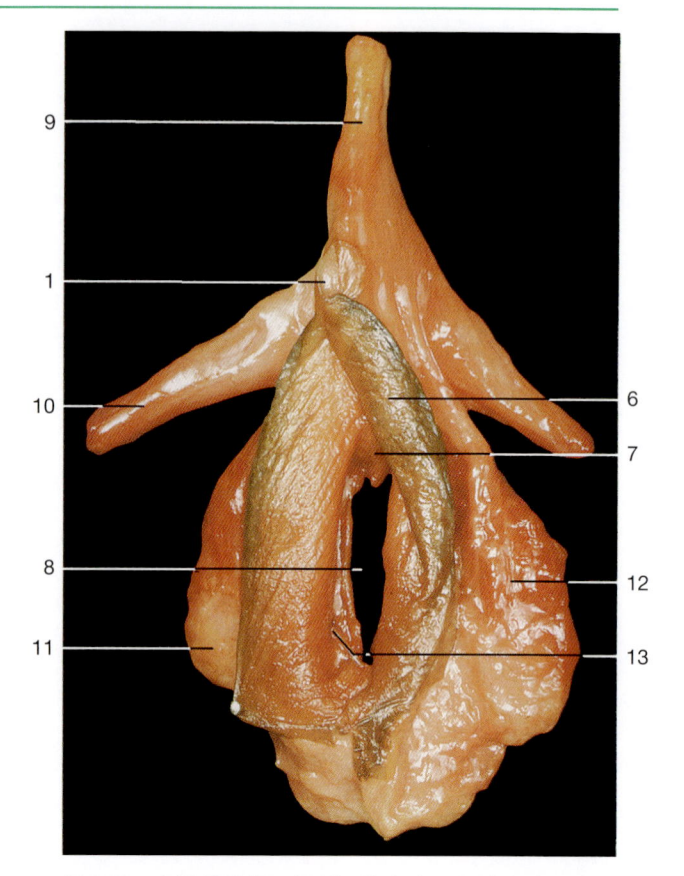

図7.26　女性外陰部の解剖　前庭球と大前庭腺と陰核を現す．

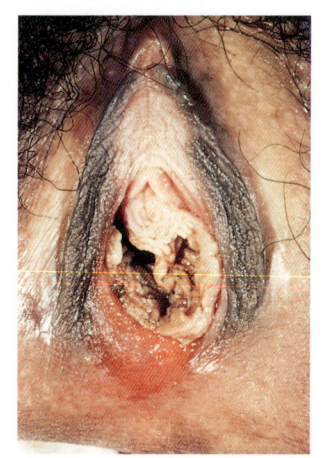

図7.27　重複腔（奇形）
腟口が2つみられる

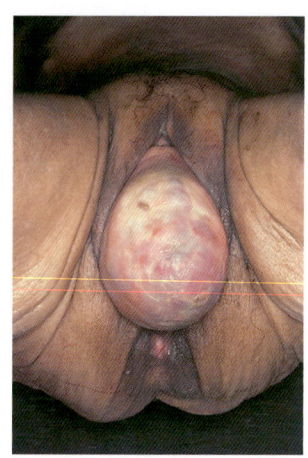

図7.28　子宮脱

1　陰核亀頭
2　**大陰唇**
3　**処女膜**
4　後陰唇交連
5　陰核包皮
6　**小陰唇**
7　**外尿道口**
8　**腟口**
9　陰核体
10　陰核脚
11　**大前庭腺**
12　前庭球
13　大前庭腺開口部
14　陰茎亀頭
15　陰茎海綿体
16　陰茎脚
17　尿道海綿体
18　尿道球

図7.29　陰核（左）と陰茎（右）との比較
男性も女性も外生殖器にはそれほど大きな違いはない．

8 頭頸部

1 **前頭骨**(黄褐色)
2 眼窩上切痕
3 **涙骨**(黄)
4 **蝶形骨の大翼**(赤)
5 下眼窩裂
6 眼窩下孔
7 **上顎骨**(紫)
8 **鋤骨**(オレンジ)
9 **下顎骨**(白)
10 オトガイ孔
11 **頭頂骨**(薄緑)
12 **側頭骨の鱗部**(茶)
13 視神経管
14 **篩骨**(濃緑)
15 **鼻骨**(白)
16 **頬骨**(黄)
17 中鼻甲介(篩骨)
18 下鼻甲介(桃)
19 梨状口
20 オトガイ隆起
21 **大泉門**
22 冠状縫合
23 前頭縫合
24 矢状縫合
25 **小泉門**
26 **後頭骨**(青)
27 ラムダ[状]縫合(人字縫合)

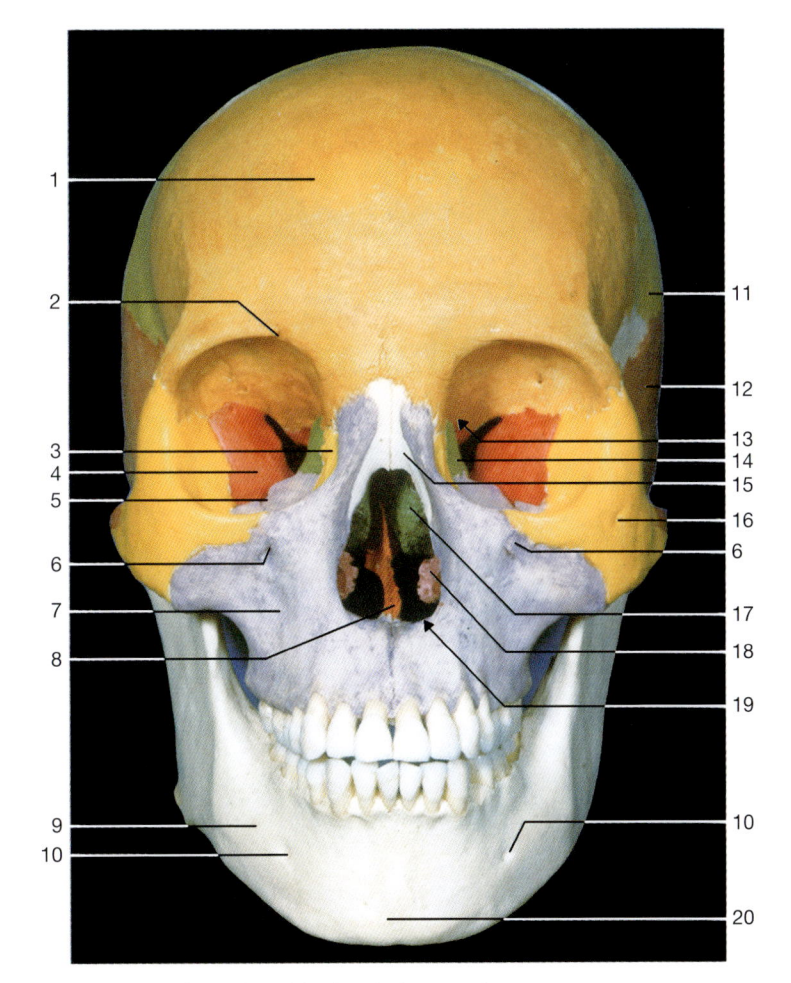

図 8.1 頭蓋骨の前面(成人) 色分けしたところ.

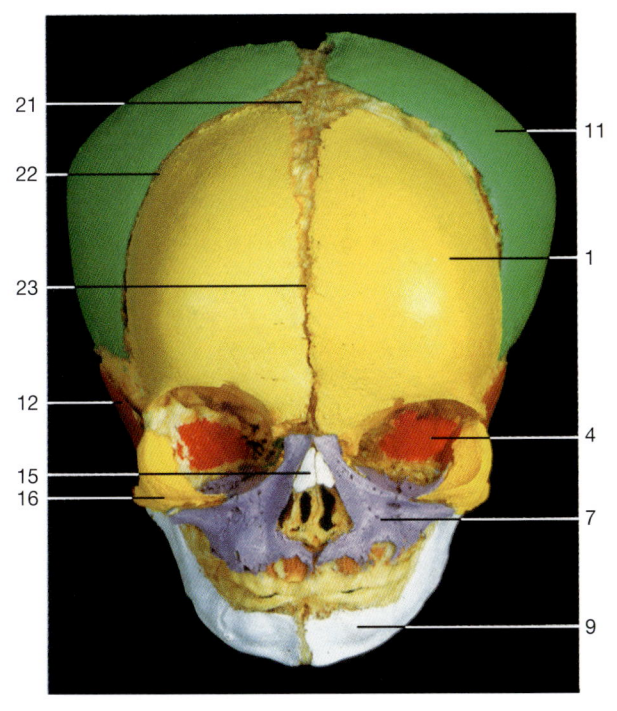

図 8.2A 新生児の頭蓋骨(前面)
新生児の頭蓋骨はゆるく結合されており,出産に際して産道を通りやすくできている.

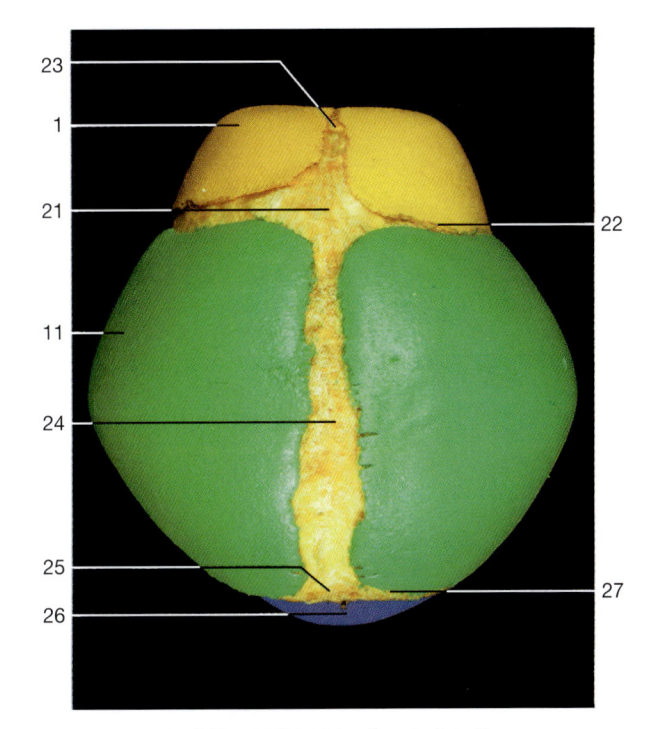

図 8.2B 新生児の頭蓋骨(上面) 上方が前.

96　頭頸部

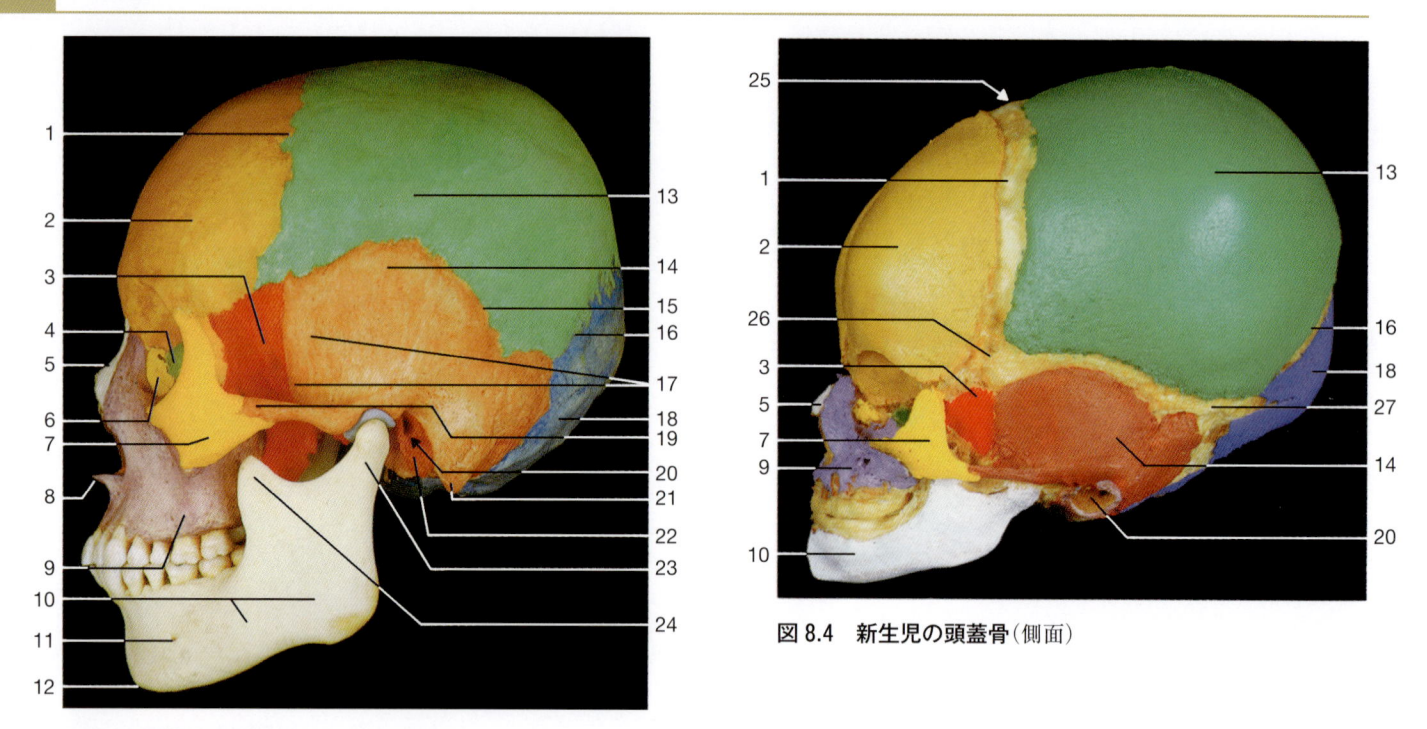

図 8.3　頭蓋骨の側面（成人）

　頭蓋骨は**脳頭蓋**（前頭骨，頭頂骨，後頭骨，側頭骨，蝶形骨と篩骨）と**顔面頭蓋**（鼻骨，鋤骨，涙骨，下鼻甲介，上顎骨，頬骨，口蓋骨，下顎骨と舌骨）とに分けられる．この区分は完成した骨では明瞭な境界線を引くことは困難であるが，発生学的な理由にもとづくものである．

　脳頭蓋は主に脳の容器を作るが，同時に脳と密接につながる感覚器（視覚，聴覚，平衡器）をも保護している．顔面頭蓋は呼吸や消化のための器官（鼻，口腔，歯）を支持しているが，鼻と口は嗅覚，味覚器としての役割があるので，脳頭蓋と同様に感覚器を保護していることになる．

　その他上部を**頭蓋冠**，底部を**頭蓋底**と分けることもあるが，その範囲は人により一定していない．

図 8.4　新生児の頭蓋骨（側面）

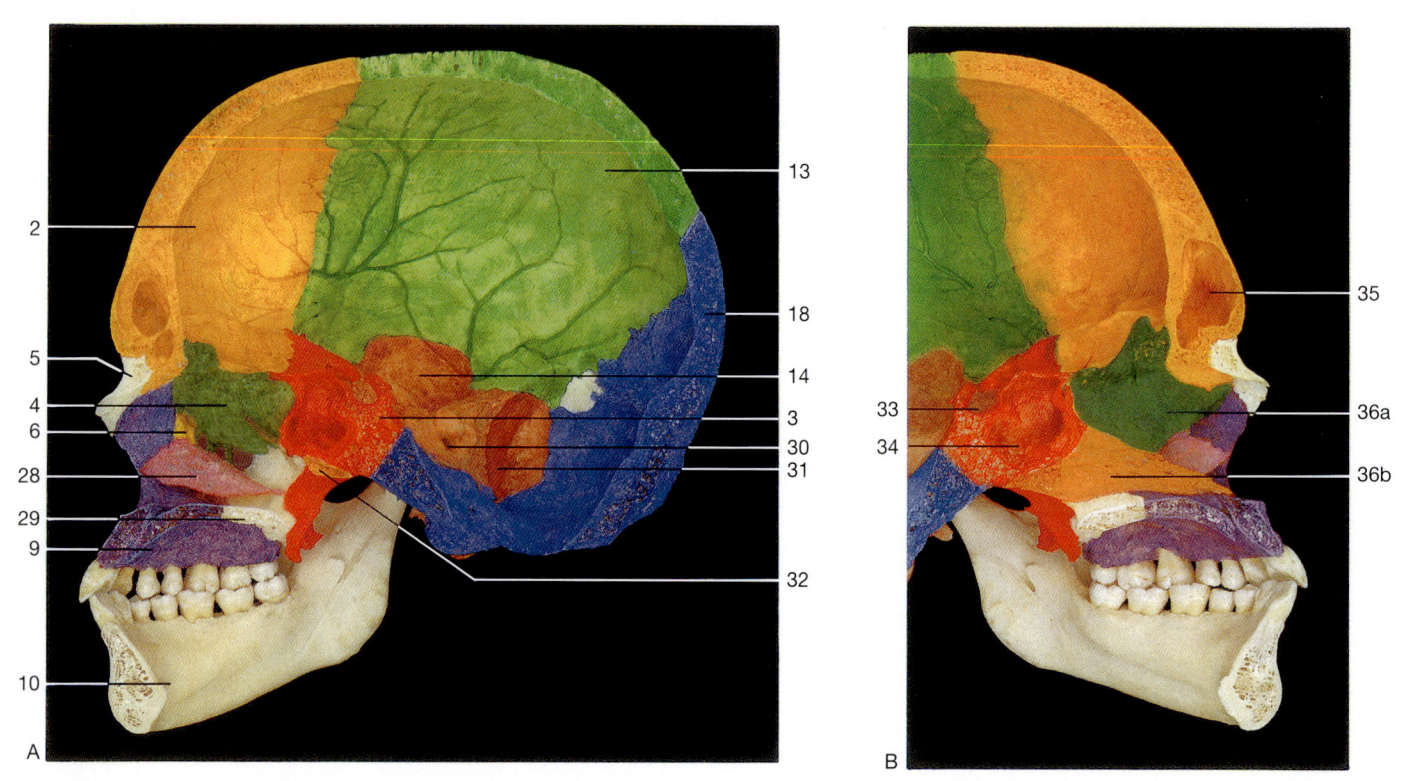

図 8.5　頭蓋骨の正中断面　（A）右半，（B）左半．鼻中隔は B に付いている．

頭蓋骨 97

1 冠状縫合
2 **前頭骨**(黄褐色)
3 **蝶形骨**(赤)
4 **篩骨**(濃緑)
5 **鼻骨**(白)
6 **涙骨**(黄)
7 **頬骨**(黄)
8 前鼻棘
9 **上顎骨**(紫)
10 **下顎骨**(白)
11 オトガイ孔
12 オトガイ隆起
13 **頭頂骨**(薄緑)
14 側頭骨の鱗部(茶)
15 鱗状縫合
16 ラムダ[状]縫合
17 側頭窩
18 **後頭骨**(青)
19 頬骨弓
20 外耳孔
21 乳様突起
22 **側頭骨**の鼓室部(濃茶)
23 下顎骨の関節突起
24 下顎骨の筋突起
25 大泉門
26 **前側頭泉門**
27 **後側頭泉門**
28 **下鼻甲介**(桃)
29 **口蓋骨**(白)
30 内耳道
31 S状洞溝
32 鋤骨翼(オレンジ)
33 トルコ鞍の下垂体窩
34 蝶形骨洞
35 前頭洞
36 鼻中隔の骨部
　a　篩骨の垂直板(濃緑)
　b　鋤骨(オレンジ)
37 翼突管(翼突管神経)
38 下顎神経(卵円孔),中硬膜動脈(棘孔)
39 内頸動脈(頸動脈管),内頸静脈(頸静脈孔の後部)
40 顔面神経(茎乳突孔)
41 頸静脈孔(前部:舌咽・迷走・副神経,後部:頸静脈)
42 舌下神経管(舌下神経)
43 切歯骨(暗紫色:生後上顎骨と結合した骨)
44 動眼・滑車神経(上眼窩裂)
45 眼神経(上眼窩裂)
46 上顎神経(正円孔)
47 下顎神経(卵円孔)
48 中硬膜動脈(棘孔)
49 内頸動脈(頸動脈管)
50 内耳神経,顔面神経と中間神経(内耳道)
51 内頸静脈(頸静脈孔の後部)
52 視神経(視神経管)
53 正円孔(上顎神経)
54 棘孔(中硬膜動脈)
55 破裂孔
56 外転神経(上眼窩裂)

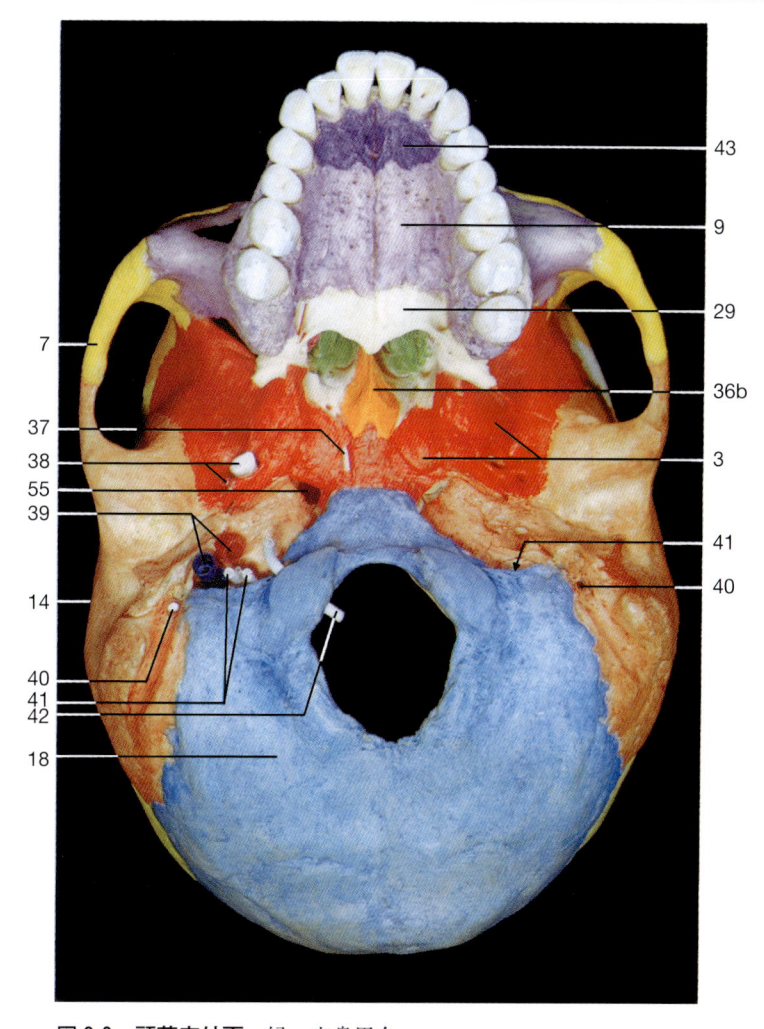

図8.6 頭蓋底外面　緑=中鼻甲介

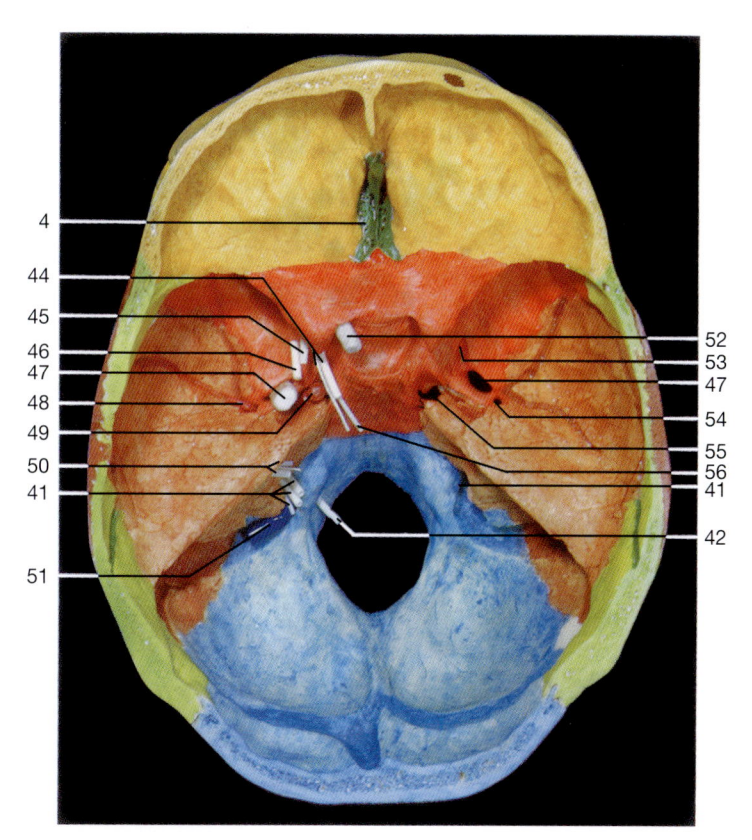

図8.7 頭蓋底内面　左側では骨の孔または管の中にその中を貫通する脳神経と血管(人工的)を通してある.

98　頭頸部

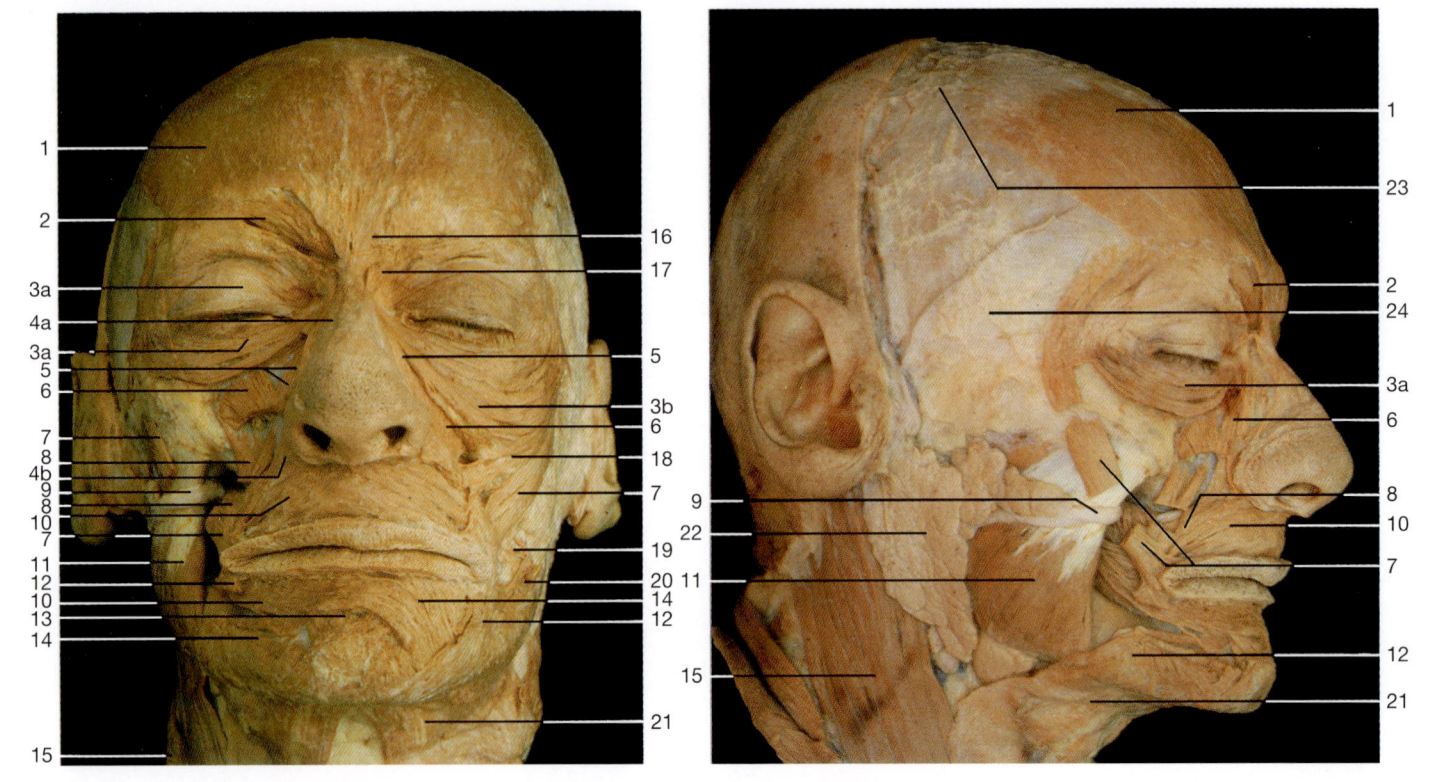

図8.8A　表情筋（顔面筋）　前面
左側（向かって右側）＝表層，右側＝深層

図8.8B　表情筋（右側面）

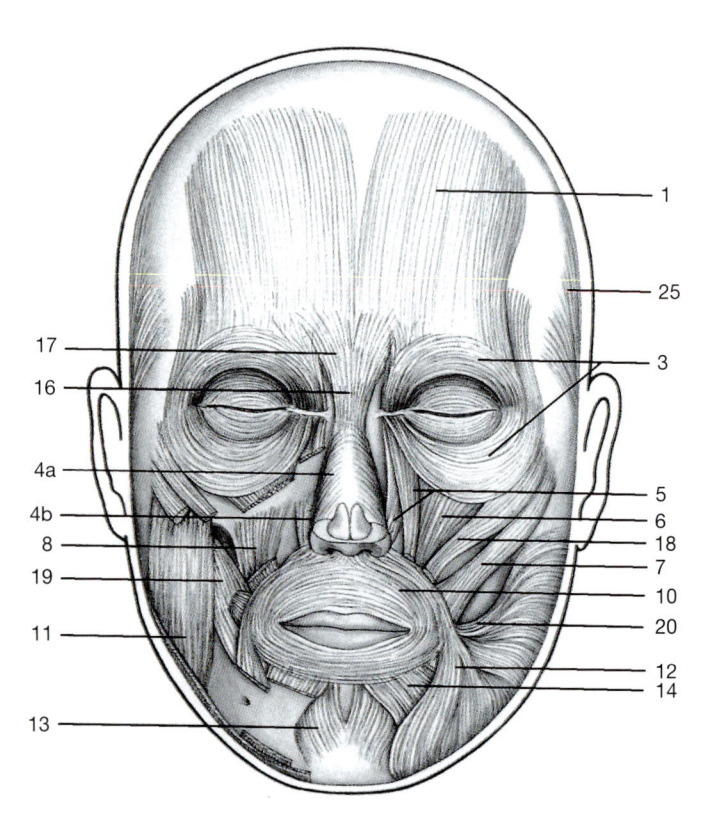

図8.9　表情筋（前面）

1　後頭前頭筋の前頭筋
2　皺眉筋（シュウビ）
3　眼輪筋
　　a　眼瞼部
　　b　眼窩部
4　鼻筋
　　a　横部
　　b　［鼻］翼部
5　上唇鼻翼挙筋（眼角筋）
6　上唇挙筋
7　大頬骨筋
8　口角挙筋
9　耳下腺管
10　口輪筋
11　咬筋
12　口角下制筋
13　オトガイ筋
14　下唇下制筋
15　胸鎖乳突筋
16　鼻根筋
17　眉毛下制筋
18　小頬骨筋
19　頬筋
20　笑筋
21　広頸筋
22　耳下腺
23　帽状腱膜
24　側頭筋膜
25　側頭頭頂筋，上耳介筋

表情筋，下顎後部

1 浅側頭動脈の頭頂枝
2 浅側頭動脈の前頭枝
3 耳介側頭神経
4 **浅側頭動脈**
5 **顎動脈**
6 顔面神経と耳介側頭神経との吻合枝
7 **顔面神経**
8 後耳介動脈
9 内頸静脈
10 顎舌骨筋神経，茎突舌筋
11 顎二腹筋の後腹
12 大耳介神経，胸鎖乳突筋
13 外頸静脈
14 下顎後静脈
15 顎下腺
16 側頭筋膜
17 側頭筋
18 深側頭動脈
19 後上歯槽枝（神経）
20 眼窩下動脈
21 蝶口蓋動脈
22 後上歯槽動脈
23 咬筋動脈・神経
24 外側翼突筋
25 顔面横動脈，耳下腺管
26 内側翼突筋
27 舌神経
28 顔面動脈
29 頰神経・動脈
30 下歯槽動脈・神経
31 下歯槽神経
32 上咽頭収縮筋
33 茎突舌筋
34 顎下神経節
35 舌下神経
36 舌骨の大角
37 茎突舌骨筋
38 下咽頭収縮筋
39 食道
40 気管
41 頰筋，耳下腺管
42 舌
43 オトガイ舌筋
44 オトガイ舌骨筋
45 顎舌骨筋（翻転）
46 舌骨舌筋
47 甲状軟骨（喉頭）

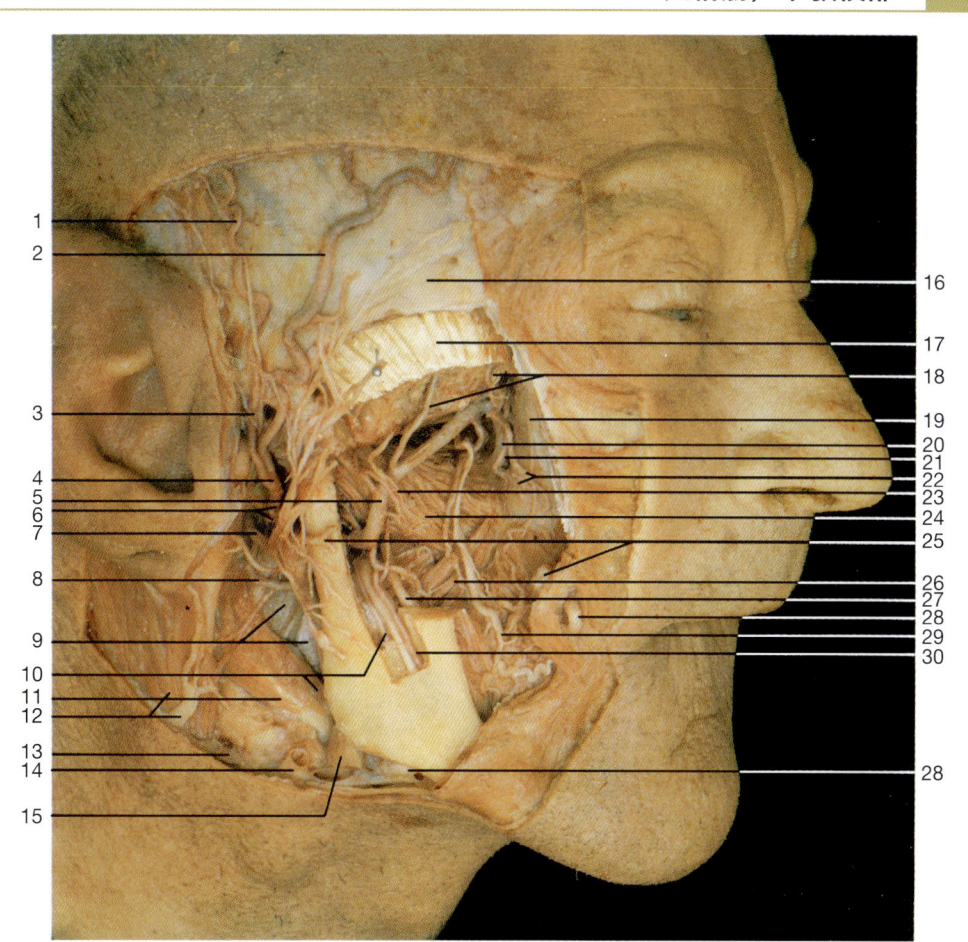

図 8.10 **顔面および下顎後部の深層** 下顎骨の筋突起と側頭筋下部を切除して顎動脈を剖出．下顎管上部を開いて下顎動脈・神経を現してある．

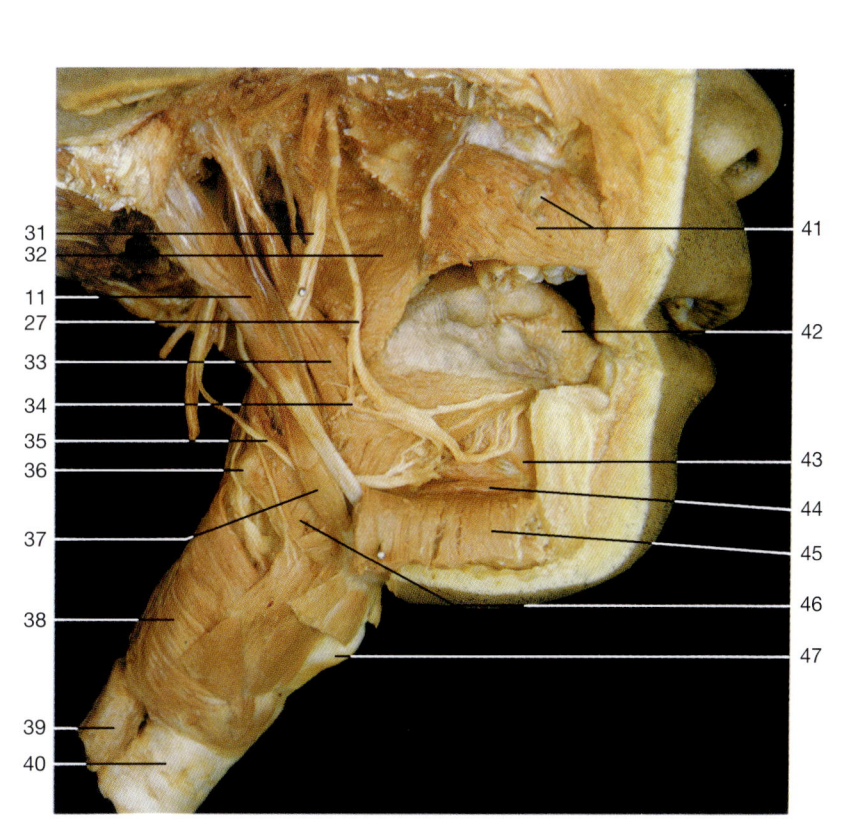

図 8.11 **咽頭筋と舌筋および舌神経**（右側）

頭頸部

1	眼窩上神経の内側枝
2	鼻筋
3	上唇鼻翼挙筋
4	眼輪筋
5	上唇挙筋
6	顔面動・静脈
7	大頬骨筋，小頬骨筋
8	顔面横動脈
9	口輪筋
10	頬神経，下唇下制筋，顔面動・静脈
11	耳下腺，耳下腺管，咬筋
12	口角下制筋
13	頸横神経
14	外頸静脈
15	広頸筋
16	鎖骨上神経
17	帽状腱膜
18	眼窩上神経の外側枝
19	後頭前頭筋の前頭筋，浅側頭静・動脈の枝
20	浅側頭動・静脈
21	耳介側頭神経
22	頬骨眼窩動脈，側頭頭頂筋
23	小後頭神経
24	後頭前頭筋の後頭筋
25	後頭動・静脈
26	大耳介神経，胸鎖乳突筋
27	僧帽筋
28	眼角動脈
29	顔面神経の枝
30	耳下腺管
31	大後頭神経，後頭前頭筋の後頭筋
32	**顔面神経**の出口
33	浅側頭動脈，大耳介神経
34	耳下腺
35	胸鎖乳突筋，外頸動脈
36	顔面神経の頸枝

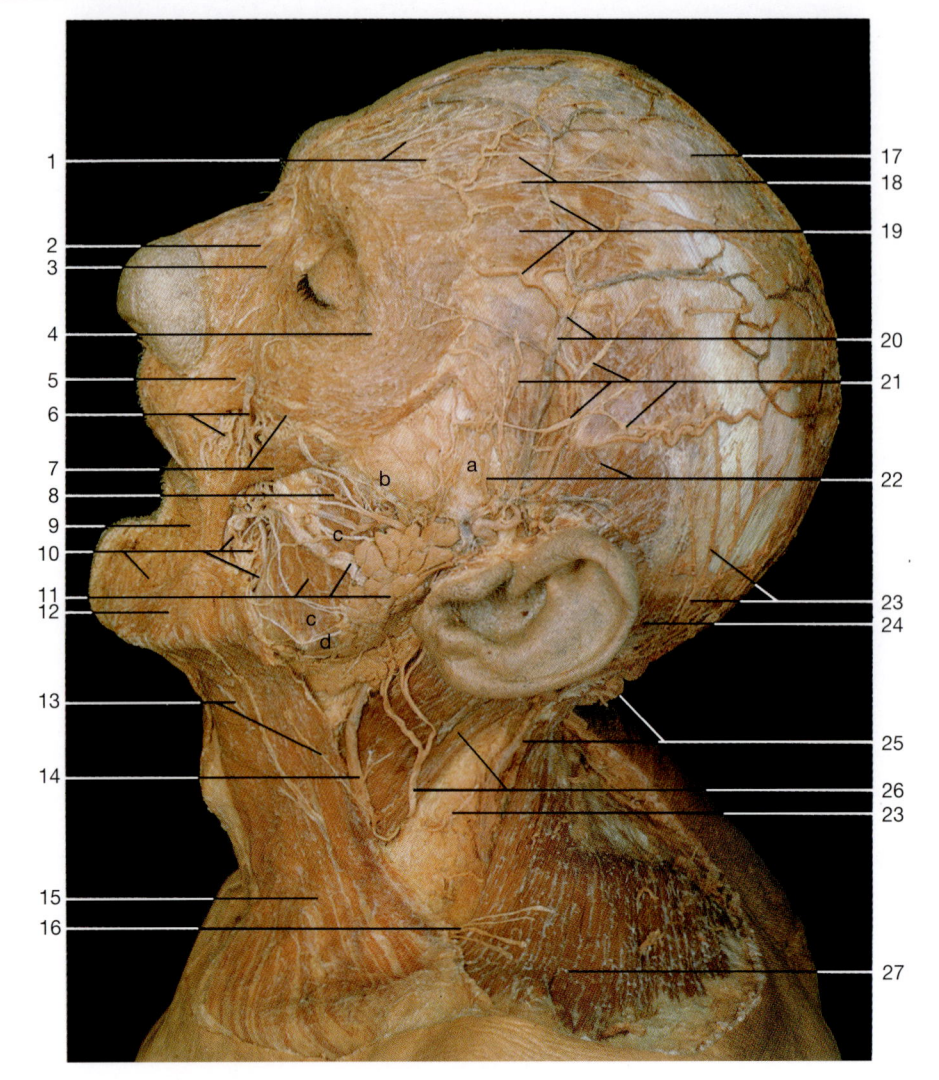

図 8.12　頭頸部浅層の筋　顔面神経の分枝を示す．
a＝側頭枝，b＝頬骨枝，c＝頬筋枝，d＝下顎縁枝

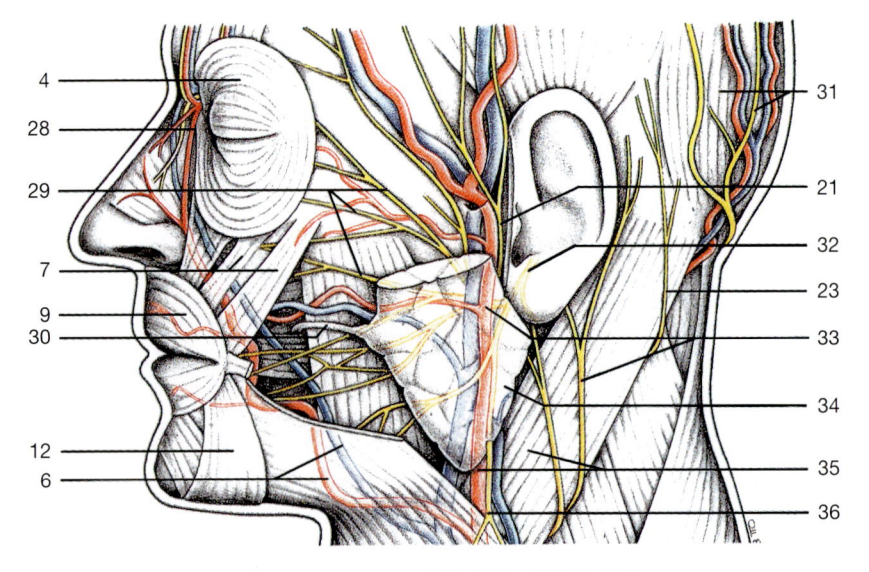

図 8.13　頭部表層の神経と血管

頭頸部の神経とリンパ節　101

1　耳下腺リンパ節
2　顎下リンパ節
3　オトガイ下リンパ節
4　上深頸リンパ節，頸リンパ本幹
5　下深頸リンパ節
6　**胸管**
7　上縦隔リンパ節
8　気管支縦隔リンパ本幹
9　耳介後リンパ節
10　鎖骨上リンパ節
11　左鎖骨下リンパ本幹
12　顔面静脈
13　後頭リンパ節
14　内頸静脈
15　深頸リンパ節
　　a　頸静脈二腹筋リンパ節
　　b　頸静脈肩甲舌骨筋リンパ節
16　外頸静脈
17　頸リンパ本幹
18　三角筋胸筋リンパ節
19　鎖骨下静脈
20　左腕頭静脈

＊乳腺のリンパ節については74頁参照．

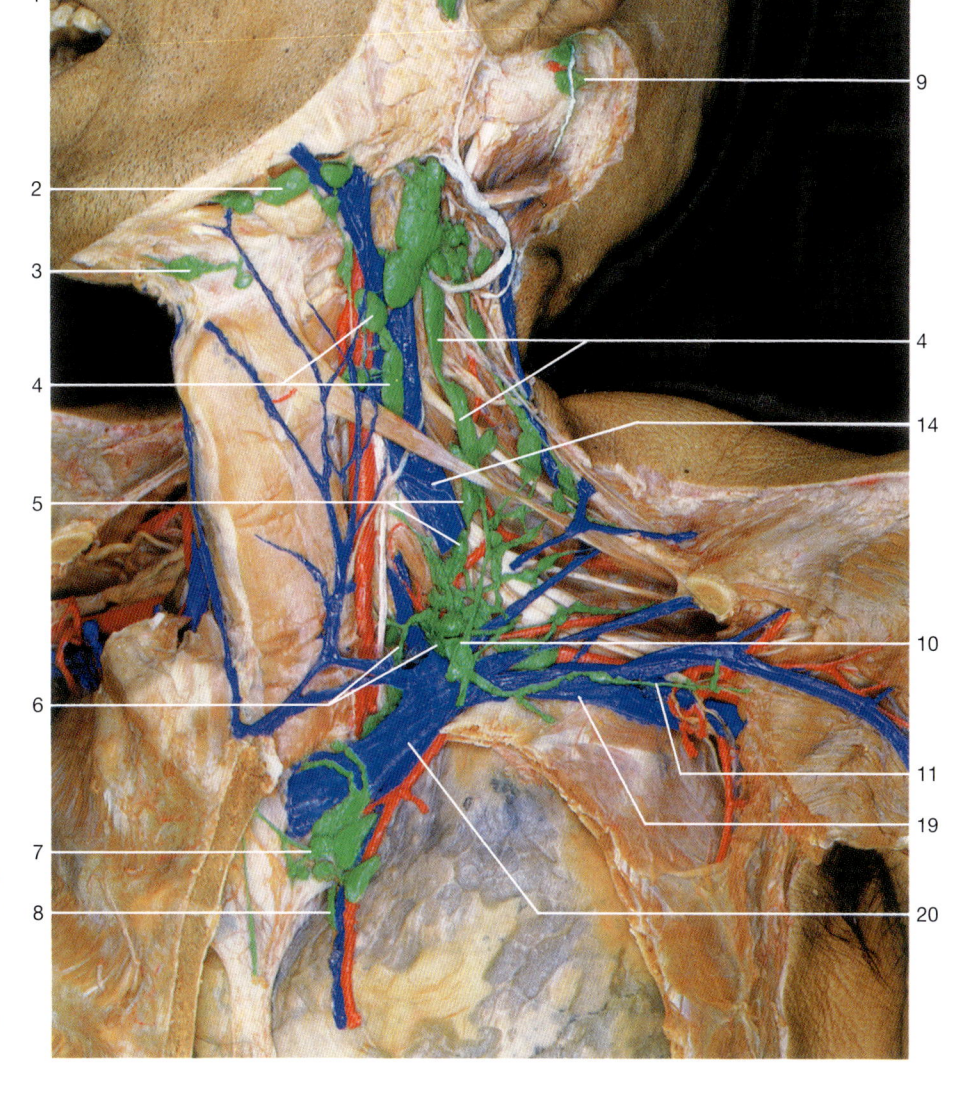

図8.14　**左側頸部のリンパ節とリンパ管**　胸鎖乳突筋と鎖骨を切除し，前胸壁を開く．内頸静脈の下部を切除して胸管を示す．リンパ管は緑色に着色，動脈は赤色，静脈は青色にそれぞれ着色．

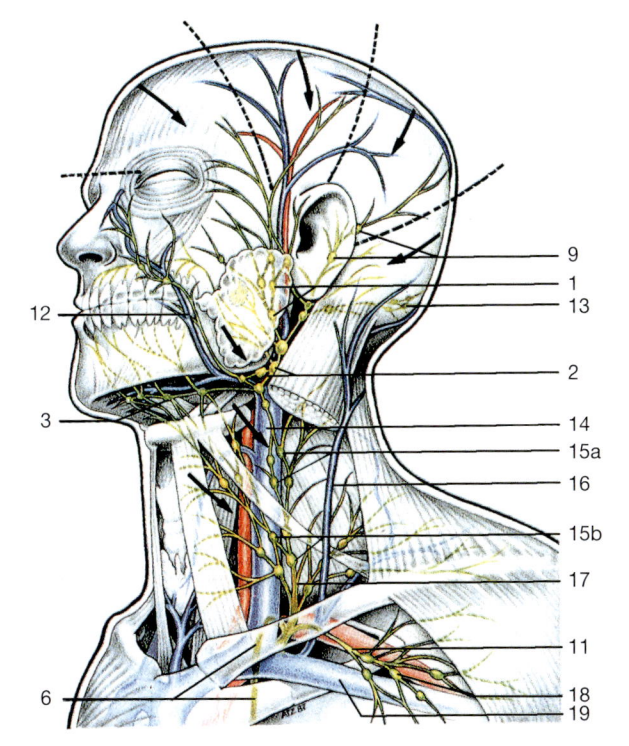

図8.15　**頸部リンパの流れ**　点線＝リンパの流域の境界，矢印＝リンパの流れる方向

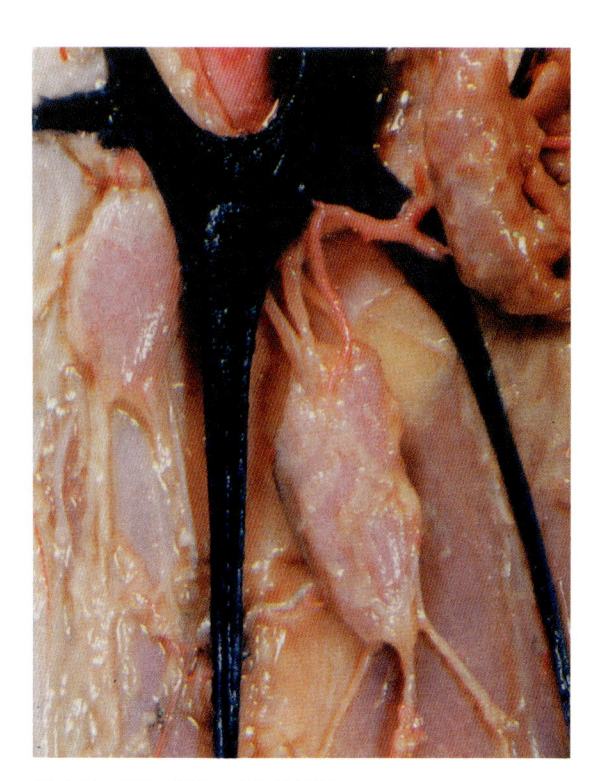

図8.16　**リンパ節**　青色は静脈

102　頭頸部

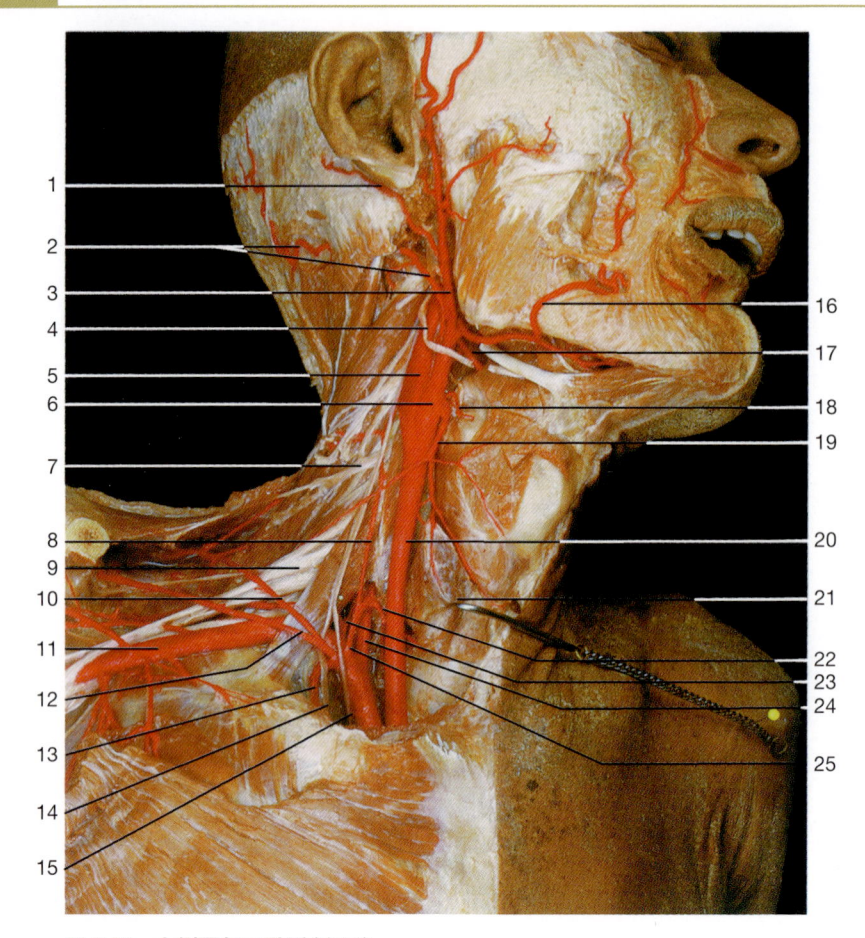

図 8.17　右側頸部の動脈（表層）

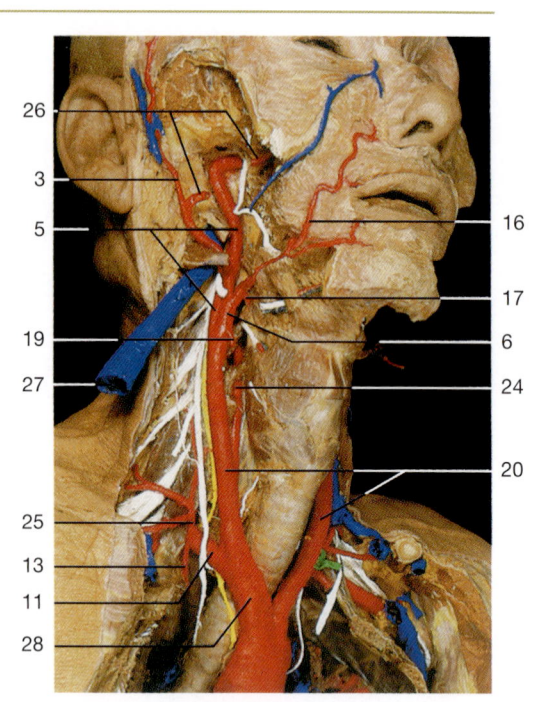

図 8.18　右側頸部の動脈（深層）
顎動脈(26)を切断して内頸動脈(5)を現す．
黄＝交感神経幹
緑＝リンパ本幹
白＝神経

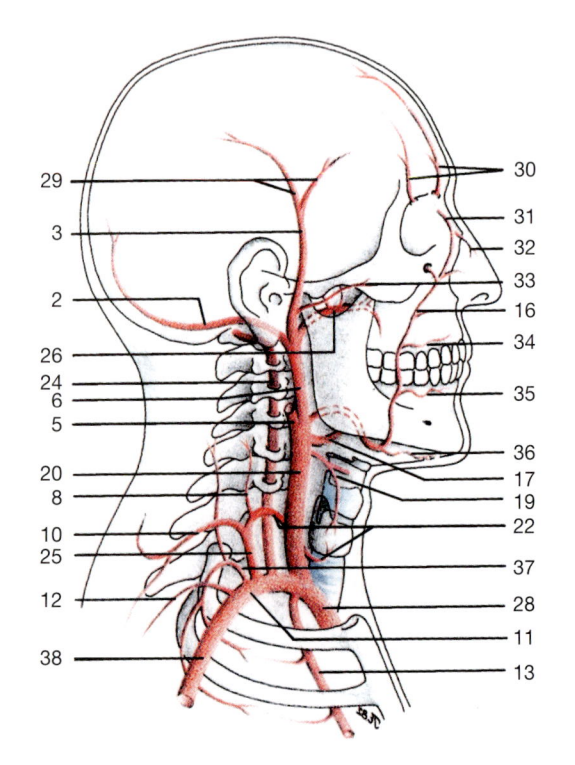

図 8.19　頭頸部の動脈

1	後耳介動脈	20	**総頸動脈**
2	後頭動脈	21	甲状腺
3	浅側頭動脈	22	下甲状腺動脈
4	舌下神経	23	深頸動脈
5	**内頸動脈**	24	椎骨動脈
6	**外頸動脈**	25	甲状頸動脈
7	頸神経叢	26	顎動脈
8	上行頸動脈	27	内頸静脈
9	腕神経叢	28	**腕頭動脈**
10	浅頸動脈	29	浅側頭動脈の前頭枝と頭頂枝
11	鎖骨下動脈	30	眼窩上動脈，滑車上動脈
12	肩甲上動脈	31	眼角動脈
13	内胸動脈	32	鼻背動脈
14	迷走神経	33	顔面横動脈
15	横隔神経	34	上唇動脈
16	顔面動脈	35	下唇動脈
17	舌動脈	36	オトガイ下動脈
18	上喉頭動脈	37	肋頸動脈
19	上甲状腺動脈	38	腋窩動脈

頸部の血管 103

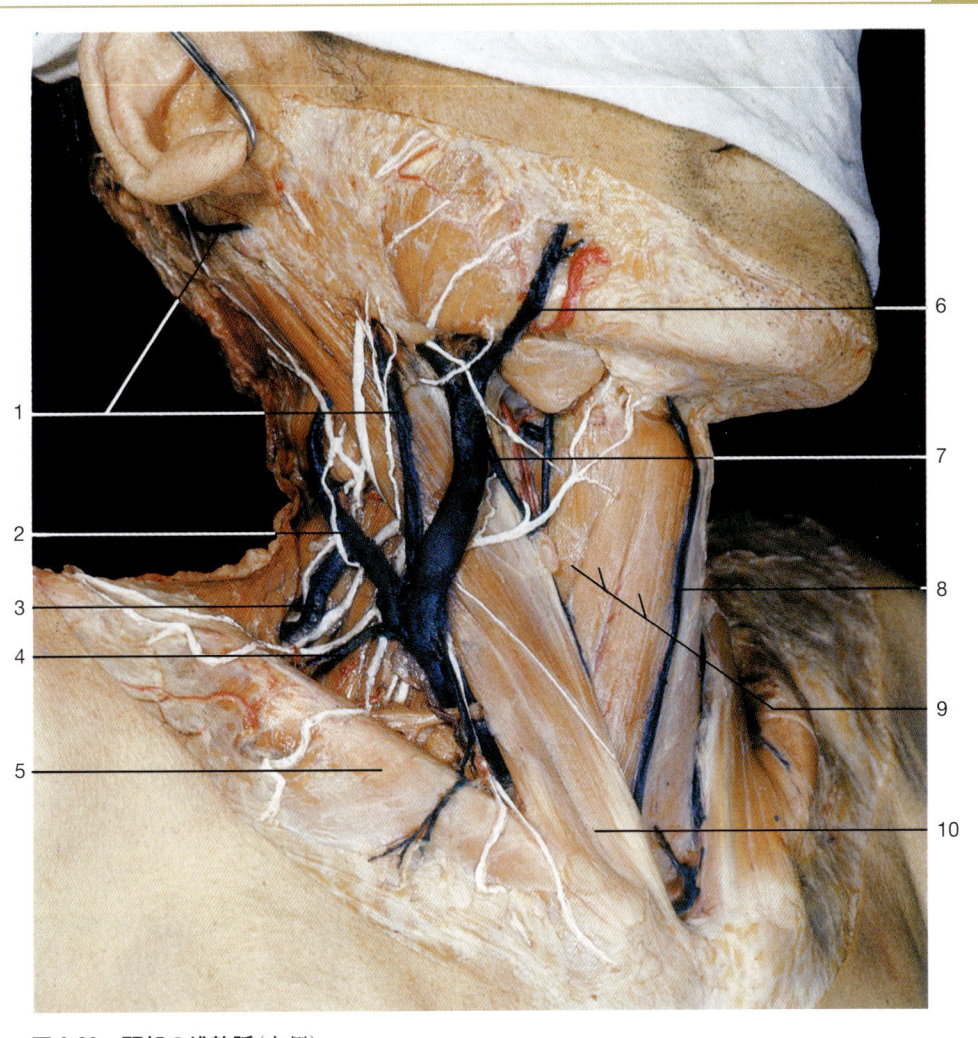

図 8.20 頸部の浅静脈（右側）

1	後耳介静脈	13	僧帽筋
2	後頭静脈	**14**	**内頸静脈**
3	頸横静脈	15	鎖骨下静脈
4	肩甲上静脈	16	眼窩上静脈
5	鎖骨	17	中側頭静脈
6	顔面静脈	18	眼角静脈
7	**外頸静脈**	19	上唇静脈
8	前頸静脈	20	下唇静脈
9	舌骨下筋	21	オトガイ下静脈
10	胸鎖乳突筋	22	上甲状腺静脈
11	浅側頭静脈	23	頸静脈弓
12	下顎後静脈	24	翼突筋静脈叢

図 8.21 頭頸部の静脈
胸鎖乳突筋の一部を切除し，内頸静脈(14)を現す．翼突筋静脈叢(24)は，後方は顎静脈により下顎後静脈(12)と連絡し，前方は深顔面静脈により顔面静脈(6)と連絡する．

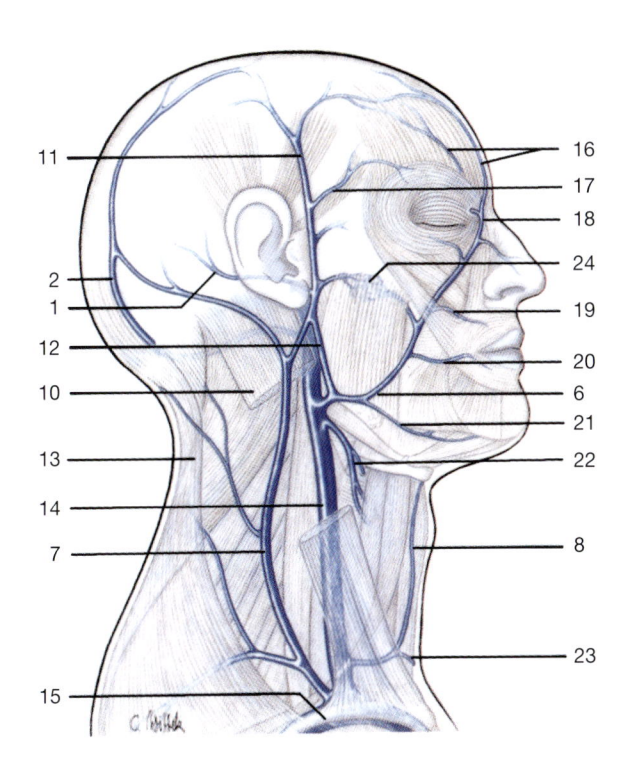

104　頭頸部

1	大脳半球
2	眼窩上神経
3	涙腺神経
4	涙腺
5	眼球
6	**視神経**（Ⅱ），短毛様体神経
7	前篩骨神経の外鼻枝
8	毛様体神経節
9	頬骨神経
10	眼窩下神経
11	眼窩下神経の終枝
12	翼口蓋神経節・神経
13	後上歯槽枝
14	上歯神経叢
15	頬筋，頬神経
16	下歯神経叢
17	オトガイ孔，オトガイ神経
18	顎二腹筋の前腹
19	**眼神経**（三叉神経の第1枝）
20	**動眼神経**（Ⅲ）
21	**滑車神経**（Ⅳ）
22	**三叉神経**（Ⅴ），橋
23	**上顎神経**（三叉神経の第2枝）
24	**三叉神経節**
25	**下顎神経**（三叉神経の第3枝）
26	耳介側頭神経
27	外耳道（切断）
28	舌神経，鼓索神経
29	顎舌骨筋神経
30	内側翼突筋
31	下歯槽神経
32	顎二腹筋の後腹
33	茎突舌骨筋
34	顎下腺
35	胸鎖乳突筋
36	前頭神経
37	涙腺神経
38	翼口蓋神経節
39	耳神経節の位置（裏側にある）
40	**視神経**（Ⅱ）
41	**三叉神経**（Ⅴ）

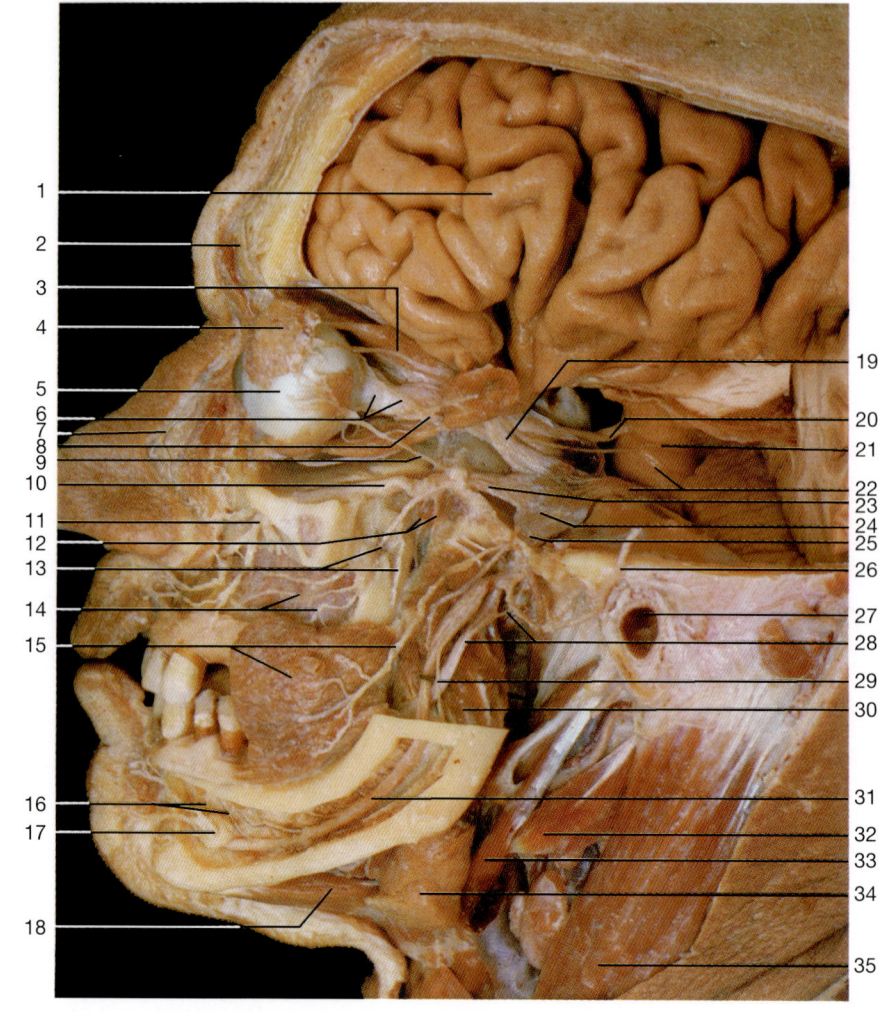

図 8.22　**三叉神経**（Ⅴ）　頭蓋腔と眼窩の側壁および頬骨弓，下顎枝を切除し，下顎管を開放して内部の神経，血管を示す．

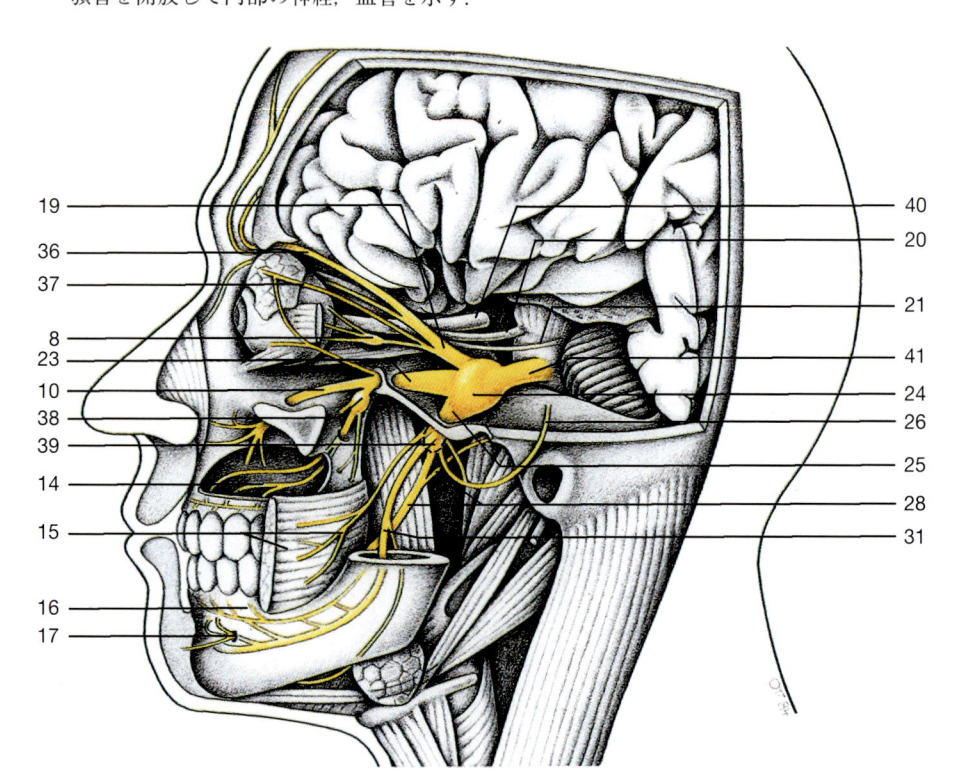

図 8.23　**視神経**（Ⅱ），**動眼神経**（Ⅲ），**滑車神経**（Ⅳ），および**三叉神経**（Ⅴ）

脳神経 105

1 大脳鎌
2 大脳の後頭葉
3 直静脈洞
4 小脳テント
5 横静脈洞
6 **中脳**の下丘
7 菱形窩
8 **延髄**
9 顎二腹筋の後腹
10 内頸動脈
11 咽頭
12 舌骨の大角
13 **滑車神経**(Ⅳ)
14 **顔面神経**(Ⅶ)，**内耳神経**(Ⅷ)
15 **舌咽神経**(Ⅸ)
16 **副神経**(Ⅺ)
17 **舌下神経**(Ⅻ)
18 **迷走神経**(Ⅹ)，内頸動脈
19 外頸動脈
20 交感神経幹，上頸神経節
21 頸神経ワナ
22 嗅溝
23 眼窩回
24 側頭葉
25 直回
26 嗅三角，下側頭溝
27 内側後頭側頭回
28 海馬傍回，乳頭体，脚間窩
29 **橋**，大脳脚
30 **外転神経**(Ⅵ)
31 **錐体**
32 オリーブ
33 頸神経
34 **小脳**
35 小脳扁桃
36 後頭葉
37 大脳縦裂
38 **嗅球**(嗅神経はここに入る約20本の細い線維)
39 前頭葉の眼窩溝
40 嗅索
41 **視神経**(Ⅱ)と前有孔質(血管の出る孔)
42 視[神経]交叉，下垂体茎
43 視索
44 **動眼神経**(Ⅲ)
45 **三叉神経**(Ⅴ)
46 **顔面神経**(Ⅶ)
47 **内耳神経**(Ⅷ)
48 小脳の片葉
49 **舌咽神経**(Ⅸ)，**迷走神経**(Ⅹ)
50 小脳虫部

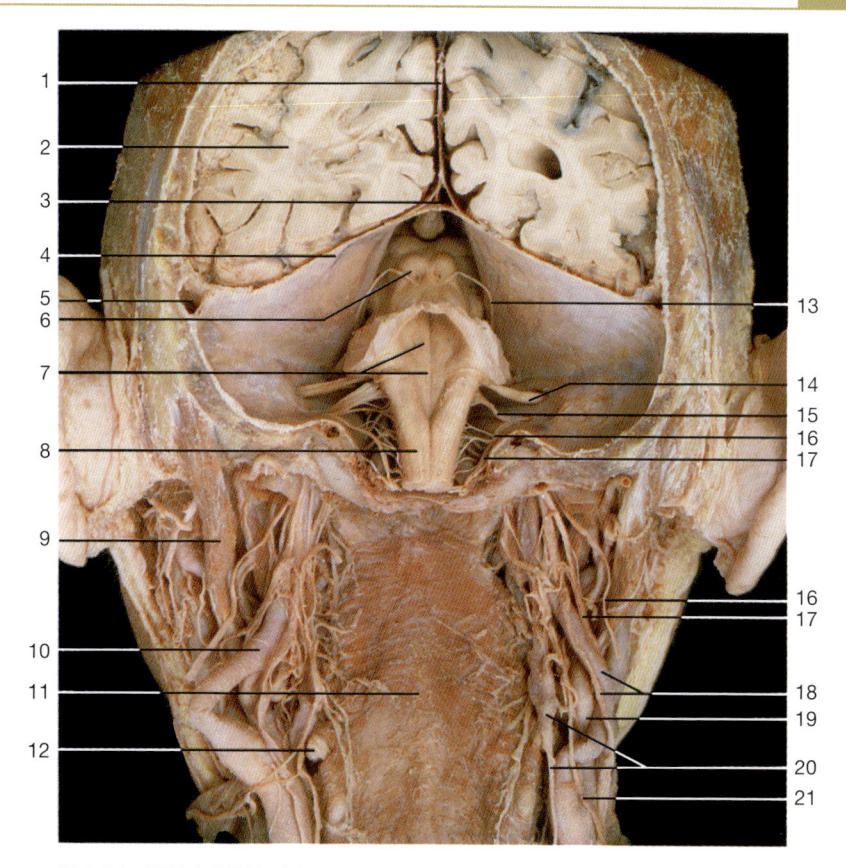

図8.24 **脳幹と脳神経**(後方から見る)
頭蓋腔を開いて，小脳を除去したところ．

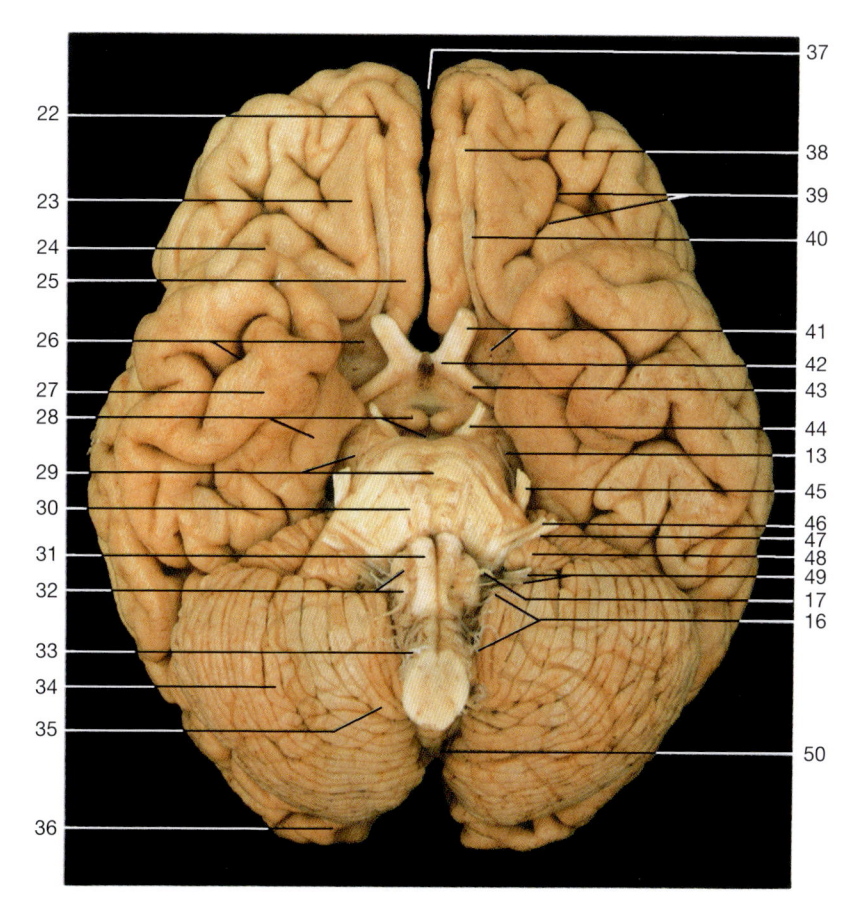

図8.25 **脳神経** 脳の下面，図の上が前方．

106 頭頸部

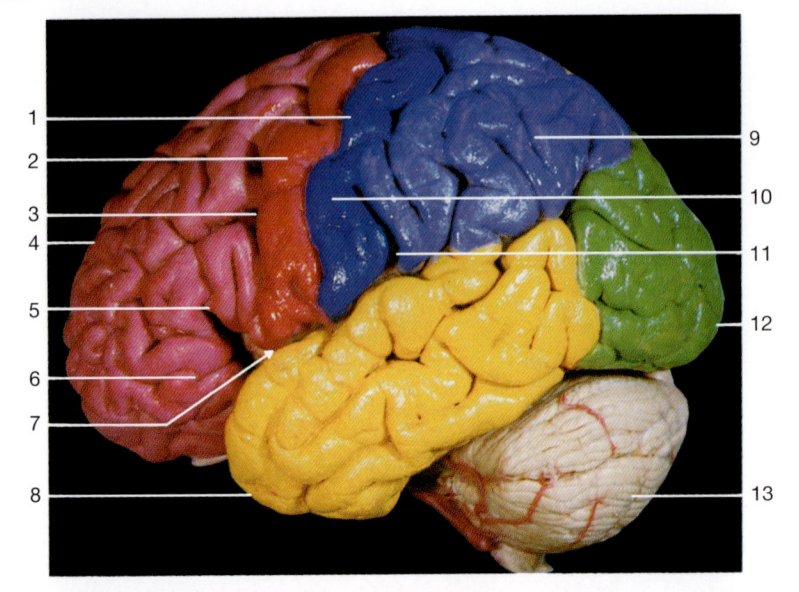

図8.26 **大脳の左半球**（側面） 図の左方が前方，各葉ごとに色分けしてある．

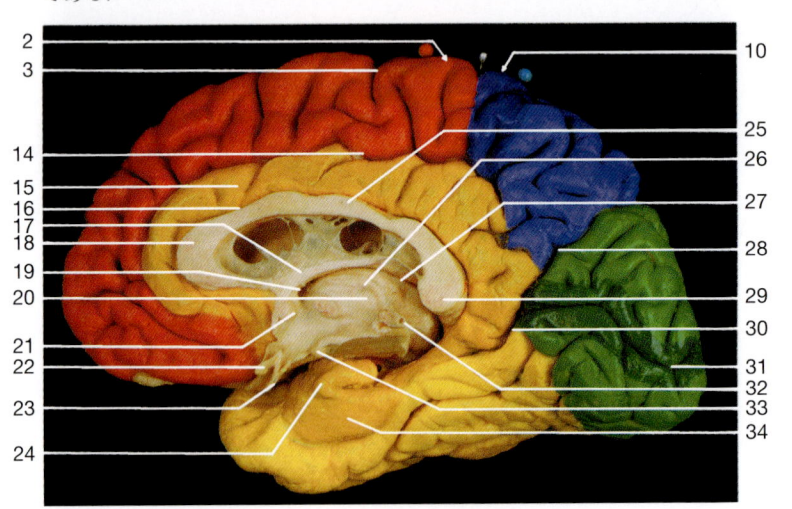

図8.27 **大脳の右半球** 正中で切半し，内側から見たところ．脳幹は中脳において切断し，小脳も除いてある．

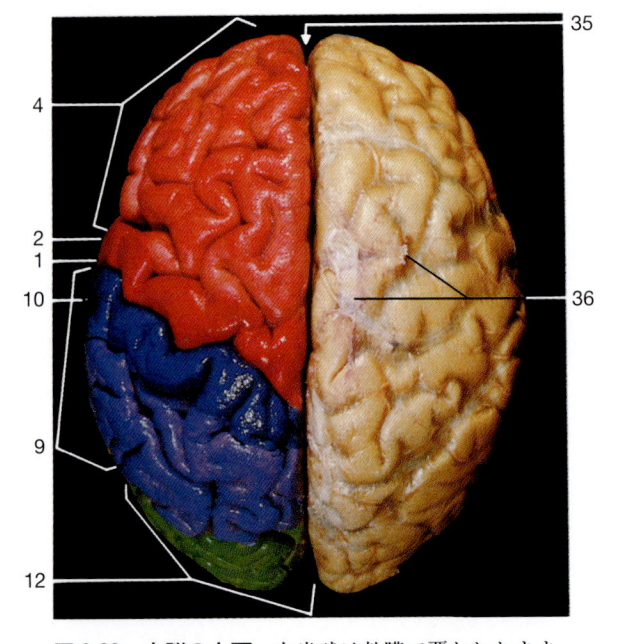

図8.28 **大脳の上面** 右半球は軟膜で覆われたまま．クモ膜顆粒に注意．

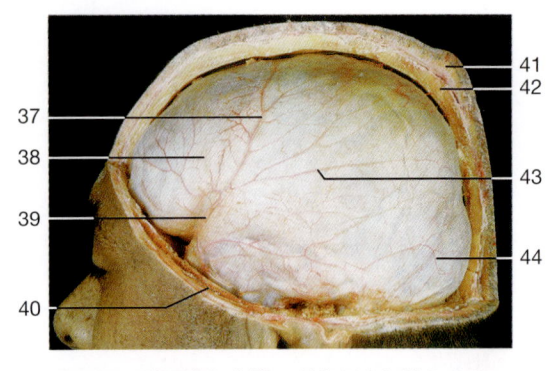

図8.29 **脳硬膜と血管** 頭蓋冠を切除したところ．

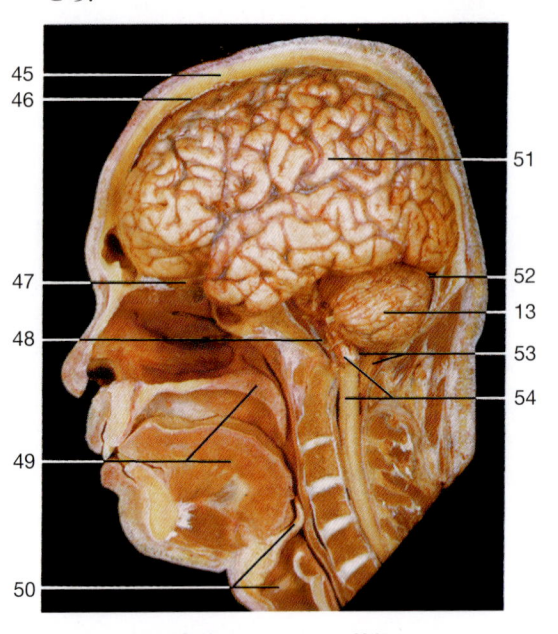

図8.30 **脳が頭蓋腔に収まった状態** 顔面部と頸部は切半されている．

1 **中心溝**	21 前交連	38 脳硬膜
2 **中心前回**（濃赤）	22 視[神経]交叉	39 中硬膜動脈
3 中心前溝	23 漏斗（下垂体茎）	40 板間層
4 **前頭葉**（桃）	24 鈎	41 皮膚
5 上行枝	25 **脳梁幹**	42 頭蓋冠
6 前枝	26 **視床と第三脳室との位置**	43 中硬膜動・静脈の頭頂枝
7 **外側溝**	27 視床髄条	44 硬膜で覆われた左大脳半球の後頭極
8 **側頭葉**（黄）	28 頭頂後頭溝	45 頭蓋冠と皮膚
9 **頭頂葉**（青）	29 脳梁膨大	46 硬膜（切断）
10 **中心後回**（濃青）	30 鳥距溝と頭頂後頭溝との連絡	47 嗅球
11 中心後溝	31 鳥距溝	48 脳底動脈
12 **後頭葉**（緑）	32 松果体	49 軟口蓋，舌
13 小脳	33 乳頭体	50 喉頭蓋，声帯
14 帯状溝	34 海馬傍回（黄褐色）	51 大脳
15 **帯状回**（褐色）	35 **大脳縦裂**	52 小脳テント
16 脳梁溝	36 **クモ膜顆粒**	53 小脳延髄槽
17 脳弓	37 中硬膜動・静脈の前頭枝	54 延髄，脊髄
18 脳梁膝		
19 室間孔		
20 視床間橋		

脳，脳幹　107

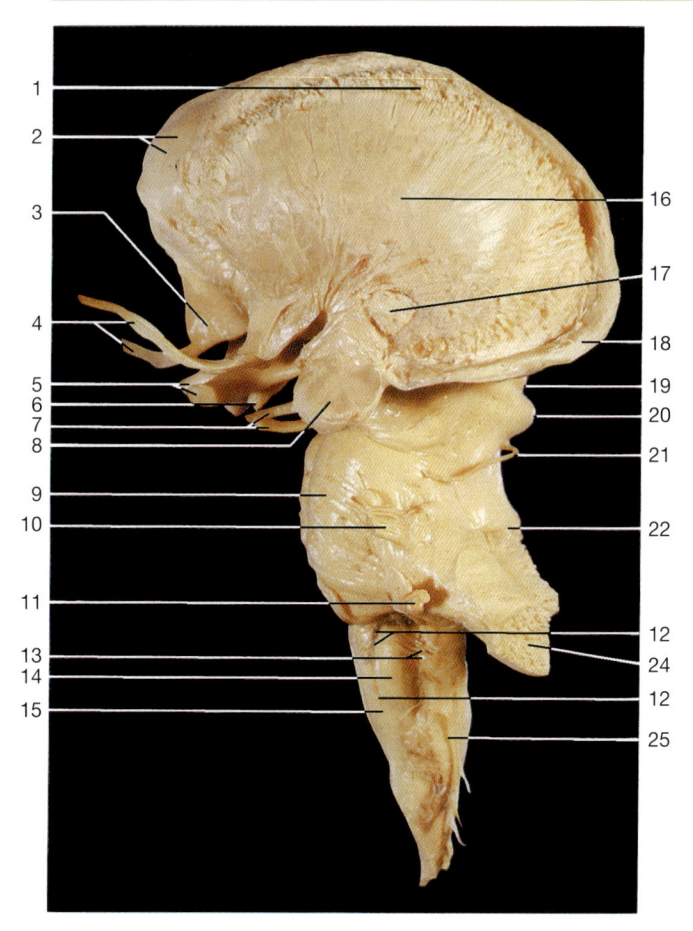

図 8.31　**脳幹**(左側面)　小脳脚を切断し，小脳半球をとり外す．大脳半球はレンズ核と尾状核から外側を除去されてある．

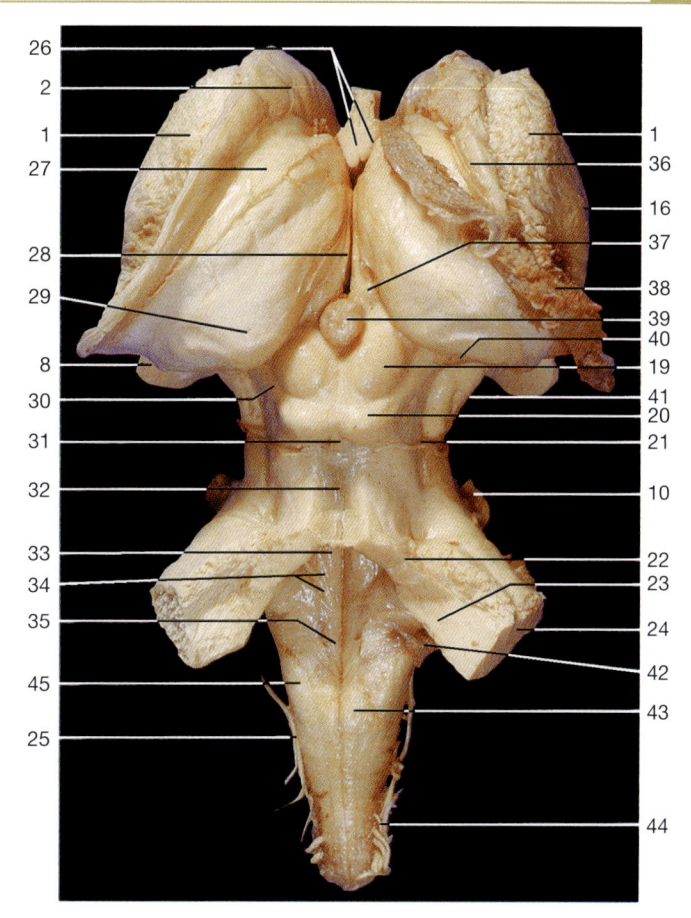

図 8.32　**脳幹**(後面)　小脳を切除して第四脳室底を示す．

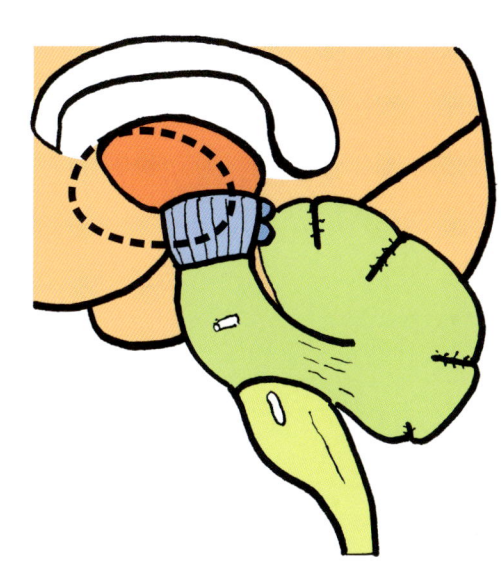

1　内包	25　副神経
2　尾状核頭	26　脳弓柱(切断)
3　嗅三角	27　付着板
4　嗅索	28　**第三脳室**
5　視神経	29　**視床枕**
6　漏斗(下垂体茎)	30　下丘腕
7　動眼神経	31　上髄帆小帯
8　扁桃体	32　上髄帆
9　**橋**	33　顔面神経丘
10　三叉神経	34　視床髄条，**菱形窩**
11　顔面神経，内耳神経	35　舌下神経三角
12　舌下神経	36　分界条，視床線条体静脈
13　舌咽神経，迷走神経	37　手網三角
14　オリーブ	38　[側脳室]脈絡叢
15　**延髄**	39　**松果体**
16　レンズ核	40　内側膝状体
17　前交連	41　**大脳脚**
18　尾状核尾	42　第四脳室脈絡叢
19　上丘	43　薄束結節
20　下丘	44　頸神経の後根
21　滑車神経	45　楔状束結節
22　上小脳脚	
23　下小脳脚	
24　中小脳脚	

点線はレンズ核(16)の位置を示す．視床より手前にある．

Ⅰ．前脳 prosencephalon	1．終脳 telencephalon (大脳半球，線条体など)
	2．間脳 diencephalon (視床，視床後部，視床下部など)
Ⅱ．中脳 mesencephalon	3．中脳 mesencephalon (蓋板，大脳脚，中脳被蓋)
Ⅲ．菱脳 rhombencephalon	4．後脳 metencephalon(橋，小脳)
	5．髄脳 myelencephalon(延髄)

Ⅰ〜Ⅲ：一次脳胞　　1〜5：二次脳胞

間脳，中脳，橋および延髄を一緒にして**脳幹** brain stem ともいう．

108　頭頸部

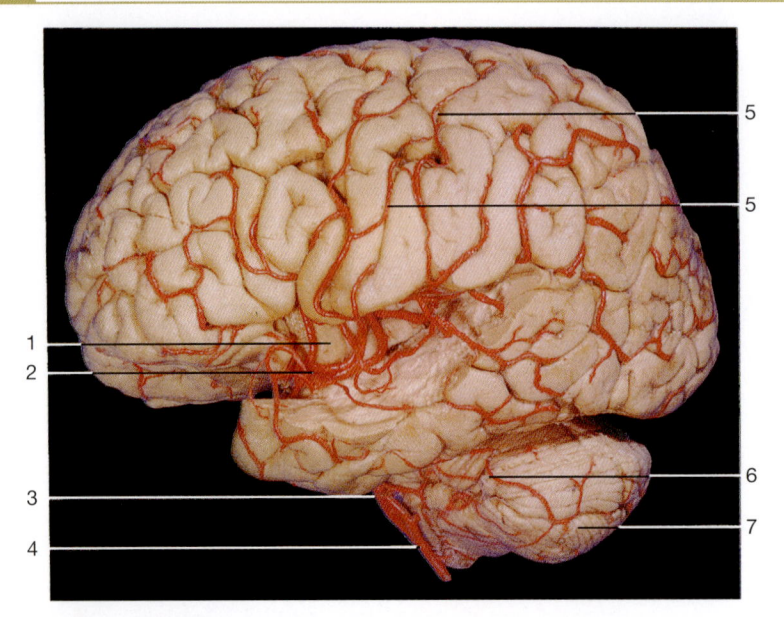

図 8.33　脳の動脈（左側面）
側頭葉の上部を切り欠いて島と大脳動脈を現す．

1　島
2　**中大脳動脈**
　a　頭頂枝
　b　側頭枝
3　**脳底動脈**
4　椎骨動脈
5　中心溝
6　上小脳動脈
7　小脳
8　**前大脳動脈**
9　眼動脈
10　**内頸動脈**
11　後交通動脈
12　**後大脳動脈**
13　**前下小脳動脈**
14　**後下小脳動脈**
15　嗅索
16　視神経
17　漏斗（下垂体茎）
18　動眼神経，後交通動脈
19　外転神経
20　前脊髄動脈
21　前交通動脈
22　**橋と上小脳動脈**
23　橋動脈（橋枝）
24　延髄（断面）
25　後脊髄動脈

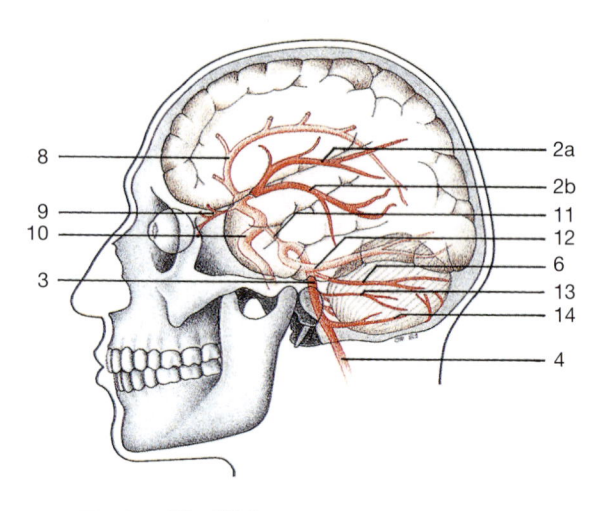

図 8.34　脳の動脈
内頸動脈と椎骨動脈の主な枝を示す．

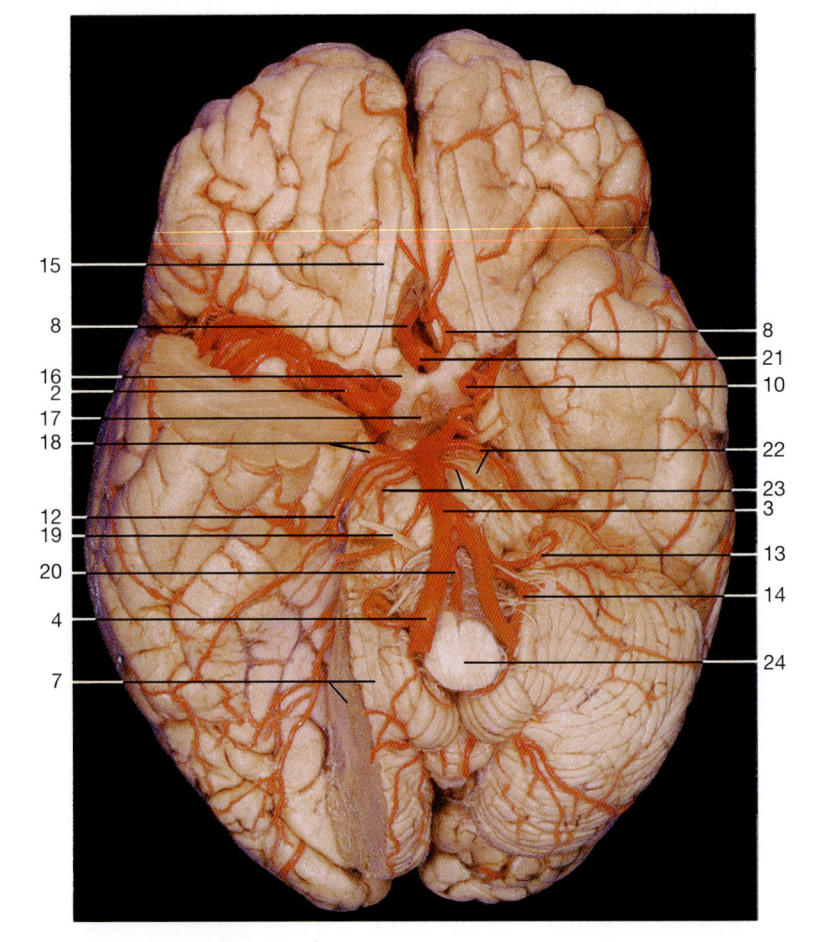

図 8.35　脳の動脈（下面）
上方が前頭葉．右側頭葉の先端と右小脳半球の一部を切除．

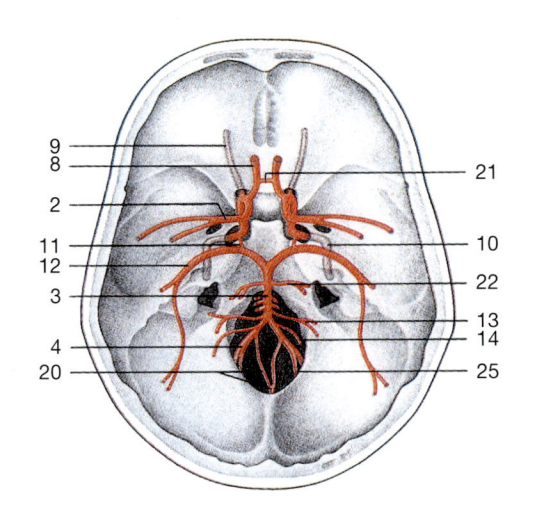

図 8.36　大脳動脈輪（ウィリス動脈輪）
頭蓋底を上方から見たところ．

脳の動脈，脳室　109

脳脊髄液は腔室内にある[側脳室]脈絡叢で作られ，クモ膜顆粒により吸収されて静脈に導かれるとされている．

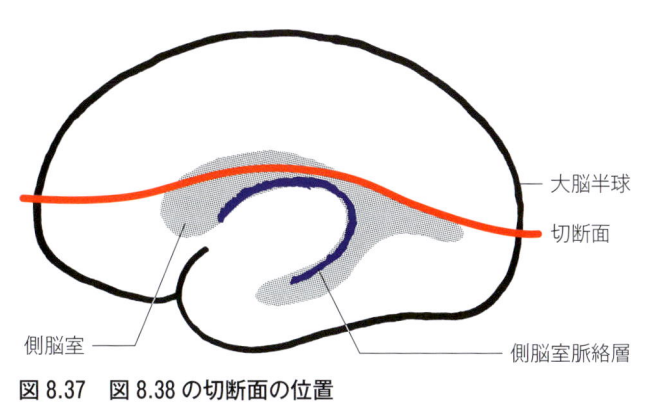

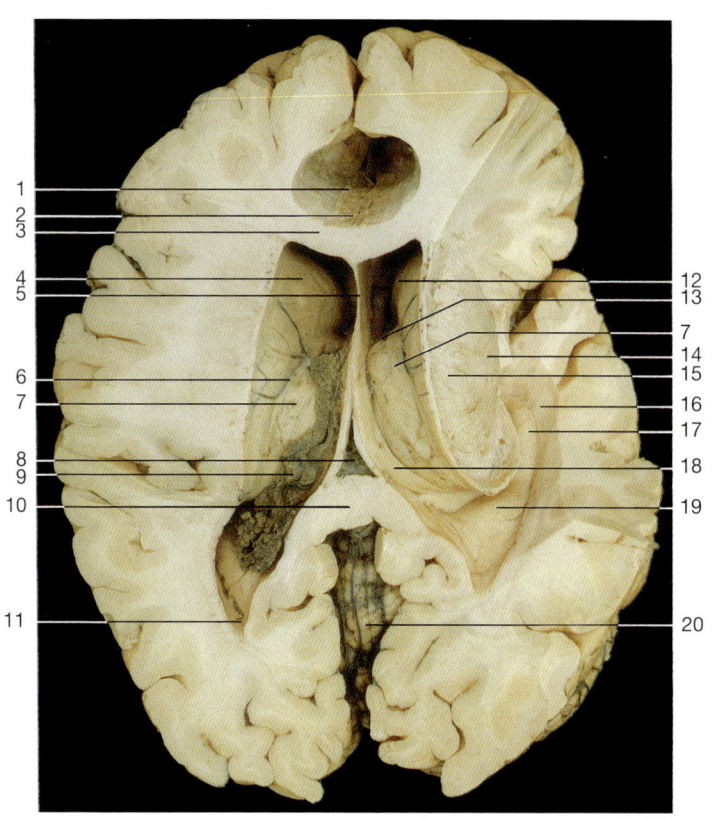

図 8.37　図 8.38 の切断面の位置

図 8.38　側脳室と大脳核（上から見る）　脳梁幹を切除．右側脳室は全部開放し，右側では島を除去してレンズ核と内包を露出してある．脳脊髄液は脈絡叢から分泌され，静脈洞の中にあるクモ膜顆粒から静脈の中に吸収される．

1　外側縦条
2　内側縦条
3　脳梁膝
4　尾状核頭
5　透明中隔
6　分界条，視床線条体静脈（分界静脈）
7　視床
8　第三脳室脈絡叢
9　[側脳室]脈絡叢
10　脳梁膨大
11　側脳室の後角
12　側脳室の前角
13　室間孔
14　レンズ核の被殻
15　内包
16　側脳室の下角
17　海馬足
18　脳弓
19　側副隆起
20　軟膜に覆われた小脳虫部
21　中心溝
22　中心前回
23　中心前溝
24　前頭葉
25　頭頂葉
26　中心後回
27　中心後溝
28　後頭葉
29　上前頭溝
30　中前頭回
31　月状溝
32　大脳縦裂
33　クモ膜顆粒

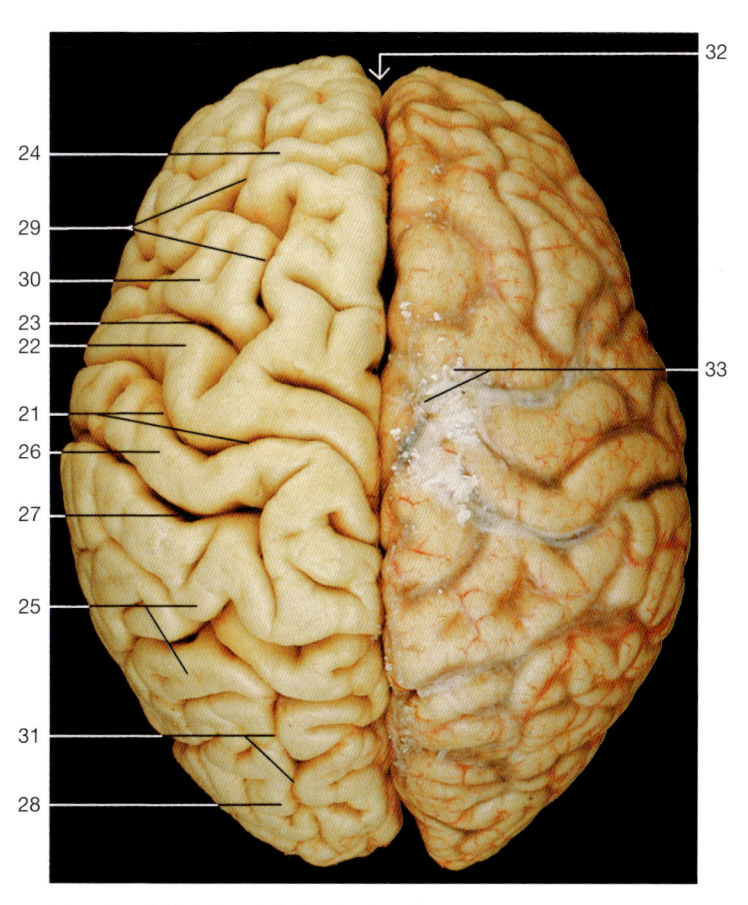

図 8.39　大脳上面　右半球は軟膜で覆われている．

頭頸部

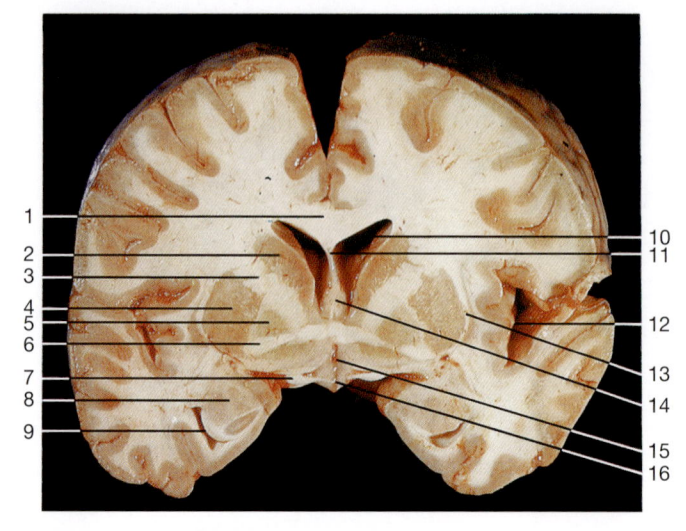

図 8.40 脳の前頭断面（前交連を通る面）

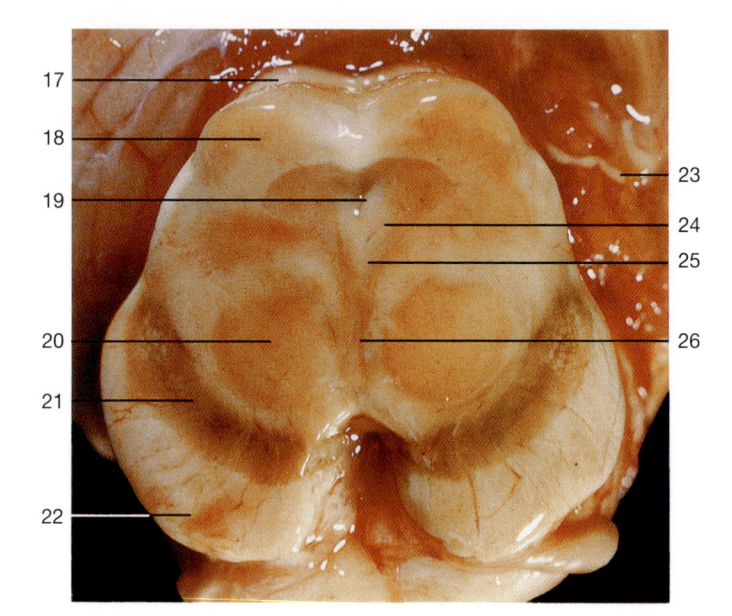

図 8.41 中脳の断面（上丘を通る面，上から見る）

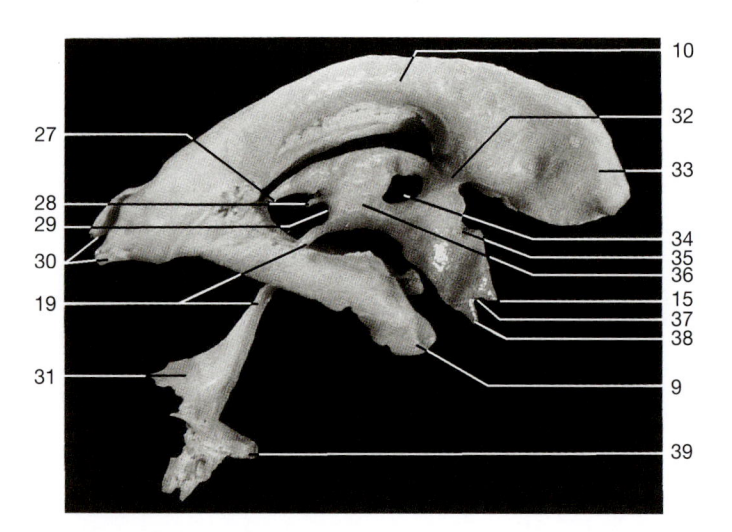

図 8.42 脳室の鋳型　右側から見たところ．向かって右が前になる．

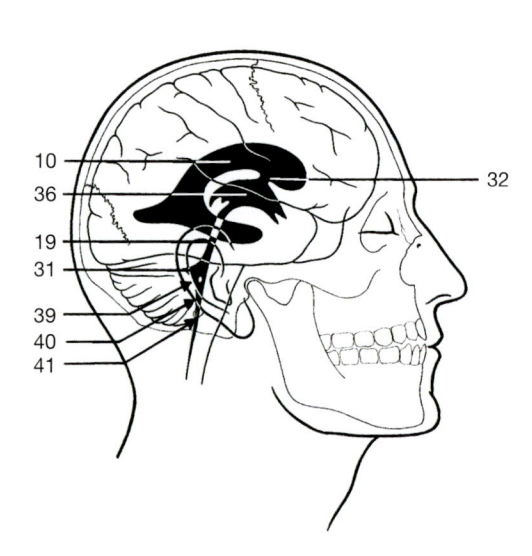

図 8.43 脳室の投影図

1 脳梁膝
2 **尾状核**頭
3 **内包**
4 被殻 ｜ レンズ核
5 淡蒼球 ｜
6 前交連
7 視索
8 **扁桃体**
9 側脳室の下角
10 **側脳室**
11 透明中隔
12 島
13 外包
14 脳弓柱
15 視交叉陥凹
16 漏斗
17 下丘
18 上丘
19 **中脳水道**
20 **赤核**
21 **黒質**
22 **大脳脚**
23 滑車神経
24 中心灰白質
25 動眼神経核（Edinger-Westphal 核）
26 動眼神経根
27 松果体上陥凹
28 松果体陥凹
29 後交連による切り込み
30 左右の側脳室の後角
31 **第四脳室**
32 **室間孔**（モンロ孔）
33 側脳室の前角
34 視床間橋の位置
35 前交連による切り込み
36 **第三脳室**
37 視［神経］交叉による切り込み
38 漏斗陥凹
39 第四脳室外側陥凹（外側口）（ルシュカ孔）
40 第四脳室正中口（マゲンディー孔）
41 小脳延髄槽

頭部と脳の断面　111

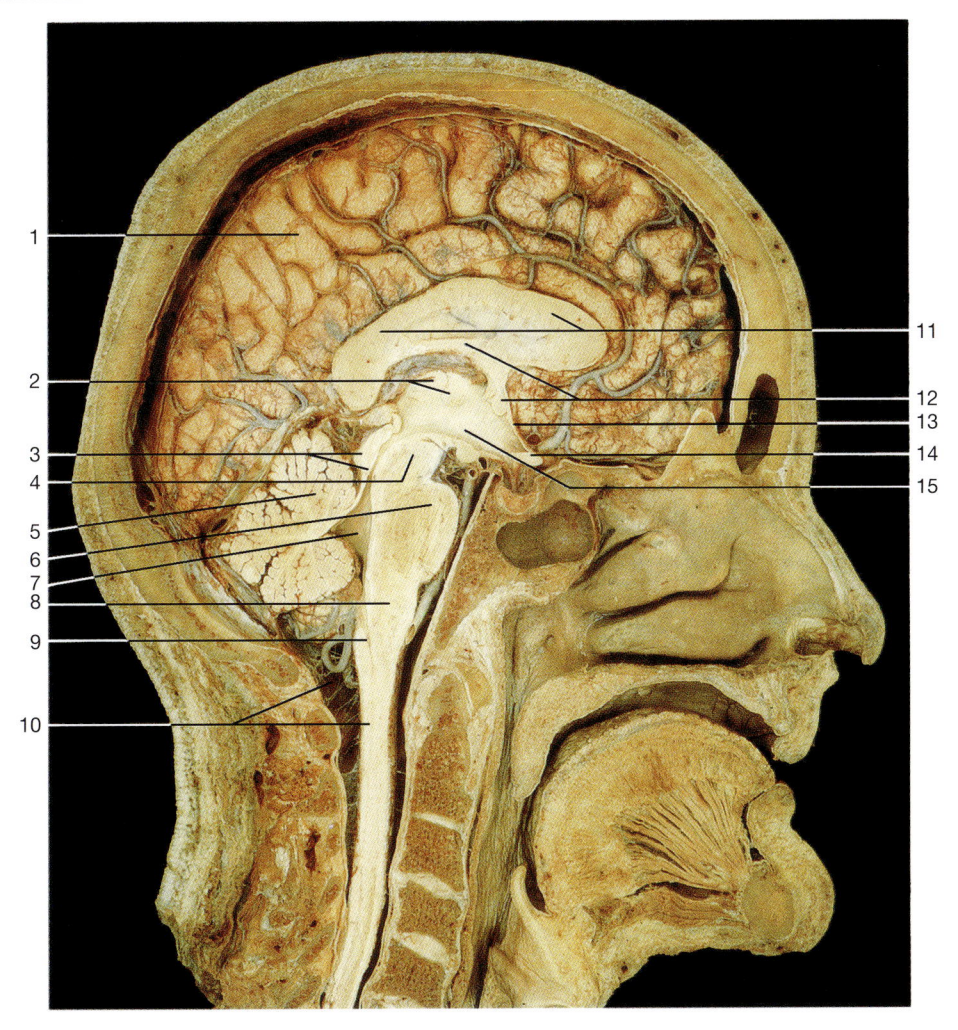

図 8.44　頭部の正中断面　大脳鎌は切除されている．

1　左大脳半球
2　視床，視床間橋，［側脳室］脈絡叢
3　中脳蓋の四丘体板または蓋板，中脳水道
4　**中脳**
5　小脳虫部
6　**橋**
7　**第四脳室**
8　**延髄**
9　中心管
10　**小脳延髄槽**，脊髄
11　**脳梁**
12　脳弓，前交連
13　終板
14　視［神経］交叉
15　**視床下部**（第三脳室）
16　大脳

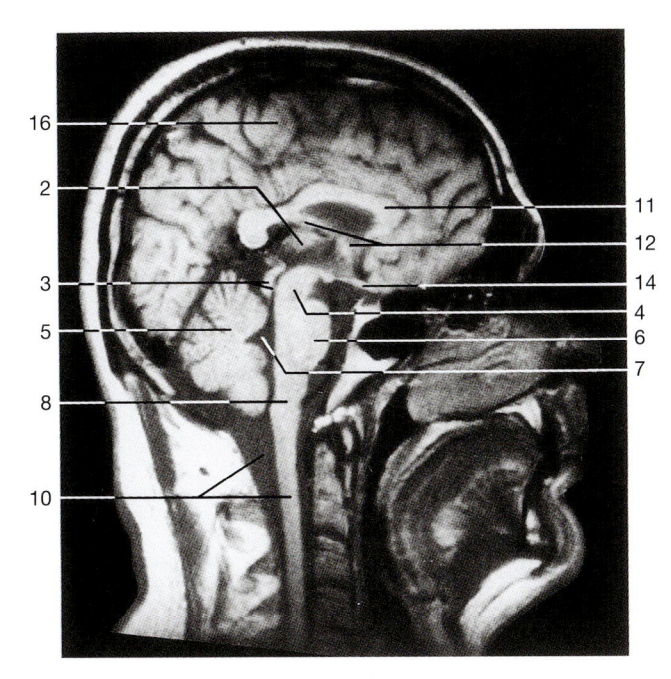

図 8.45　頭部の正中断面　MR 像．

112　頭頸部

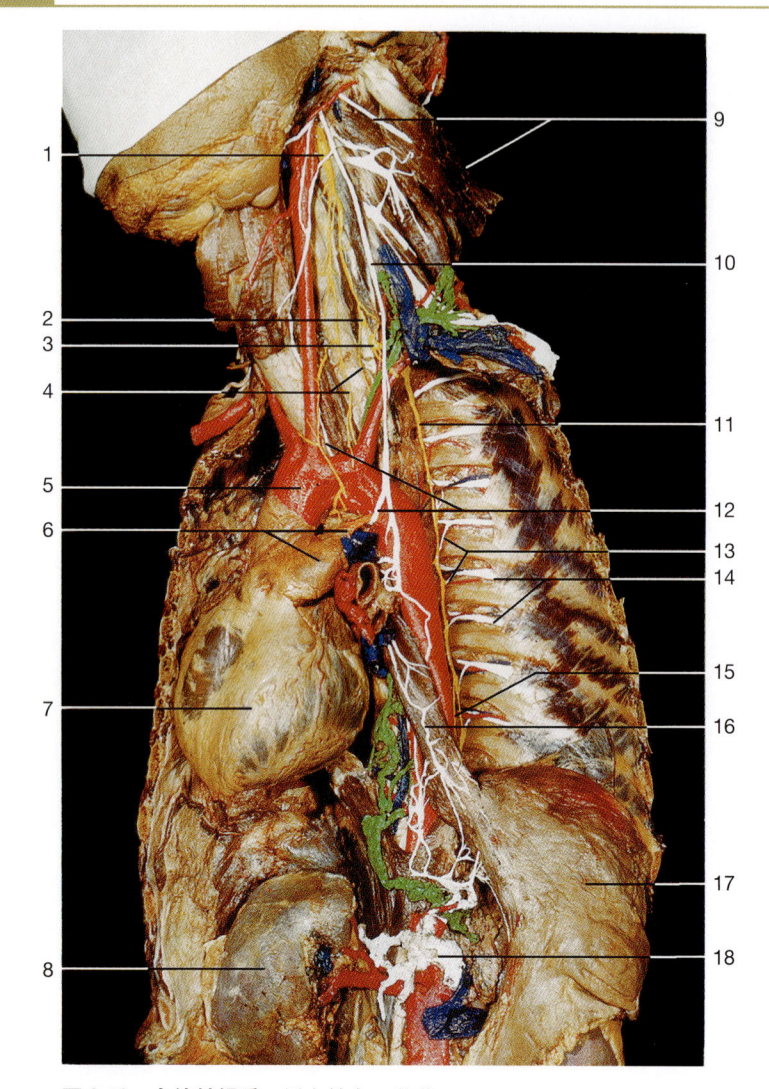

図 8.46　**自律神経系**　胃を外方に移動.
白＝迷走神経と脊髄神経，黄＝交感神経と神経節，緑＝リンパ本幹とリンパ節

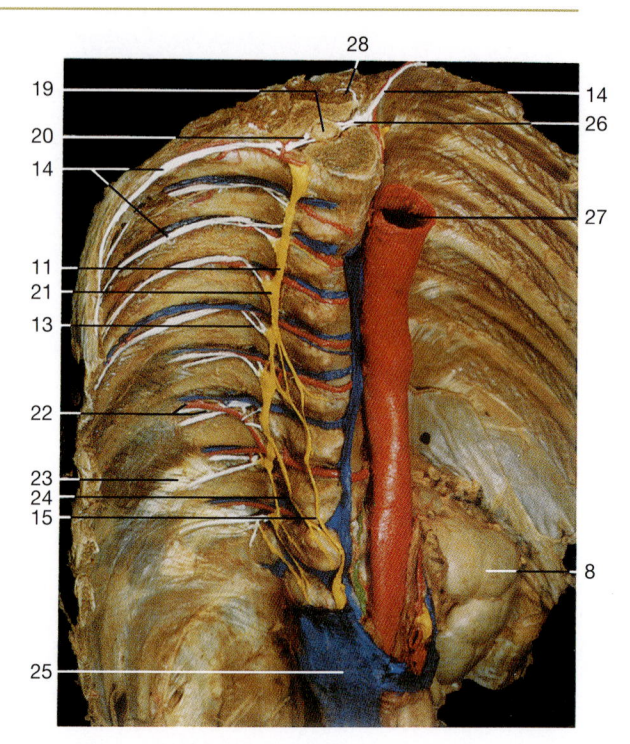

図 8.47　**胸部後壁**　第5胸椎の高さで横断して脊髄神経（白）と交感神経幹（黄）との連絡を示す.

1　交感神経幹の**上頸神経節**
2　交感神経幹の**中頸神経節**
3　交感神経幹の**下頸神経節**
4　心臓神経
5　大動脈弓
6　動脈管索，肺動脈[幹]
7　心臓
8　腎臓（右）
9　副神経，胸鎖乳突筋
10　**迷走神経**
11　**交感神経幹**
12　左反回神経
13　交通枝
14　**肋間神経**（脊髄神経の前枝）
15　**大内臓神経**
16　迷走神経の食道枝および**食道神経叢**
17　胃
18　**腹腔神経節**
19　**脊髄**
20　脊髄神経の**後根**
21　[交感神経]**幹神経節**
22　肋間動・静脈
23　肋下筋
24　**小内臓神経**
25　下大静脈
26　**脊髄神経節**
27　大動脈
28　**脊髄神経の後枝**
29　脊髄神経の**前根**

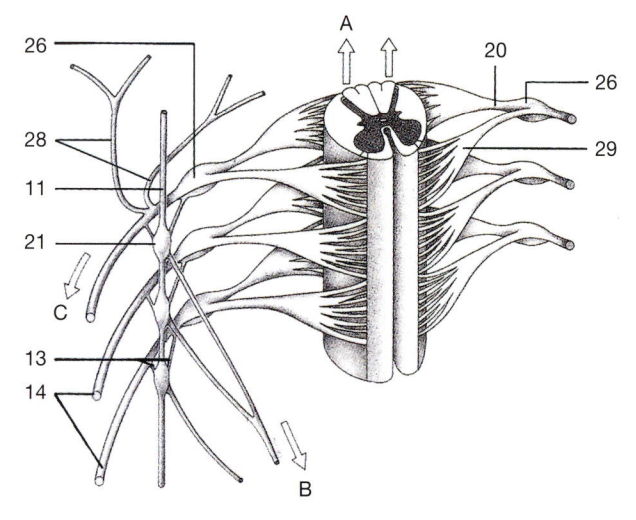

図 8.48　**脊髄の節状構成**　対をなした脊髄神経を出している同じ構造の積み重ねよりなる.
A＝脳との連絡，B＝自律神経との連絡，C＝体幹および四肢との連絡（肋間神経と神経叢を介しての）

自律神経

1 **右迷走神経**
2 右腋窩動脈
3 腕頭動脈
4 大動脈弓
5 **交感神経幹**
6 **大内臓神経**
7 肋間神経
8 肝臓
9 腹腔動脈，**腹腔神経節**
10 **上腸間膜動脈神経叢・神経節**，上腸間膜動脈
11 右腎臓
12 右総腸骨動脈
13 上下腹神経叢・神経節
14 **左迷走神経**
15 左総頸動脈
16 左鎖骨下動脈
17 左反回神経
18 肺動脈［幹］
19 胸大動脈
20 **食道神経叢**
21 左横隔神経
22 横隔膜
23 左腎上体
24 左腎臓
25 **下腸間膜動脈神経叢・神経節**，下腸間膜動脈

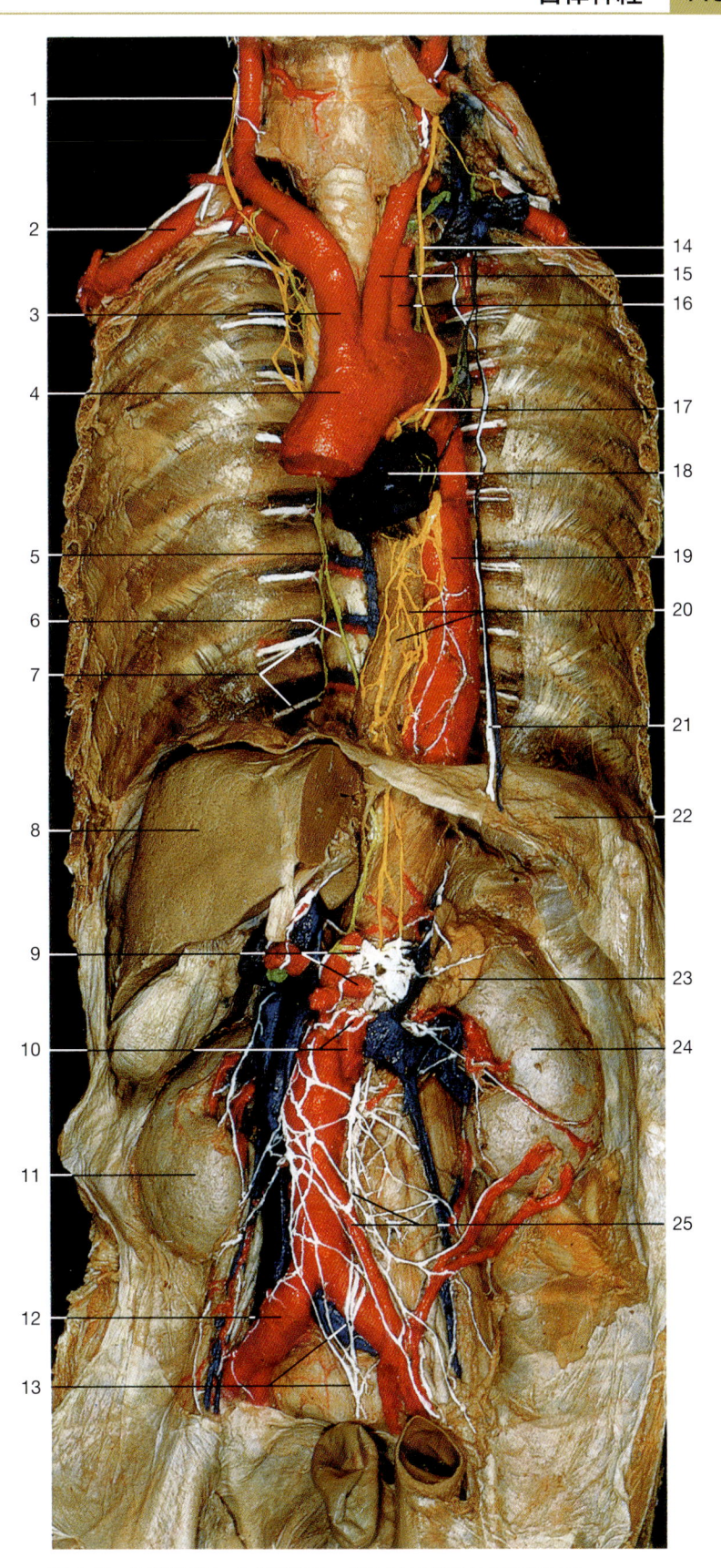

図 8.49　胸腹後壁と交感神経幹，［交感神経］幹神経節（前面）
黄＝副交感神経（迷走神経），黄緑＝交感神経幹と内臓神経，白＝脊髄神経，自律神経叢，赤＝動脈，青＝静脈，濃緑＝胸管とリンパ節，オレンジ＝動脈管索

9 頭部の感覚器

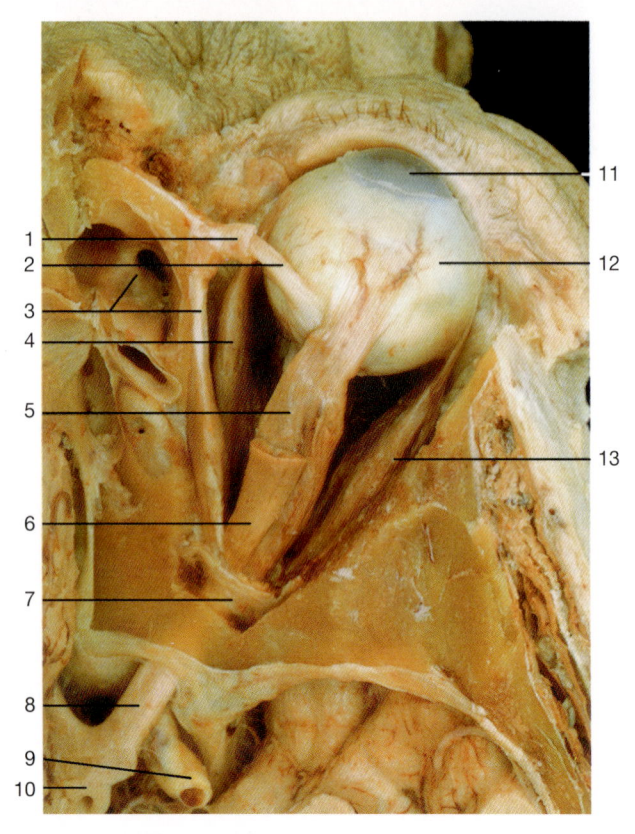

図9.1 **右眼球と外眼筋** 眼窩上壁を取り除き上方から見る．上眼瞼挙筋を切断し，上直筋を現す．

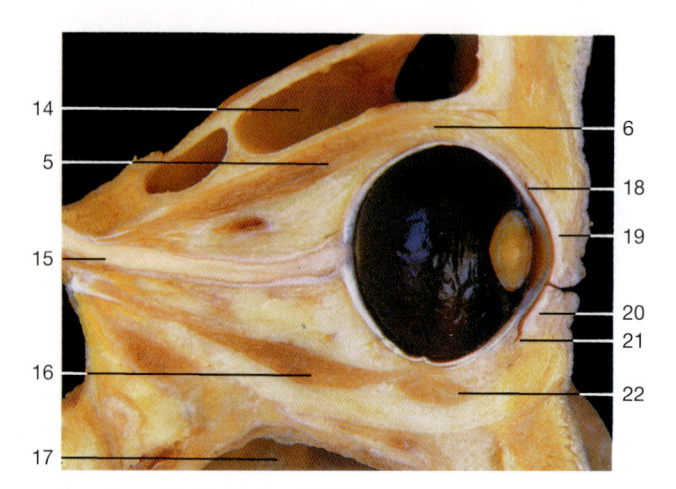

図9.2 **右眼球と眼窩の矢状断面** 外側から見る．

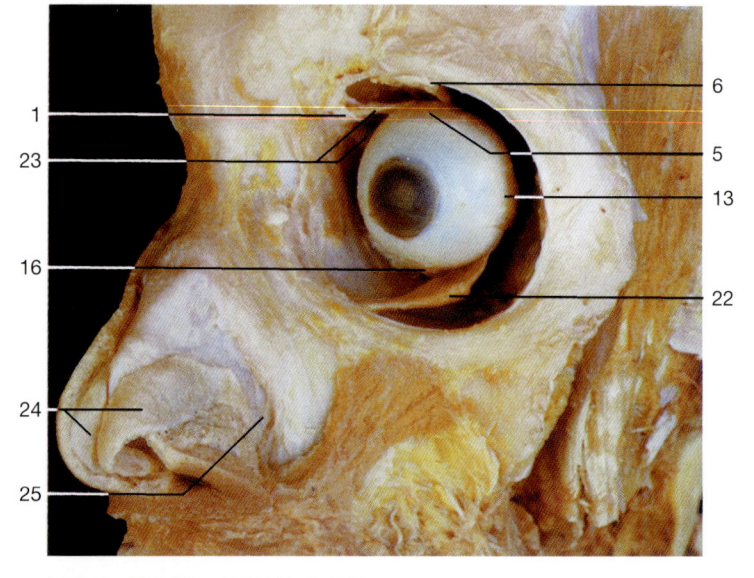

図9.3 **外眼筋** 斜前面から見る．
内側直筋は眼球の後ろに隠れて見えない．

1 上斜筋の滑車
2 上斜筋の腱
3 **上斜筋**，篩骨洞
4 **内側直筋**
5 **上直筋**
6 **上眼瞼挙筋**
7 総腱輪
8 視神経（頭蓋腔内の部分）
9 内頸動脈
10 視［神経］交叉
11 **角膜**
12 **眼球**
13 **外側直筋**
14 前頭洞
15 視神経（頭蓋腔外の部分）
16 **下直筋**
17 上顎洞
18 上結膜円蓋
19 上瞼板
20 下瞼板
21 下結膜円蓋
22 **下斜筋**
23 上斜筋と腱
24 大鼻翼軟骨
25 小鼻翼軟骨

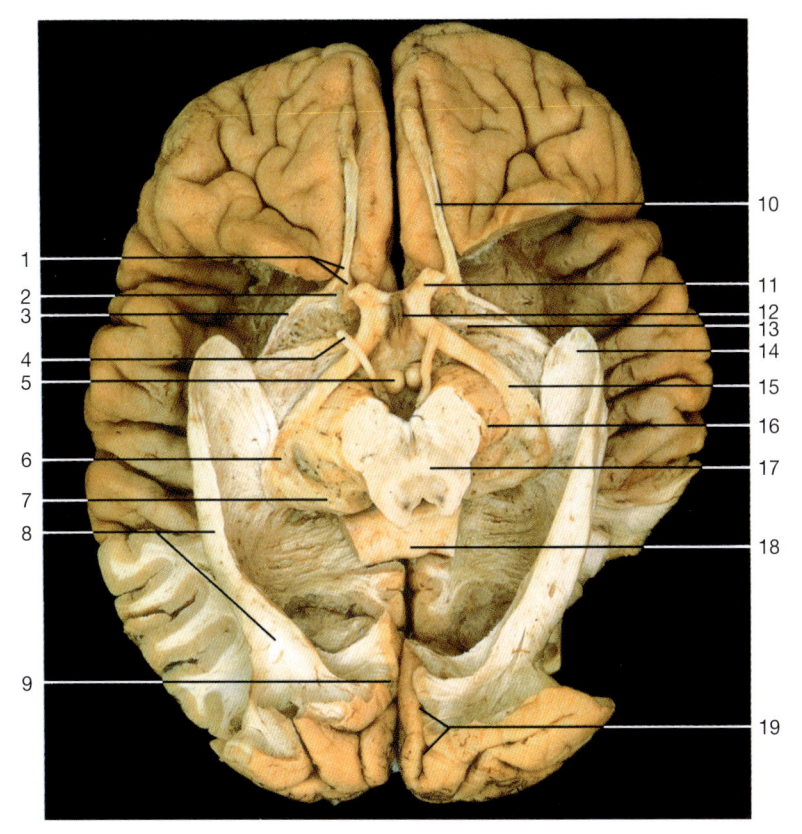

眼と視覚路　115

図 9.4　視覚路の剖出　大脳の下面（図の上方が前，中脳にて脳幹を切断してある）．

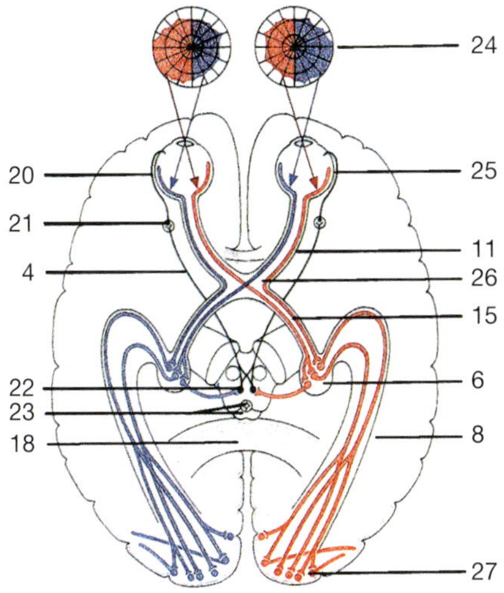

図 9.5　視覚路と対光反射路の図解

1	内側嗅条	11	**視神経**	21	毛様体神経節	31	下外側動・静脈
2	嗅三角	12	漏斗（下垂体茎）	22	動眼神経核副核	32	上黄斑動・静脈
3	外側嗅条	13	前交連	23	中脳の上・下丘	33	**中心窩**
4	**動眼神経**	14	視放線膝	24	視野	34	**毛様体突起**
5	乳頭体	15	**視索**	25	網膜の視部	35	鋸状縁
6	**外側膝状体**	16	滑車神経	26	視［神経］交叉	36	**強膜**
7	視床枕	17	中脳（断面）	27	**皮質視覚中枢**	37	脈絡膜
8	**視放線**	18	脳梁	28	上外側動・静脈	38	水晶体（後面）
9	後頭葉の楔部	19	鳥距溝	29	**視神経円板**（視神経乳頭）		
10	嗅索	20	長および短毛様体神経	30	網膜内側動・静脈		

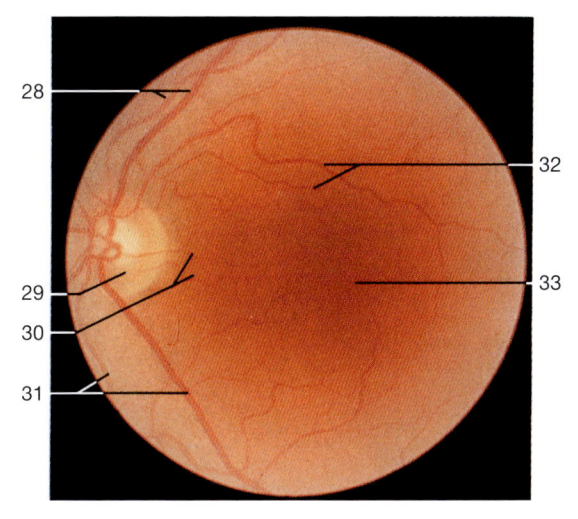

図 9.6　眼底写真（正常）

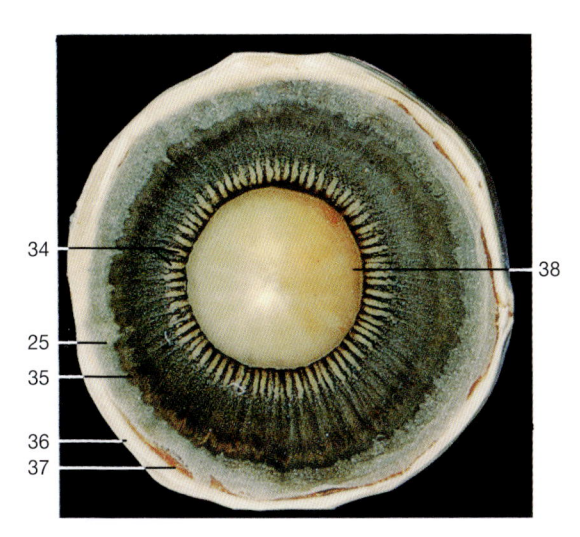

図 9.7　眼球の前半内面（後ろから見たところ）
レンズは薬品のための不透明となっている．

116　頭部の感覚器

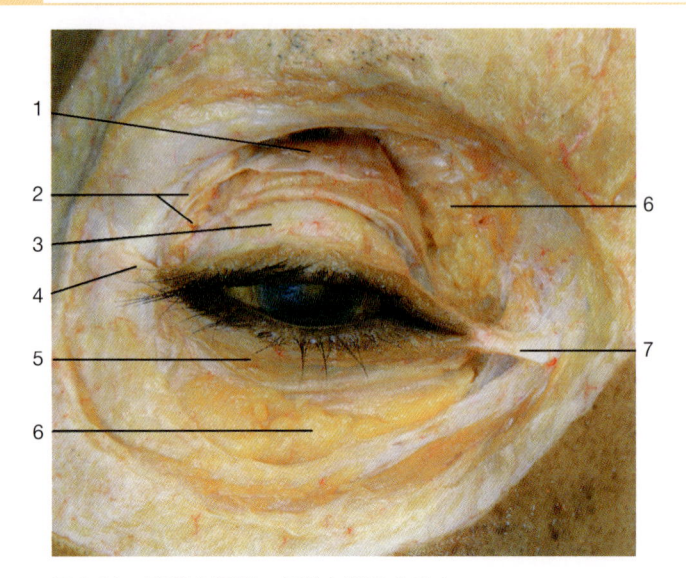

図 9.8A　眼瞼と涙器　涙腺と眼瞼を示す．

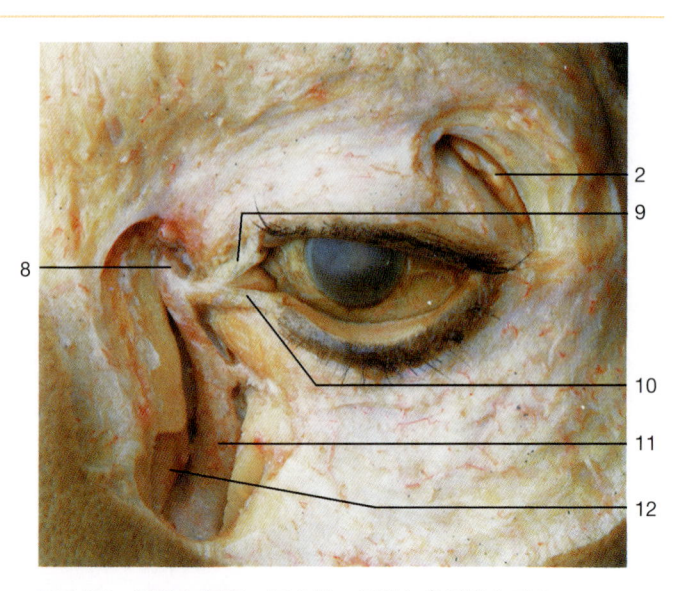

図 9.8B　眼瞼と涙器　涙小管，涙嚢と鼻涙管を示す．

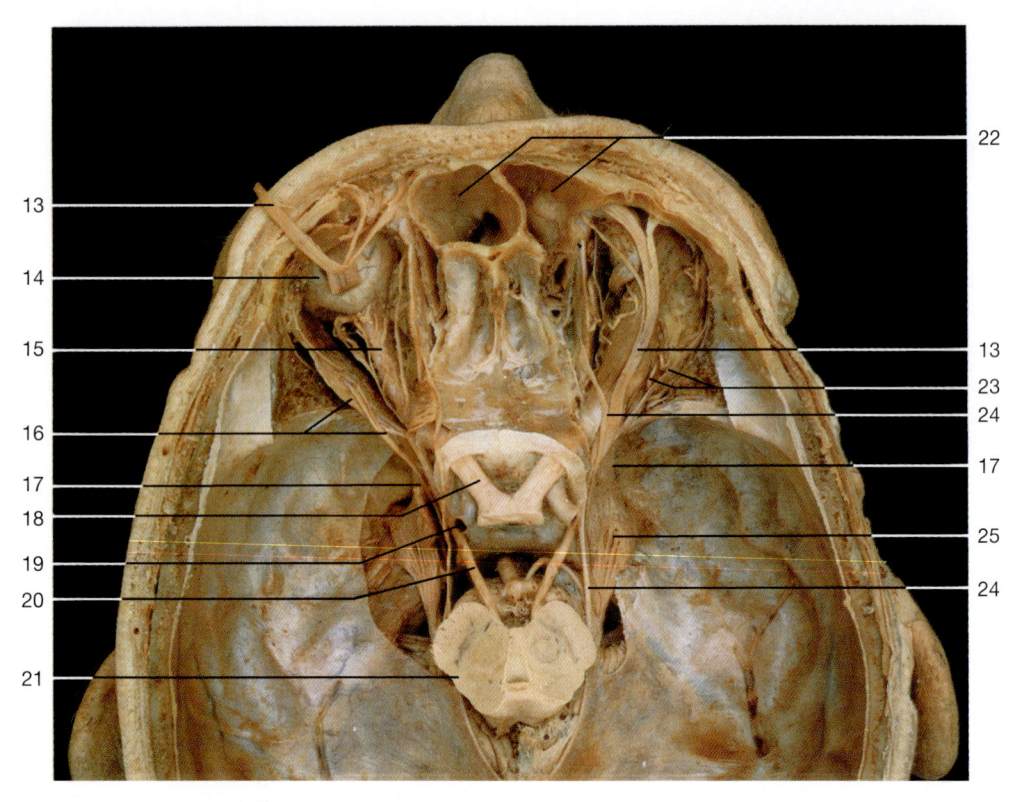

図 9.9　眼窩の中の脳神経と血管　外眼筋と眼球へ行く神経を示す．毛様体神経節は視神経の外側にあり，この位置からは見えにくい．

1　上眼瞼挙筋の腱	9　上涙小管	18　**視神経**
2　涙腺(上眼瞼挙筋の腱により2分されている)	10　下涙小管	19　内頸動脈(切断)
	11　**鼻涙管**	20　**動眼神経**
3　**上瞼板**	12　鼻腔の粘膜(裏面)	21　中脳(断面)
4　外側眼瞼靱帯	13　前頭神経	22　前頭洞
5　**下瞼板**	14　眼球	23　涙腺神経・動脈
6　眼窩脂肪体	15　短毛様体神経	24　**滑車神経**
7　内側眼瞼靱帯	16　**外転神経**，外側直筋	25　三叉神経節(半月神経節)
8　涙嚢	17　眼神経(三叉神経の枝)	

眼球付属器，平衡聴覚器　117

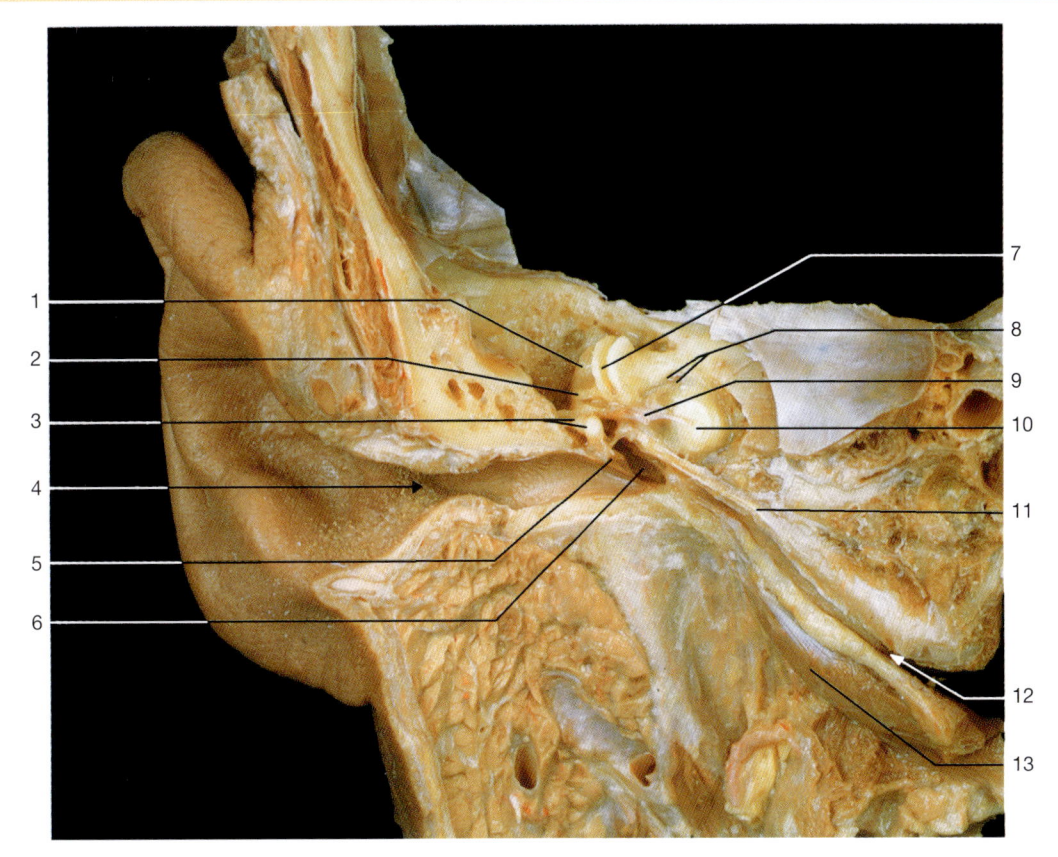

図9.10　右外耳，中耳と内耳　耳小骨と耳管に注意.

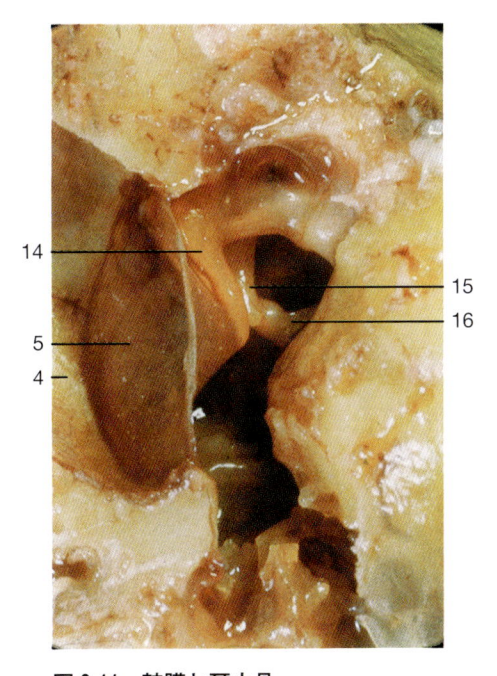

図9.11　鼓膜と耳小骨

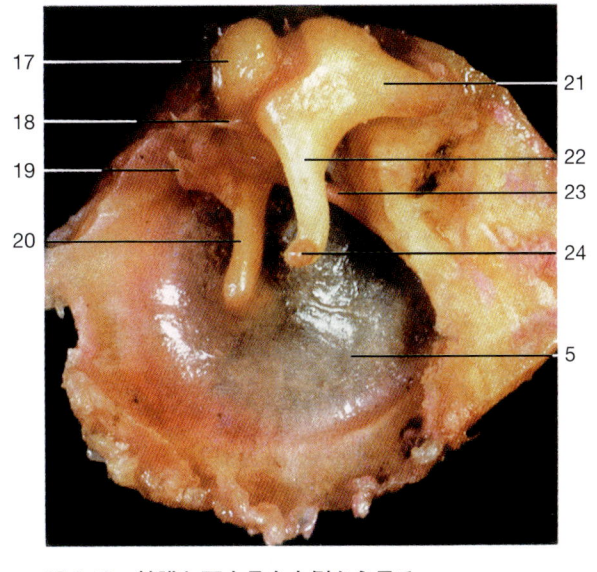

図9.12　鼓膜と耳小骨を内側から見る

1　後骨半規管
2　外側骨半規管
3　ツチ骨とキヌタ骨
4　外耳道
5　鼓膜
6　鼓室
7　前骨半規管
8　内耳神経と顔面神経
9　膝神経節（顔面神経の）
10　蝸牛
11　鼓膜張筋
12　耳管咽頭口
13　口蓋帆挙筋（耳管を開く働きをする）
14　ツチ骨
15　キヌタ骨
16　アブミ骨
17　ツチ骨頭
18　前ツチ骨靱帯
19　鼓膜張筋の腱
20　ツチ骨柄
21　キヌタ骨の短脚
22　キヌタ骨の長脚
23　鼓索神経（味覚）
24　豆状突起（アブミ骨と連結）

118　頭部の感覚器

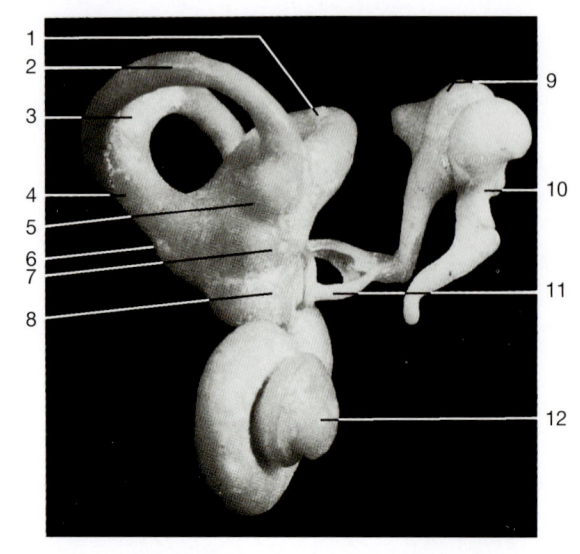

図9.13　**耳小骨連鎖**と**内耳の鋳型**（左側，前外方から見る）

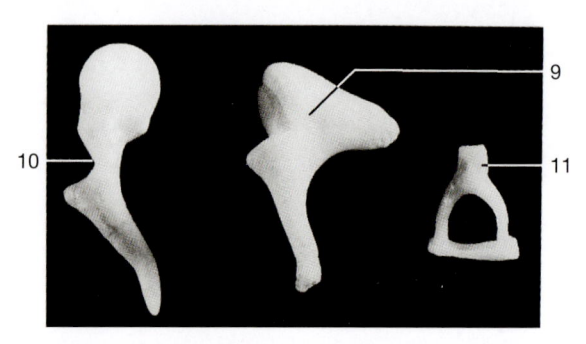

図9.14　**耳小骨**（分離したところ）

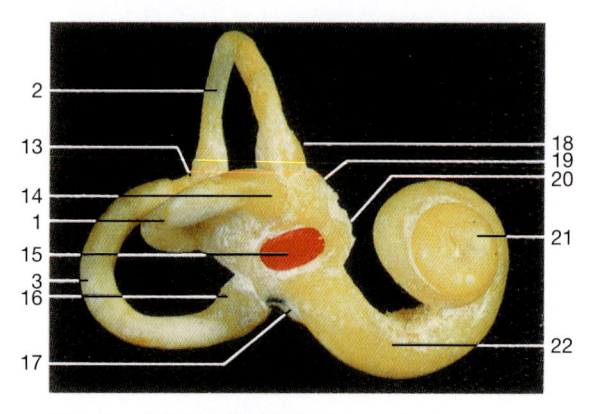

図9.15　**右内耳の鋳型**（前外方から見る）

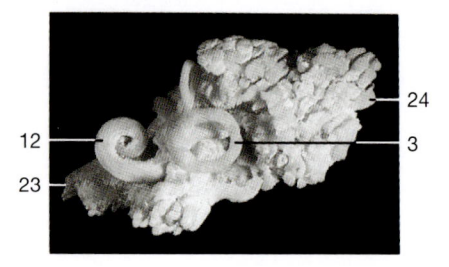

図9.16　**内耳と乳突蜂巣の鋳型**（後側，実物大）

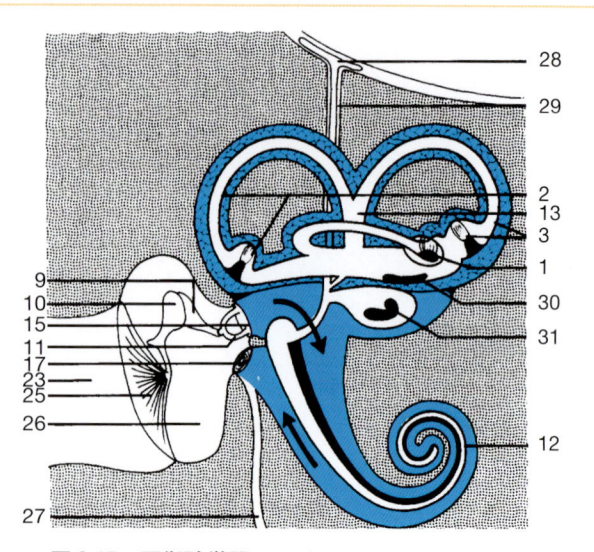

図9.17　**平衡聴覚器**
矢印は音波の伝わる方向を示す．
青＝外リンパ

1　**外側骨半規管**（と外側骨膨大部）
2　**前骨半規管**（と前骨膨大部）
3　**後骨半規管**（と後骨膨大部）
4　骨総脚
5　前骨膨大部
6　内リンパ管の根もと
7　卵形嚢
8　球形嚢
9　**キヌタ骨**
10　**ツチ骨**
11　**アブミ骨**
12　**蝸牛**
13　骨総脚
14　外側骨膨大部
15　**前庭窓**
16　後骨膨大部
17　**蝸牛窓**
18　前骨膨大部
19　卵形嚢陥凹
20　球形嚢陥凹
21　蝸牛頂
22　蝸牛底
23　外耳道
24　乳突蜂巣
25　鼓膜
26　鼓室
27　外リンパ管
28　内リンパ嚢
29　内リンパ管
30　卵形嚢斑
31　球形嚢斑

中耳と内耳　119

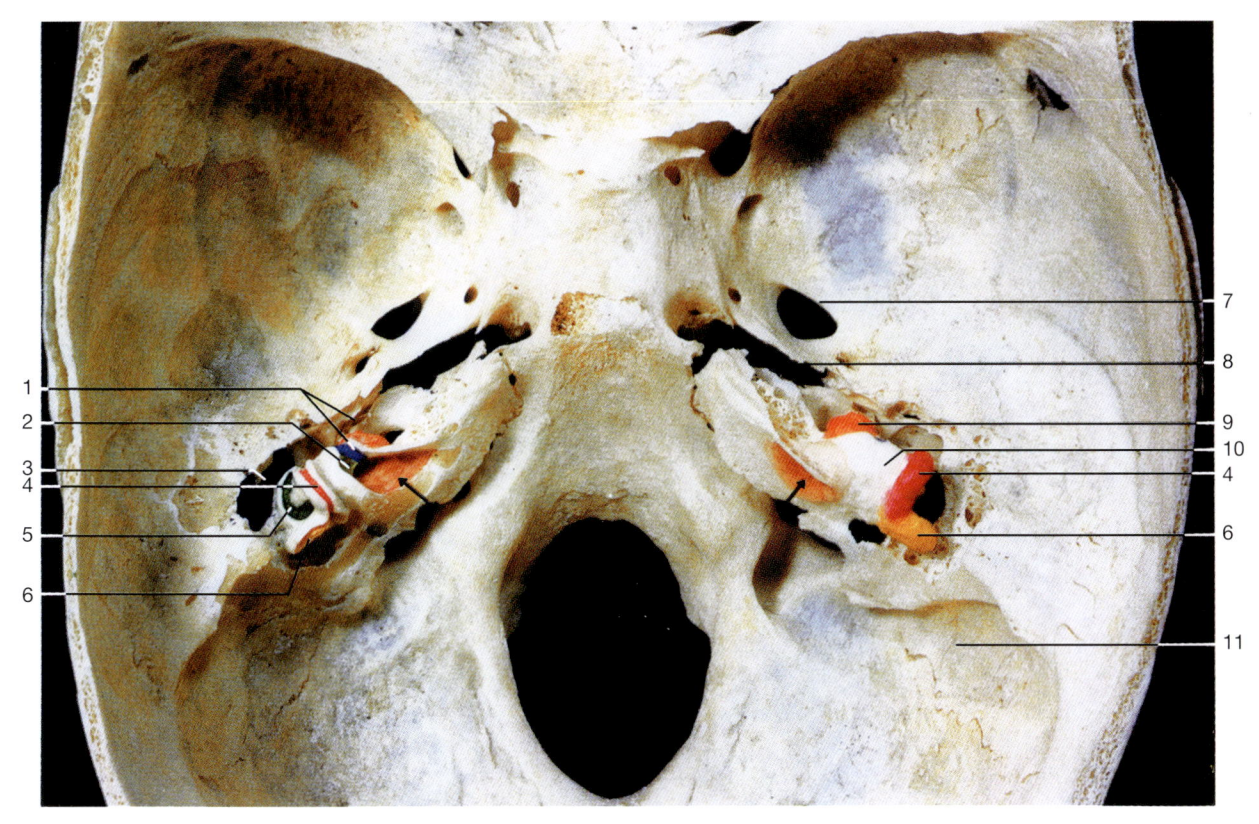

図9.18　骨迷路，側頭骨の岩様部の解剖（上から見る．上方が前）
左側の骨半規管を開放．矢印は内耳道（茶）．

1　顔面神経管（青）と耳管半管
2　上前庭野（卵形嚢膨大部神経が通る）
3　鼓室
4　**前骨半規管**（赤）
5　**外側骨半規管**（緑）
6　**後骨半規管**（黄）
7　卵円孔
8　破裂孔
9　**蝸牛**（オレンジ）
10　前庭
11　S状洞溝
12　中心前回
13　**聴放線**
14　**外側膝状体**（視覚路の中継）
15　視索，視［神経］交叉
16　**視神経**（緑）
17　動眼神経
18　中心後回
19　**視放線**（緑）
20　**内側膝状体**（聴覚路の中継）
21　蓋板（視覚路，聴覚路と連絡）
22　三叉神経
23　内耳神経の**蝸牛神経**（オレンジ）
24　錐体路（赤）

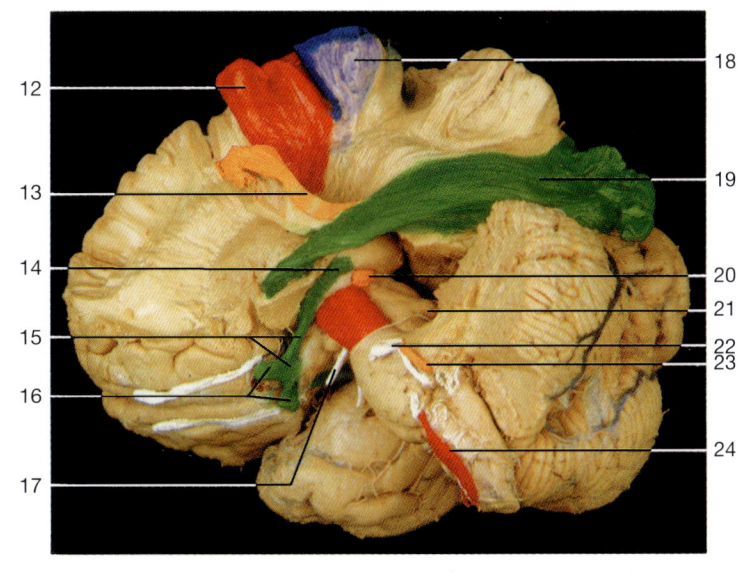

図9.19　脳の中の**視覚と聴覚の伝導路**（左側斜下方から見る）
緑＝視覚伝導路，オレンジ＝聴覚伝導路，赤＝錐体路

10 上部の呼吸器および消化器系

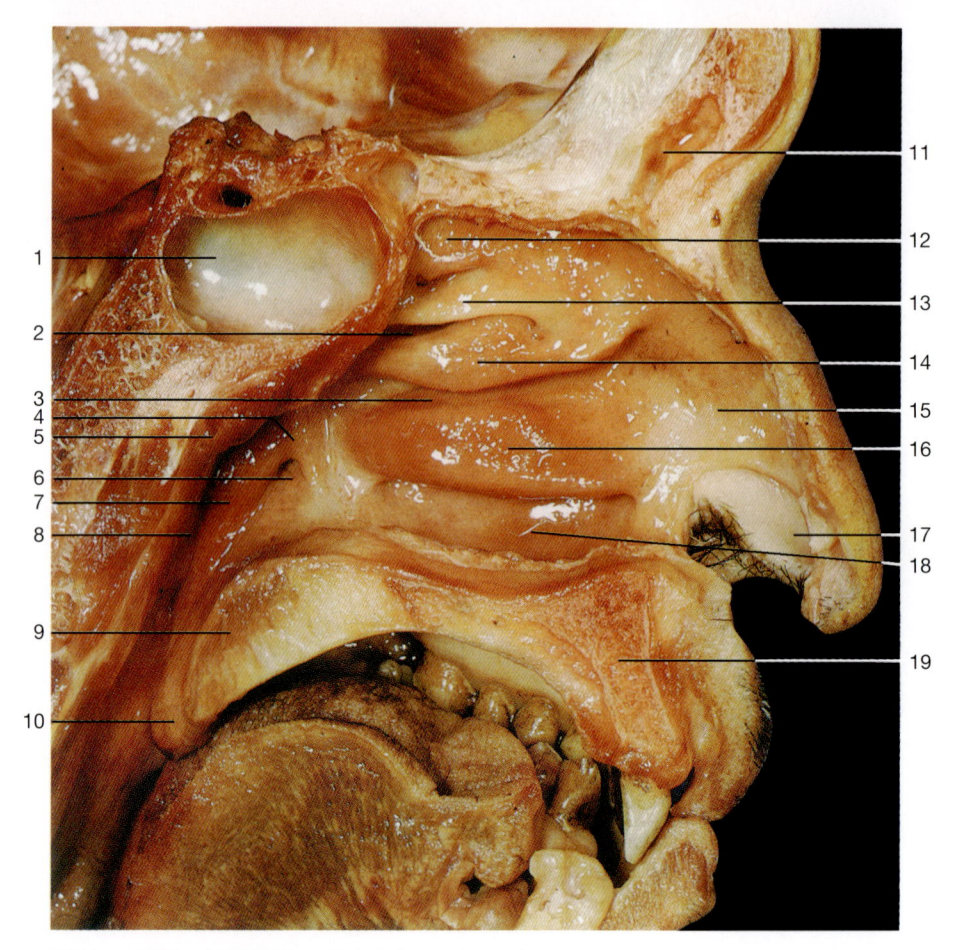

図 10.1 鼻腔の外側壁（鼻中隔を除去したところ）
副鼻腔については 121 頁参照.

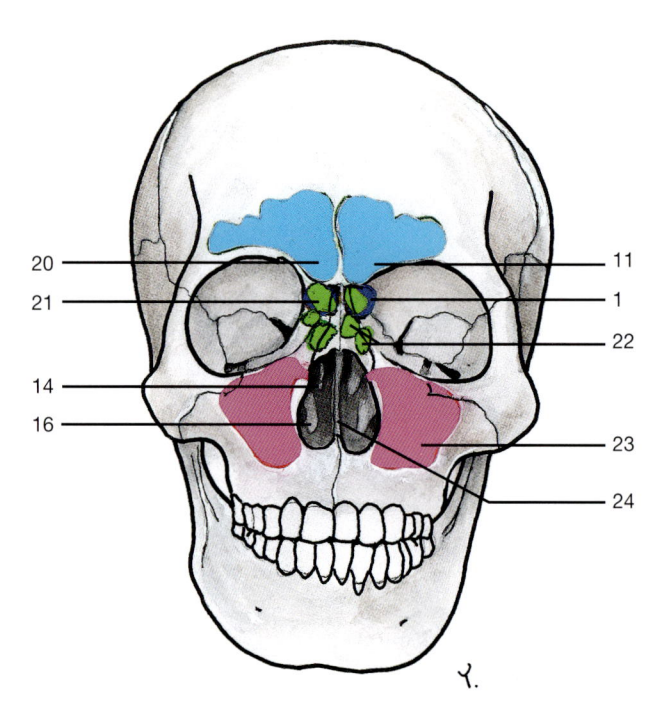

図 10.2 副鼻腔の投影図

1 **蝶形骨洞**
2 上鼻道
3 中鼻道
4 耳管隆起
5 咽頭扁桃
6 **耳管咽頭口**
7 耳管咽頭ヒダ
8 咽頭陥凹
9 **軟口蓋**
10 口蓋垂
11 **前頭洞（青）**
12 蝶篩陥凹
13 **上鼻甲介**
14 **中鼻甲介**
15 中鼻道前房
16 **下鼻甲介**
17 鼻前庭
18 下鼻道
19 **硬口蓋**
20 前頭洞の開口部
21 篩骨洞の開口部
22 **篩骨洞（緑）**
23 **上顎洞（ピンク）**
24 鼻中隔

鼻腔 121

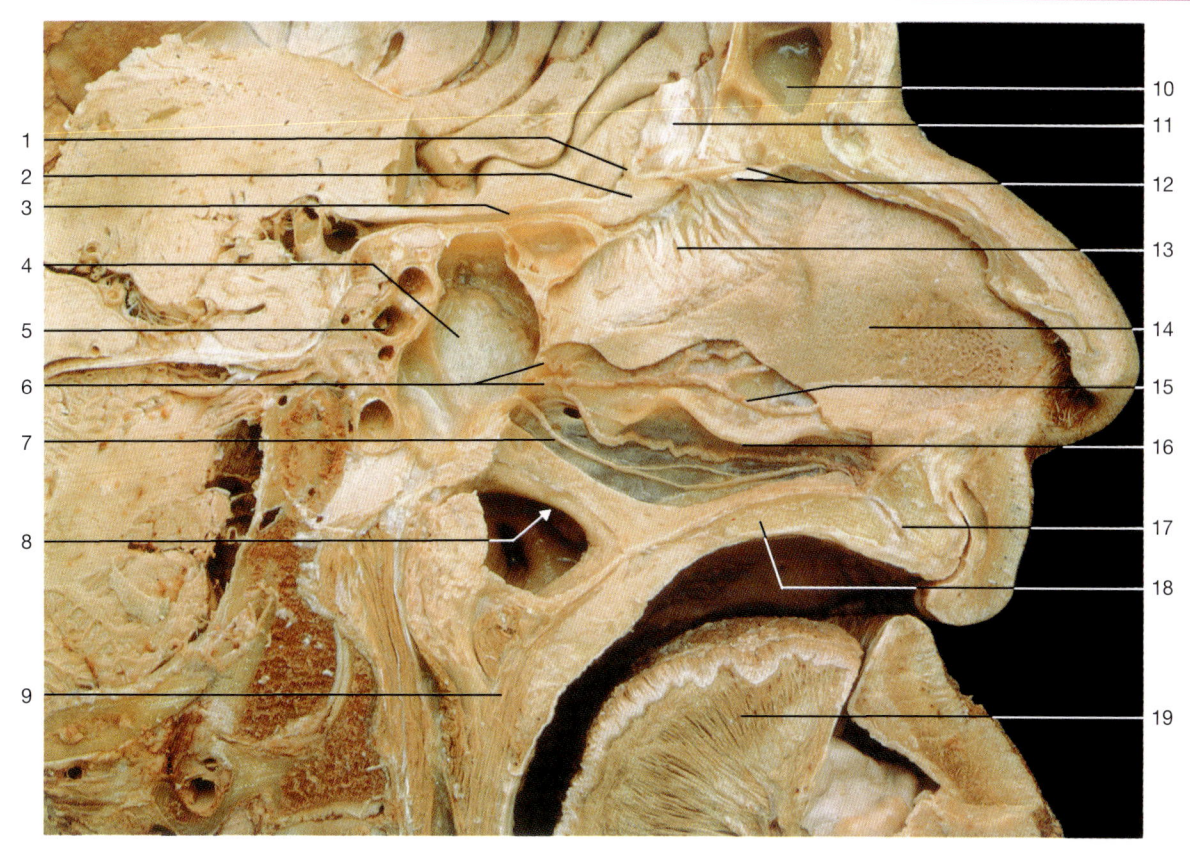

図 10.3 **鼻中隔** 神経と血管を示す.

1 前篩骨動脈
2 **嗅球**
3 嗅索
4 蝶形骨洞（普通よりやや大きい）
5 内頸動脈
6 **蝶口蓋動脈**
7 **鼻口蓋神経**
8 後鼻孔
9 軟口蓋
10 前頭洞
11 篩骨の鶏冠
12 **前篩骨動脈・神経の鼻枝**
13 **嗅神経**
14 **鼻中隔**
15 中隔後鼻枝
16 鼻中隔櫛（鼻中隔弯曲症）
17 切歯管
18 硬口蓋
19 舌
20 蝶形骨洞の開口部
21 中鼻甲介
22 上顎洞の開口部（**半月裂孔**）
23 下鼻甲介
24 **耳管咽頭口**
25 口蓋垂
26 口蓋扁桃
27 篩骨洞の開口部
28 前頭洞の開口部
29 **鼻涙管**の開口部
30 鼻前庭

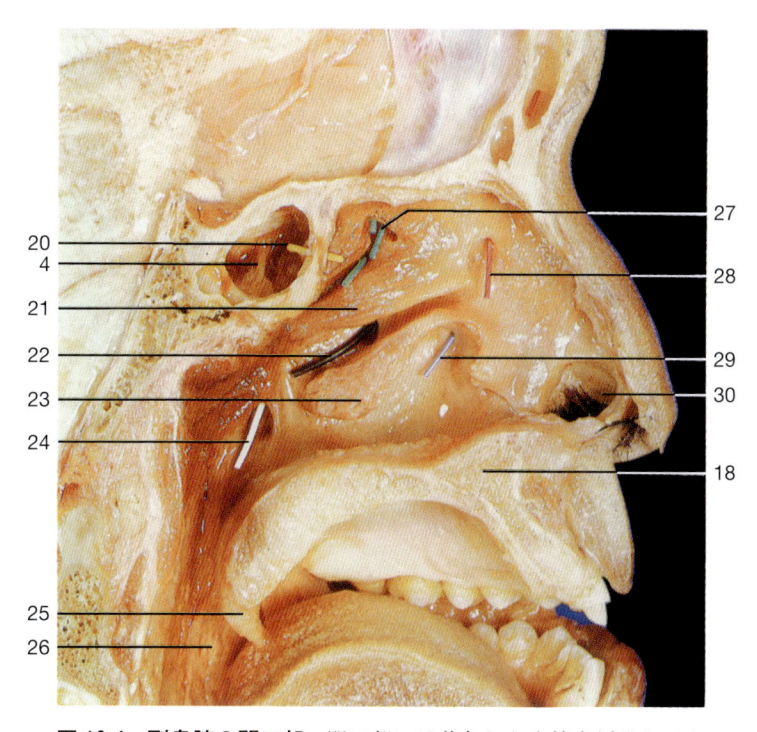

図 10.4 **副鼻腔の開口部** 開口部には着色した小棒を挿入してある．中および下鼻甲介の一部を切り欠いて開口部を現した．

122　呼吸器系

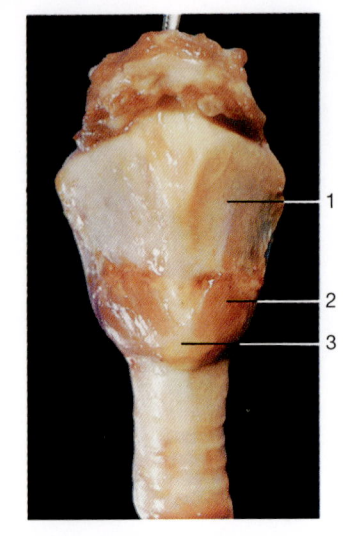

図 10.5　喉頭筋　喉頭の前面.

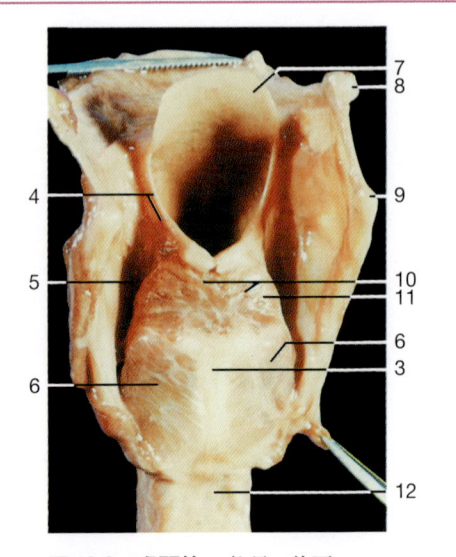

図 10.6　喉頭筋　喉頭の後面.

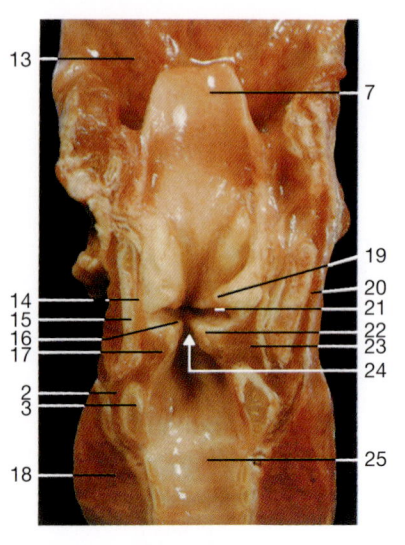

図 10.7　喉頭の前頭断面　後から見る.

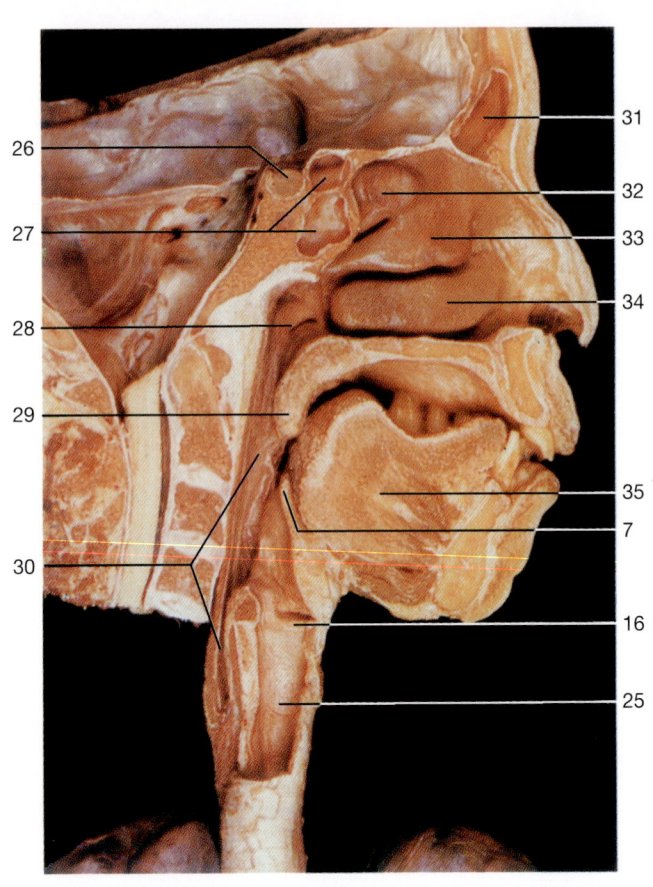

図 10.8　鼻腔と喉頭の正中断面　気管は上部のみ開放.

1　**甲状軟骨**板
2　輪状甲状筋
3　**輪状軟骨**
4　披裂喉頭蓋ヒダ
5　梨状陥凹
6　後輪状披裂筋
7　**喉頭蓋**
8　舌骨の大角
9　甲状軟骨の上角
10　斜披裂筋
11　横披裂筋
12　気管の膜性壁
13　舌根
14　披裂喉頭蓋筋
15　甲状軟骨
16　**声帯**
17　声帯筋
18　甲状腺
19　**[喉頭]前庭ヒダ**
20　甲状舌骨筋
21　**喉頭室**
22　声帯靱帯
23　外側輪状披裂筋
24　**声門裂**
25　気管
26　下垂体
27　蝶形骨洞
28　耳管咽頭口
29　軟口蓋
30　[咽頭]口部・喉頭部
31　前頭洞
32　上鼻甲介
33　中鼻甲介
34　下鼻甲介
35　舌

喉頭

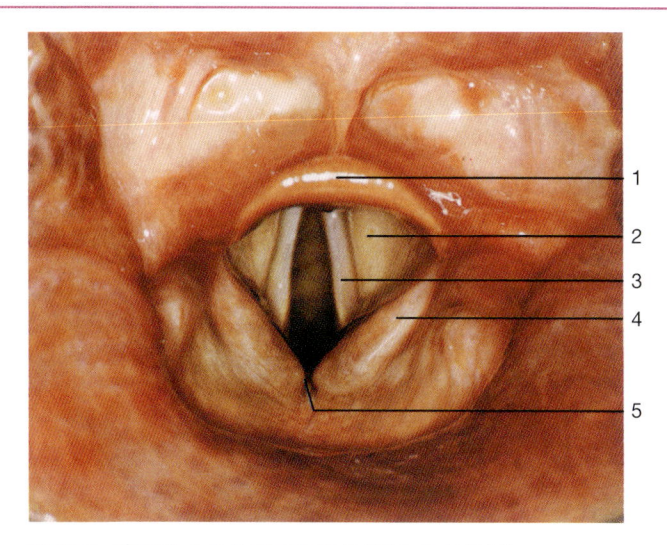

図 10.9　声門を上から見たところ（図の上方が前）

図 10.10　喉頭の軟骨（斜右後方から見る）

1	**喉頭蓋**	16	横披裂筋
2	［喉頭］前庭ヒダ	17	後輪状披裂筋
3	**声帯ヒダ**	18	気管の膜性壁
4	披裂喉頭蓋ヒダ	19	甲状軟骨板（断端）
5	披裂間切痕	20	**声帯靱帯**
6	舌骨の大角	21	外側輪状披裂筋
7	甲状舌骨靱帯	22	輪状軟骨の甲状関節面
8	甲状軟骨の上角	23	気管軟骨
9	**甲状軟骨**	24	甲状舌骨膜
10	甲状軟骨の下角	25	斜披裂筋
11	**輪状軟骨**	26	輪状軟骨板
12	喉頭蓋軟骨	27	声門裂，声帯靱帯
13	小角軟骨	28	声帯筋
14	**披裂軟骨**＊	29	輪状披裂関節
15	気管	30	輪状軟骨弓

＊披も裂も裂けるという意味で，左右の軟骨の間が裂けているために名付けられた．

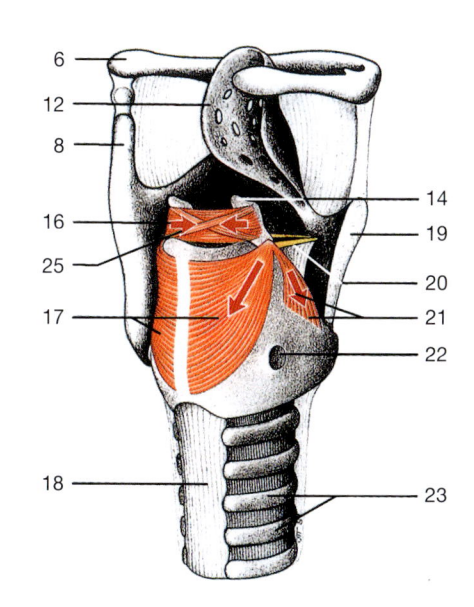

図 10.11　内喉頭筋の作用
矢印は筋の動きを示す．

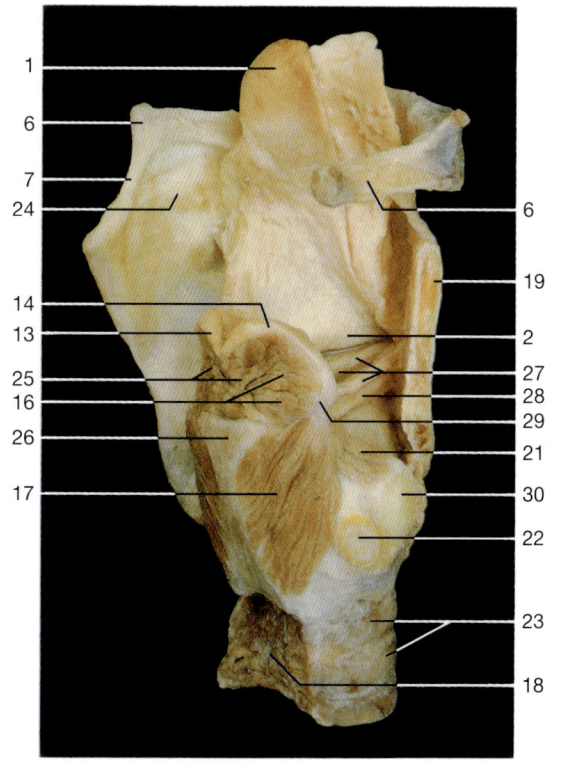

図 10.12　喉頭筋（右斜後方から見る）
甲状軟骨の右板を切除して内部を現す．

124　消化器系

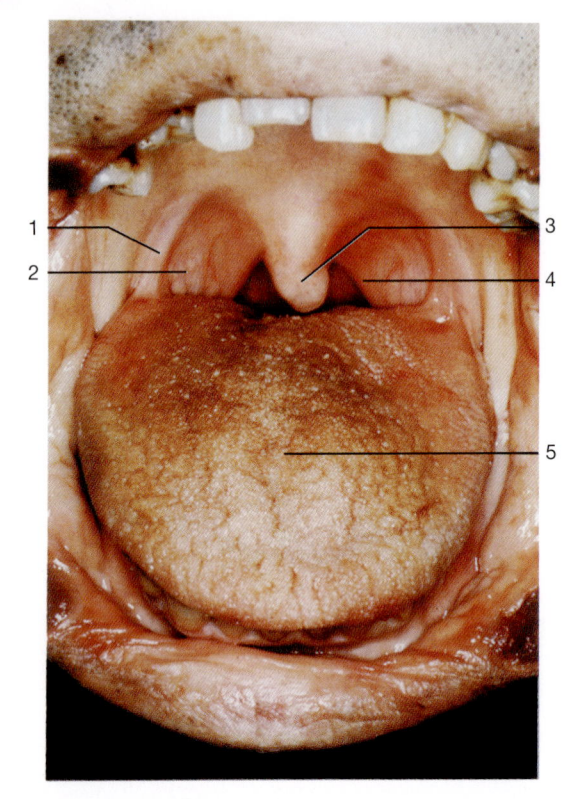

図10.13　口腔（前から見る）

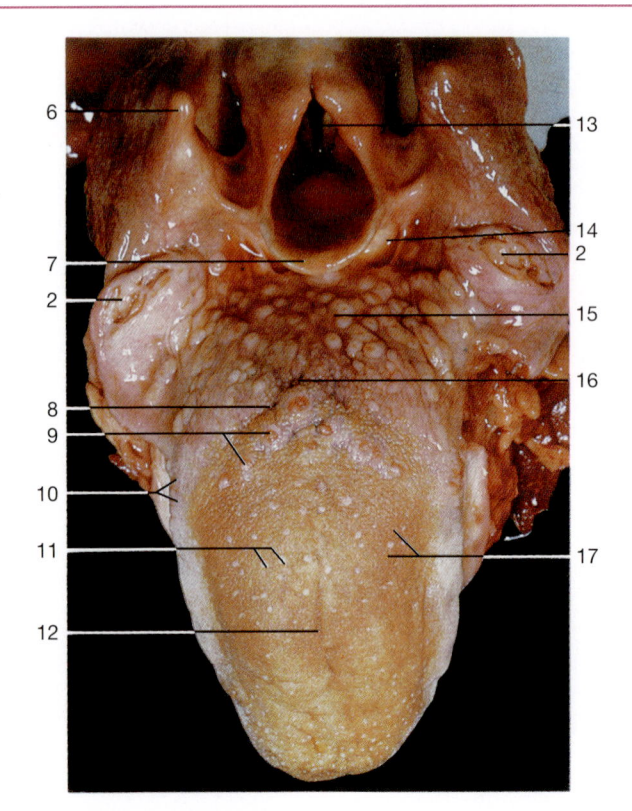

図10.14　舌背と喉頭口

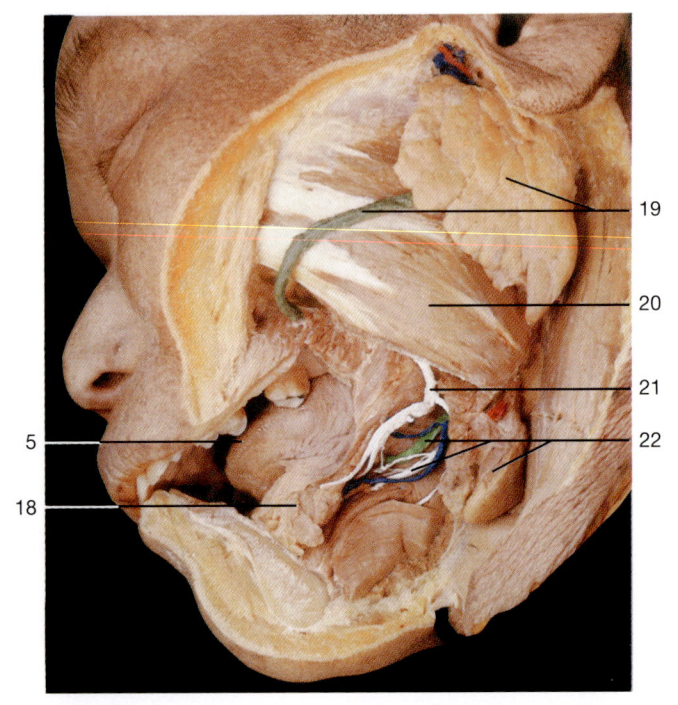

図10.15　三大唾液腺（左側）　頬壁と下顎骨左半分を切除して口腔底を示す．
緑＝唾液腺管，白＝神経，赤＝動脈，青＝静脈

1　口蓋舌弓
2　口蓋扁桃
3　口蓋垂
4　口蓋咽頭弓
5　舌
6　舌骨の大角
7　喉頭蓋
8　分界溝
9　有郭乳頭
10　葉状乳頭
11　茸状乳頭
12　舌正中溝
13　声門裂
14　喉頭蓋谷
15　舌根，舌扁桃
16　舌盲孔（甲状腺管の遺残）
17　糸状乳頭
18　**舌下腺**
19　**耳下腺**と耳下腺管
20　咬筋
21　舌神経と顎下神経節（味覚と唾液分泌）
22　**顎下腺**と顎下腺管，舌下神経（舌の運動）

口腔，歯　125

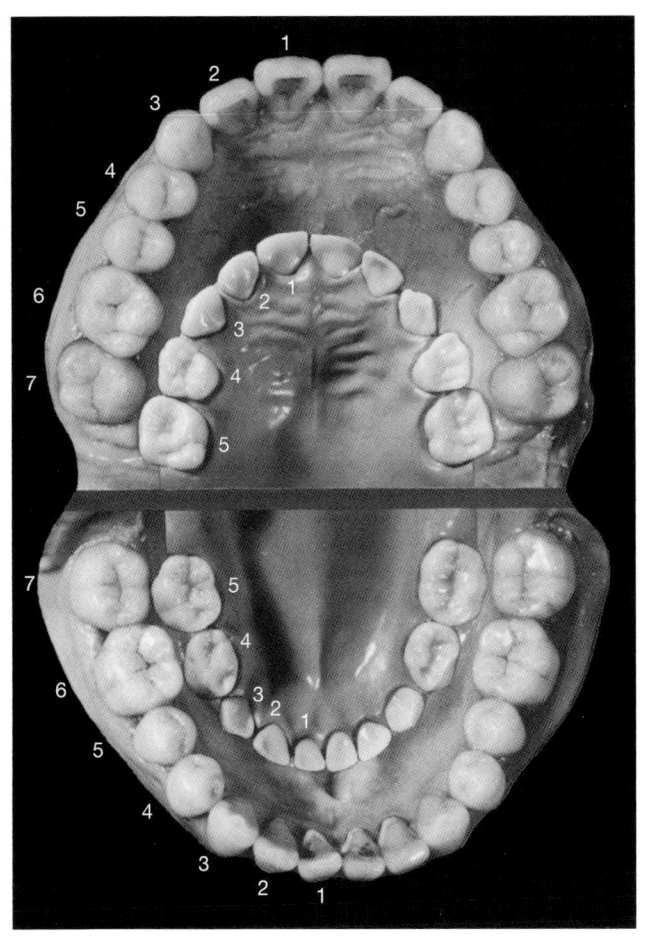

図 10.16　永久歯(外側)と乳歯(内側)の比較　上半：上顎歯，下半：下顎歯．歯列弓の大きさは，1-5までに限ると成人でも小児でもその割に違いはない．

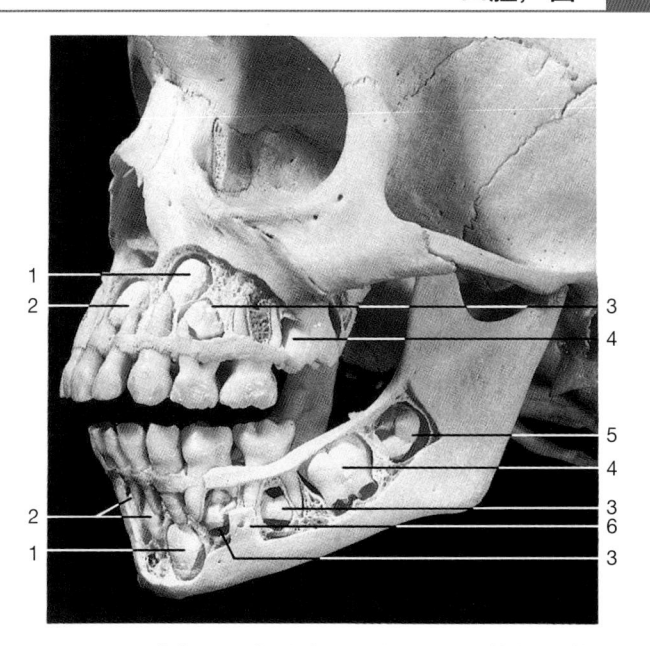

図 10.17　乳歯の配列　永久歯の歯冠は上顎骨と下顎骨の中に埋もれている．

1　永久犬歯
2　永久切歯
3　永久小臼歯
4　第1永久大臼歯
5　第2永久大臼歯
6　下顎骨のオトガイ孔

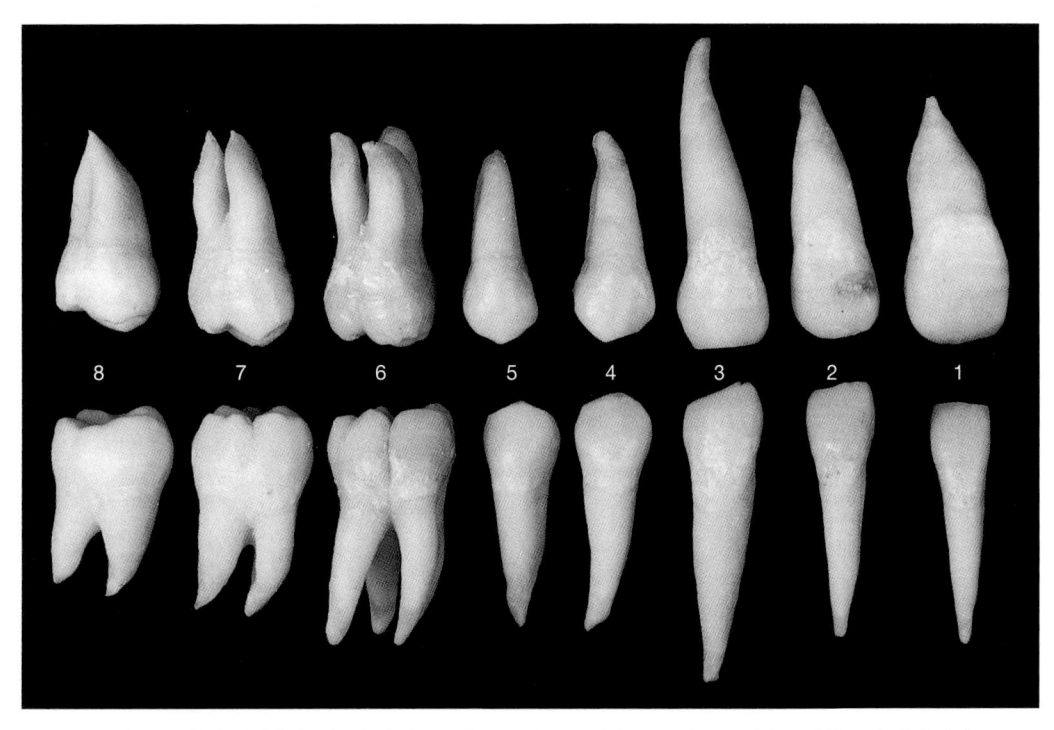

図 10.18　個々の永久歯(前庭面，右半分のみ)．上列は上顎歯，下列は下顎歯．番号は歯式を表す．

126　消化器系

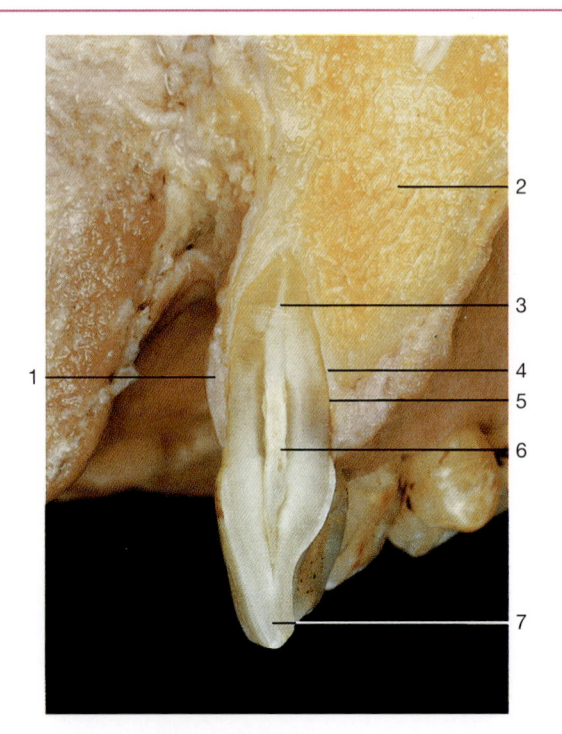

図 10.19　切歯の矢状断面

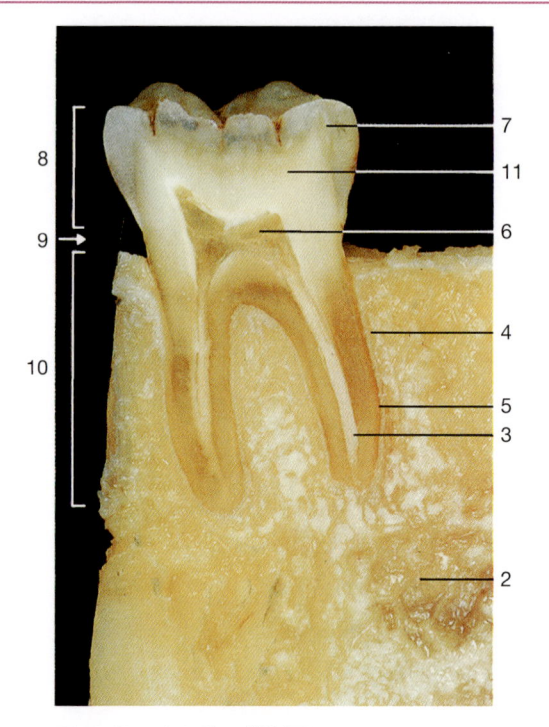

図 10.20　大臼歯の縦断面

1　歯肉
2　歯槽骨
3　根管
4　層板骨と線維骨（歯槽骨の一部）
5　**セメント質**
6　歯髄
7　**エナメル質**
8　歯冠
9　歯頸
10　歯根
11　**象牙質**

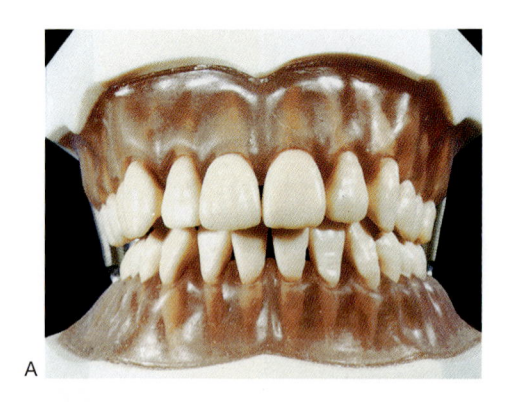

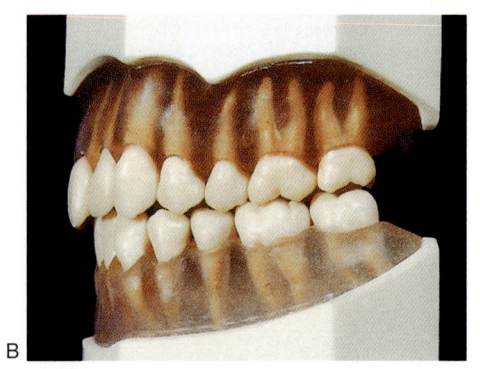

図 10.21　咬合模型　(A)前面, (B)左側面

歯，咀嚼筋   127

1　帽状腱膜
2　**側頭筋**
3　後頭前頭筋の後頭筋
4　顎関節
5　外耳道
6　咬筋の深部
7　**咬筋**の浅部
8　茎突舌骨筋
9　顎二腹筋の後腹
10　内頸静脈，外頸動脈
11　胸鎖乳突筋
12　後頭前頭筋の前頭筋
13　眉毛下制筋
14　眼輪筋
15　鼻筋の横部
16　上唇鼻翼挙筋
17　上唇挙筋
18　口角挙筋
19　大頬骨筋
20　口輪筋
21　頬筋
22　下唇下制筋
23　口角下制筋
24　顎下腺
25　頬骨弓
26　顎関節の関節包(嚢)
27　**外側翼突筋**
28　**内側翼突筋**
29　茎突舌筋
30　咬筋(切断)
31　下顎骨
32　広頸筋
33　下顎頭
34　顎舌骨筋

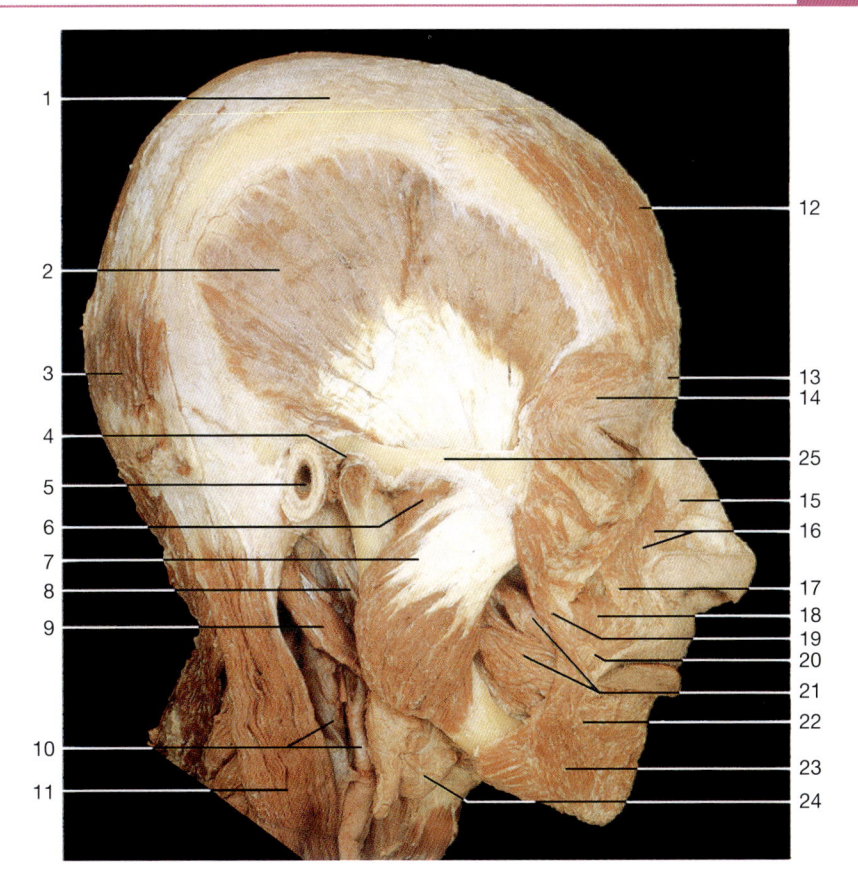

図 10.22　浅層の咀嚼筋(側頭筋と咬筋)　側頭筋膜を除去し，顎関節は断面を示す．

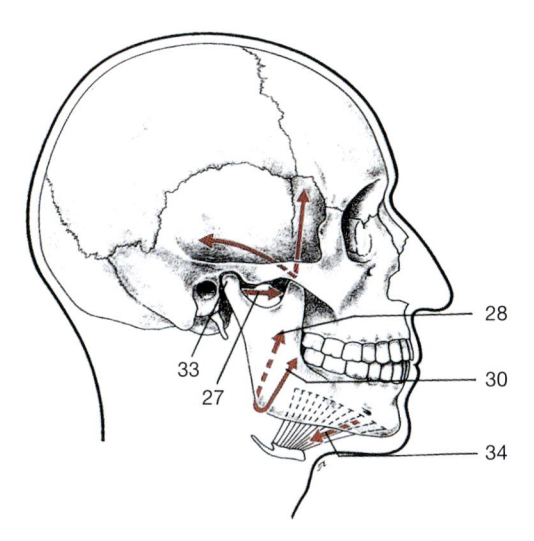

図 10.23　咀嚼筋の作用と，咀嚼に伴う下顎頭の動きを示す．

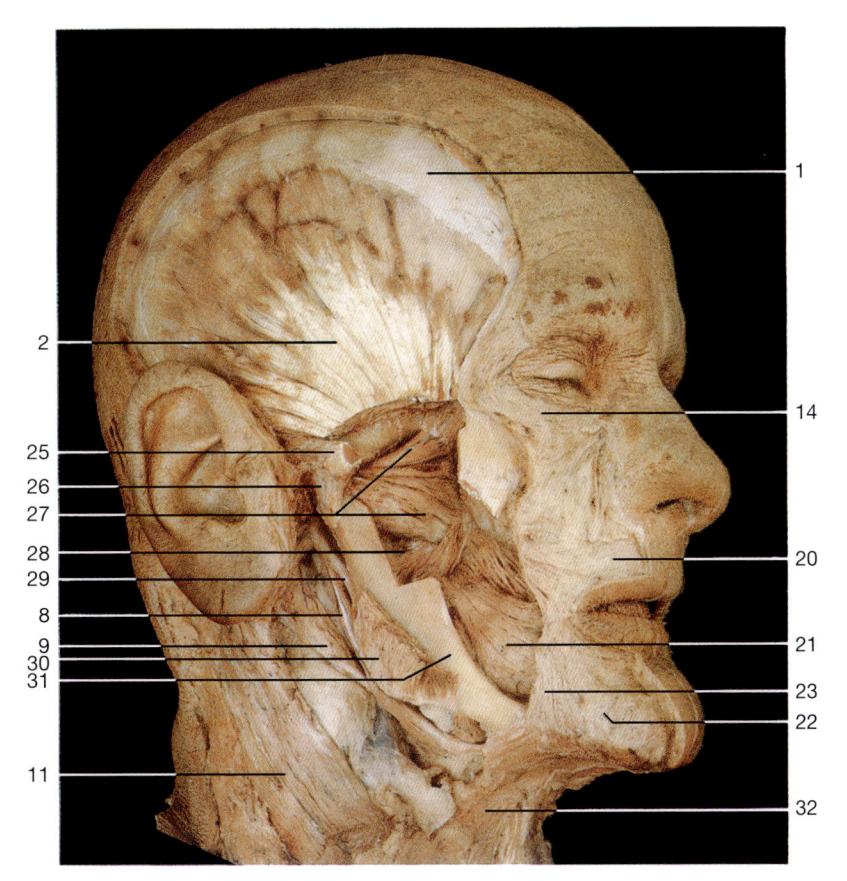

図 10.24　深層の咀嚼筋(外・内側翼突筋)　下顎枝の一部を切除して側頭下窩を現す．

128　消化器系

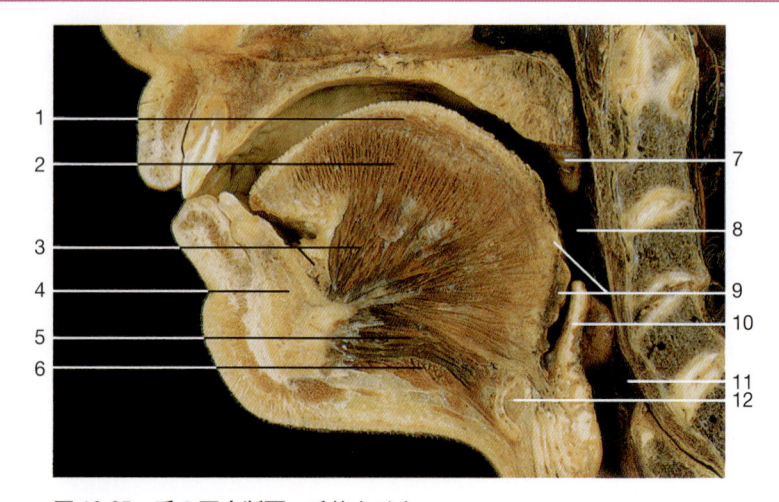

図10.25　舌の正中断面　舌筋を示す．

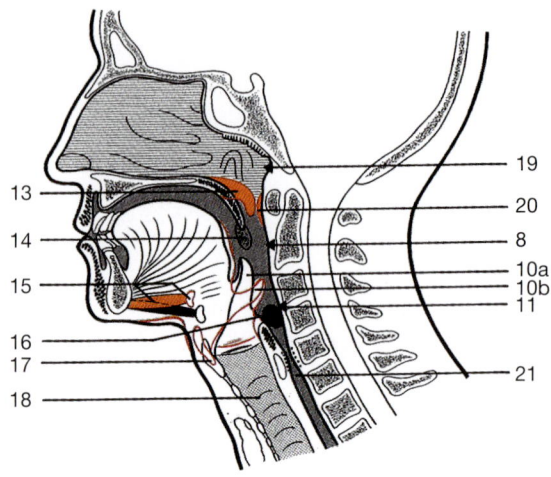

図10.26　嚥下作用を示す模式図　嚥下は次の3段階に分けられる．(1)食物塊は後方に押され咽頭に入る．舌は上部を硬口蓋に押しつけ，咽頭筋が収縮する．(2)食物塊は食道に移動し，軟口蓋がはね上がって鼻腔への通路を閉じる．喉頭は喉頭蓋へ向かって押し上げられ，喉頭蓋は後方に倒れて喉頭口を塞ぐ．(3)食物塊は咽頭筋の収縮と食道の蠕動運動によって下方に運ばれる．

1	上縦舌筋	19	[咽頭]鼻部，咽頭扁桃
2	垂直舌筋と横舌筋	20	上咽頭収縮筋
3	オトガイ舌筋，舌下腺	21	食道
4	下顎骨	22	上矢状静脈洞
5	オトガイ舌骨筋	23	大脳の前頭葉
6	顎舌骨筋	24	篩骨洞(篩骨蜂巣)
7	口蓋垂	25	眼球
8	[咽頭]口部	26	眼窩脂肪体
9	舌扁桃，舌根	27	中鼻甲介
10	喉頭蓋	28	下鼻甲介
a	嚥下前	29	頰筋
b	嚥下中	30	舌下腺
11	[咽頭]喉頭部	31	涙腺
12	舌骨	32	外側直筋
13	軟口蓋	33	下直筋
14	口蓋扁桃	34	鼻中隔
15	舌骨，オトガイ舌骨筋	35	上顎洞
16	食物塊	36	下縦舌筋
17	甲状軟骨	37	オトガイ舌筋
18	気管		

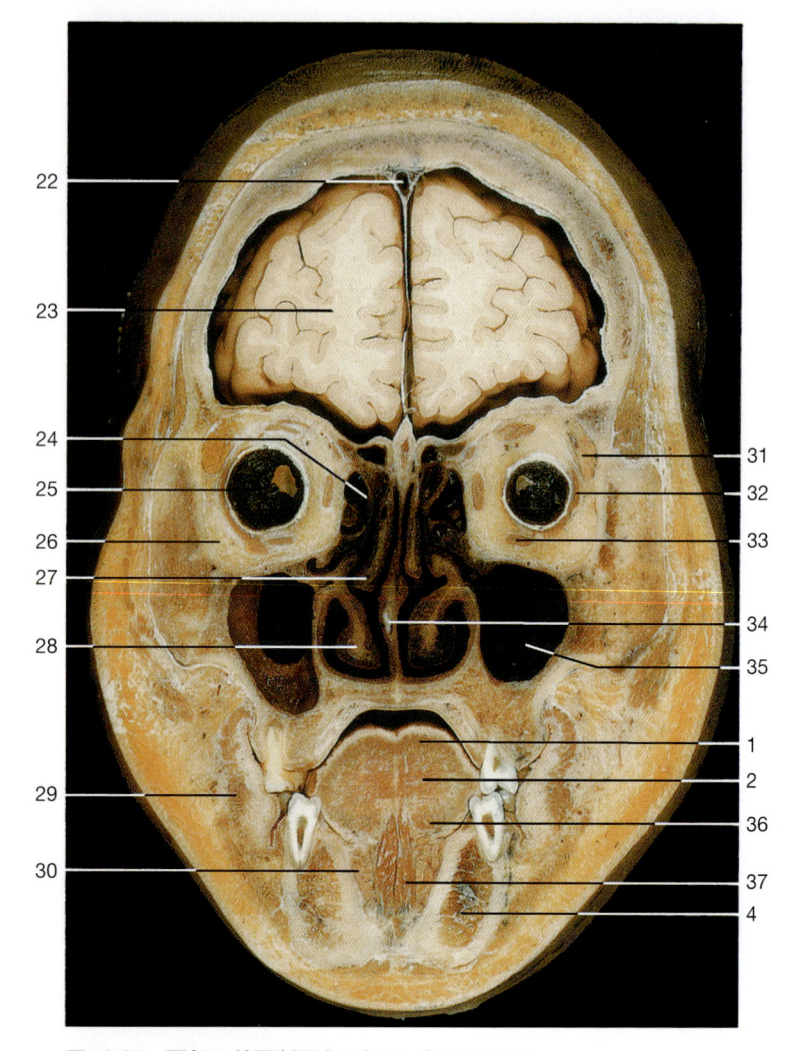

図10.27　頭部の前頭断面(眼球の中央を通る面)
鼻腔と口腔，舌の構造を示す．

舌筋，咽頭筋　129

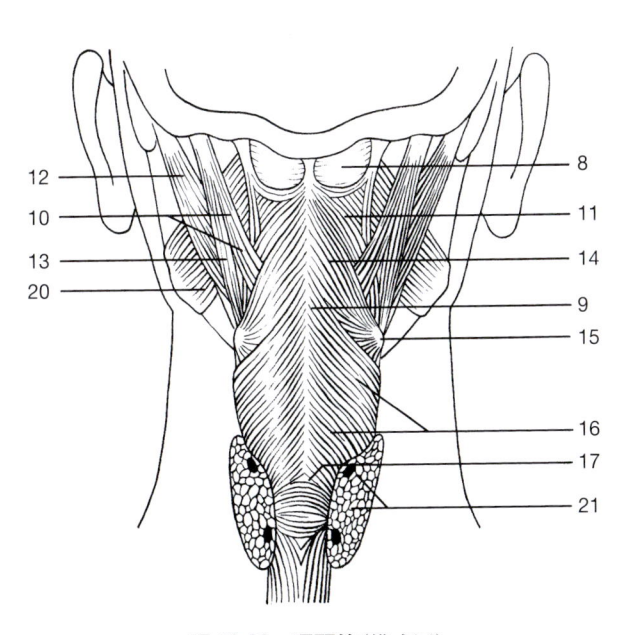

図 10.28　咽頭筋（模式図）

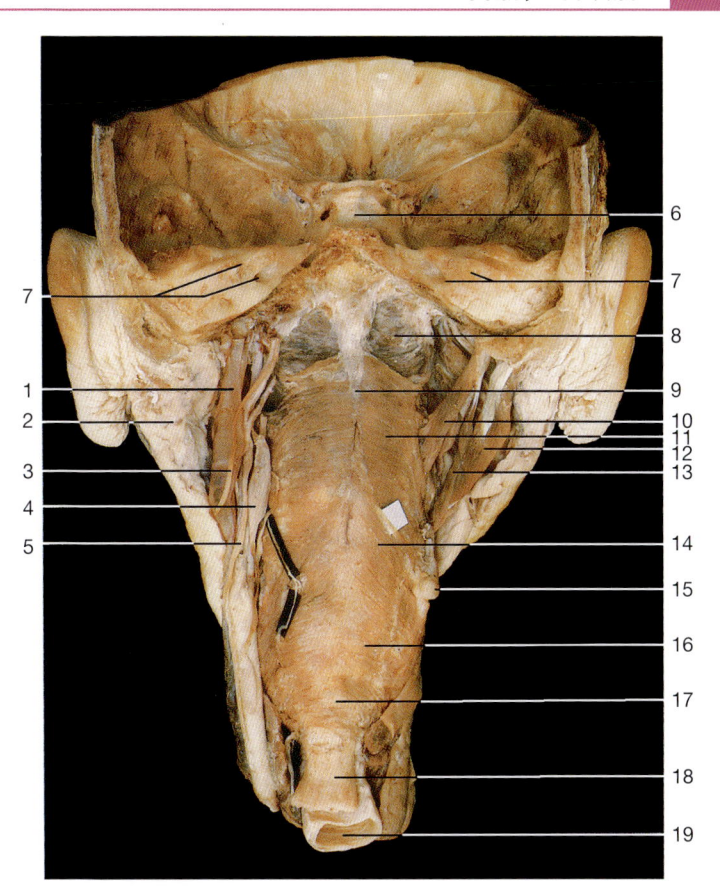

図 10.29　咽頭筋（後面）

1	内頸静脈	19	気管
2	耳下腺	20	内側翼突筋
3	副神経	21	甲状腺，上皮小体
4	交感神経の上頸神経節	22	後鼻孔，耳管軟骨
5	迷走神経	23	口蓋咽頭筋
6	蝶形骨のトルコ鞍	24	舌根
7	内耳道，側頭骨の岩様部	25	喉頭蓋
8	咽頭頭底板	26	横披裂筋
9	咽頭縫線	27	後輪状披裂筋
10	**茎突咽頭筋**	28	気管，反回神経
11	**上咽頭収縮筋**	29	内頸動脈，三叉神経節
12	顎二腹筋の後腹	30	下顎神経，顎動脈
13	茎突舌骨筋	31	軟口蓋，口蓋垂
14	**中咽頭収縮筋**	32	上喉頭神経
15	舌骨の大角	33	顔面動脈
16	**下咽頭収縮筋**	34	上喉頭神経の内枝
17	筋のない部分（ライマーの三角）	35	下喉頭神経
18	食道		

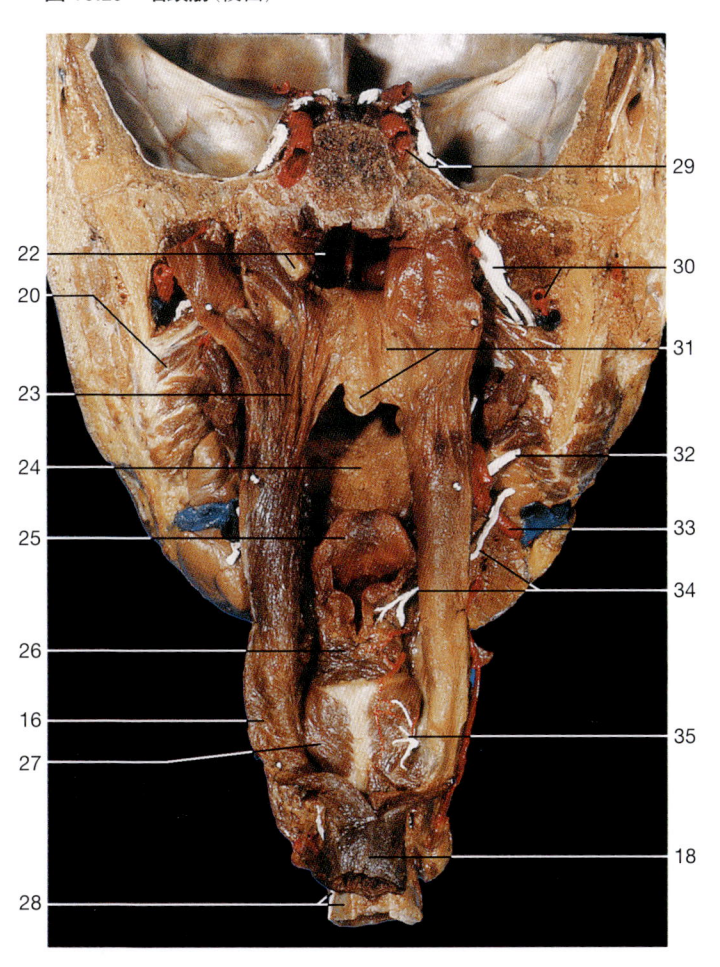

図 10.30　咽頭の後面　後壁を正中線で切開し，左右に開いたところ．
後ろから前へ向かって見る．左側の半分は粘膜を除いて筋の走行を示す．

11 内分泌腺

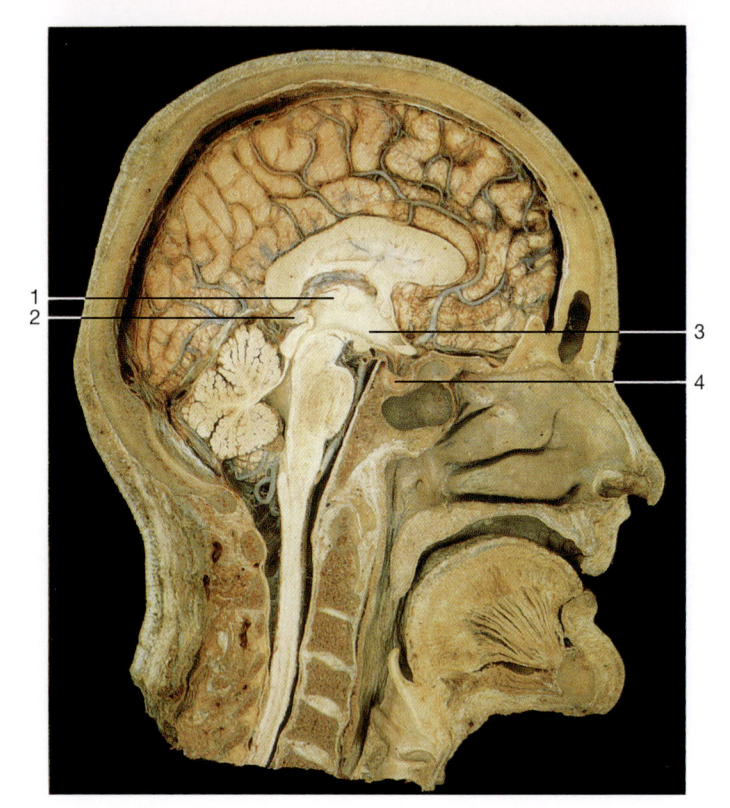

図 11.1 頭部の正中断面　松果体と下垂体の位置を示す.

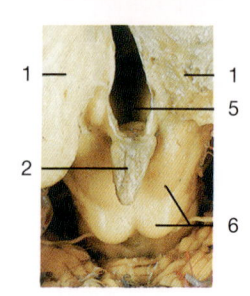

図 11.2 松果体（実物大）上から見たところ，図の上方が前.

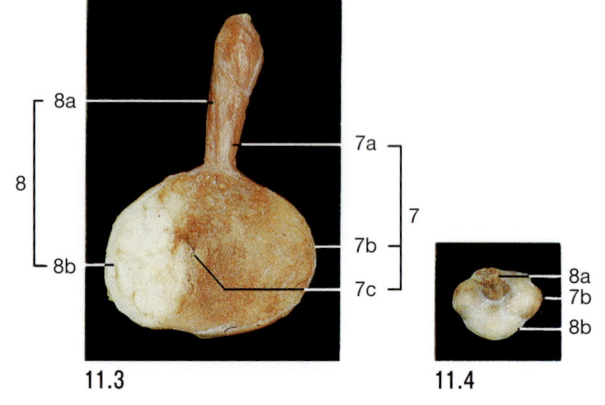

図 11.3 下垂体の矢状断面　向かって右が前.

図 11.4 下垂体（実物大）後上方から見たところ.

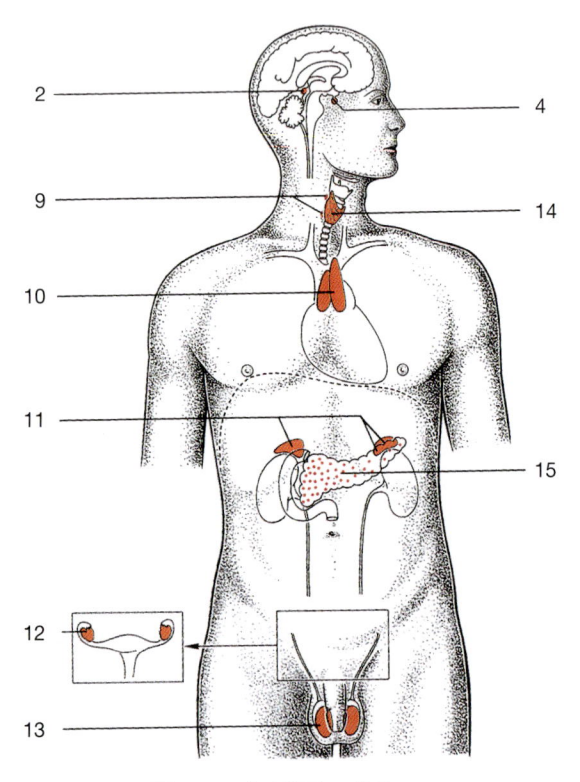

図 11.5 内分泌腺の位置

1　視床
2　**松果体**
3　**視床下部**
4　**下垂体**
5　第三脳室
6　蓋板（中脳の四丘体板）
7　前葉（腺下垂体）
　 a　隆起部
　 b　末端部（主部）
　 c　中間部
8　後葉（神経下垂体）
　 a　漏斗（正中隆起）
　 b　神経葉
9　**上皮小体**
10　胸腺（リンパ性器官）
11　腎上体（副腎）
12　卵巣（女性）
13　精巣（男性）
14　甲状腺
15　膵臓（ランゲルハンス島）

内分泌腺

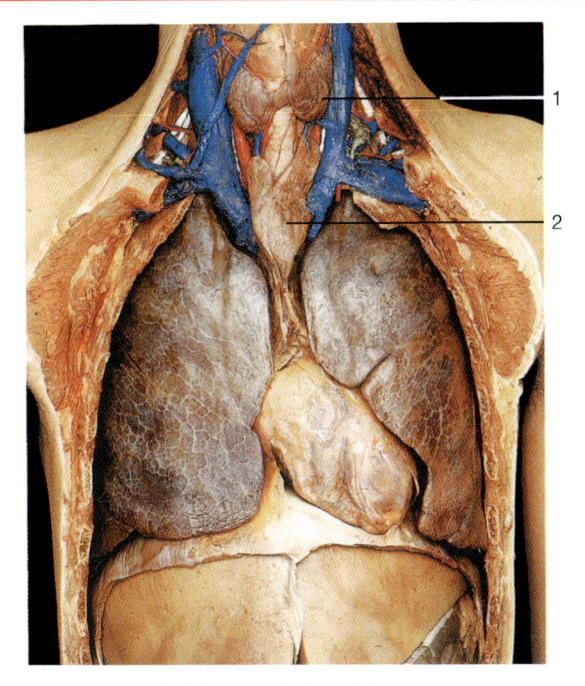

図 11.6 甲状腺と胸腺の位置（成人）

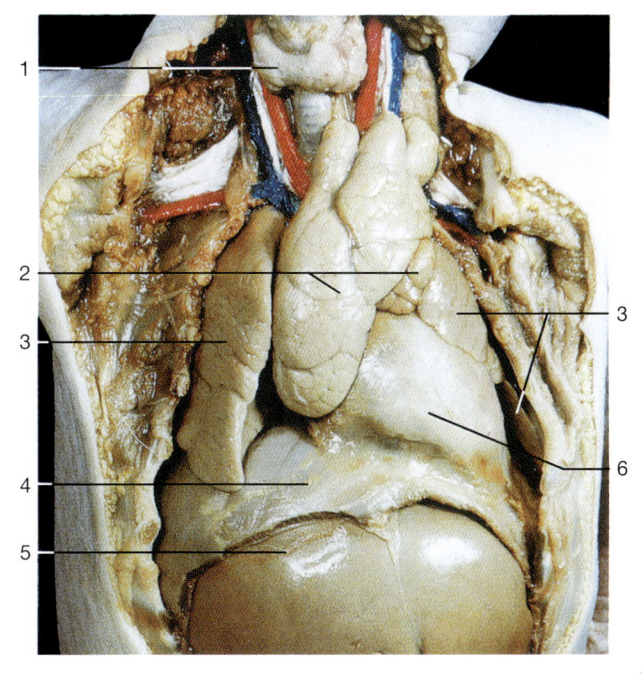

図 11.7 甲状腺と胸腺（成熟胎児） 胎児では萎縮した成人の胸腺に比べて著しく大きい．

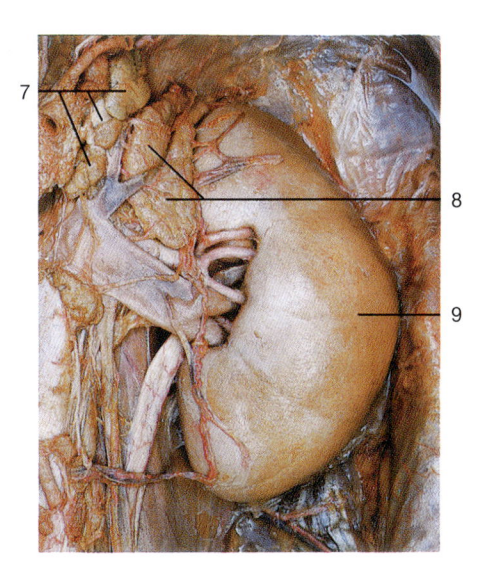

図 11.8 左腎上体（前面）

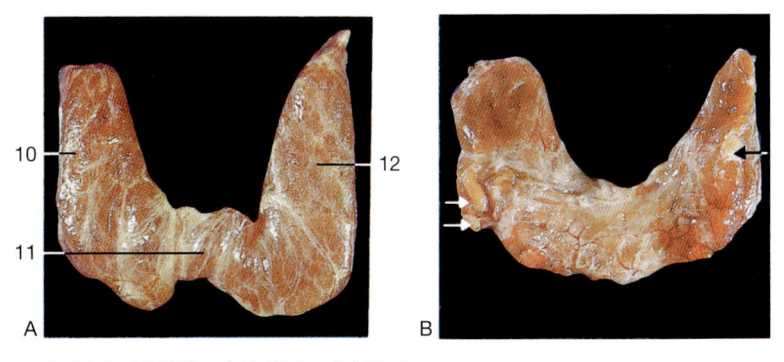

図 11.9 甲状腺 (A)前面, (B)後面
上皮小体（矢印）は甲状腺の後側に付いている．

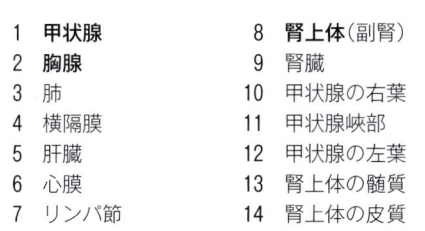

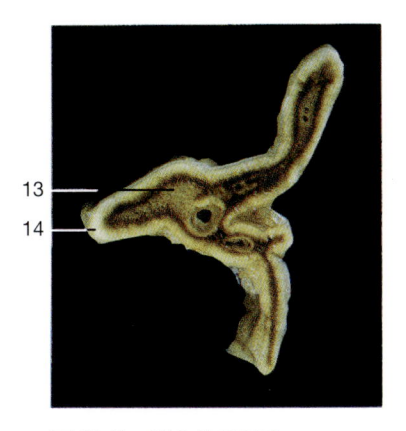

図 11.10 腎上体の断面

1	**甲状腺**	8	**腎上体**（副腎）
2	**胸腺**	9	腎臓
3	肺	10	甲状腺の右葉
4	横隔膜	11	甲状腺峡部
5	肝臓	12	甲状腺の左葉
6	心膜	13	腎上体の髄質
7	リンパ節	14	腎上体の皮質

注：胸腺は多くはリンパ性器官に分類されるが，内分泌器官に含められることもある．

12 人体の断面

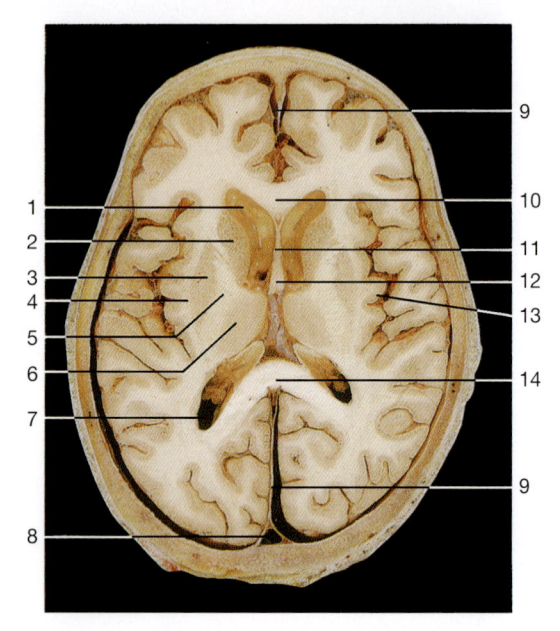

図 12.1A 頭部の水平断面(基底核と内包を通る面:1)

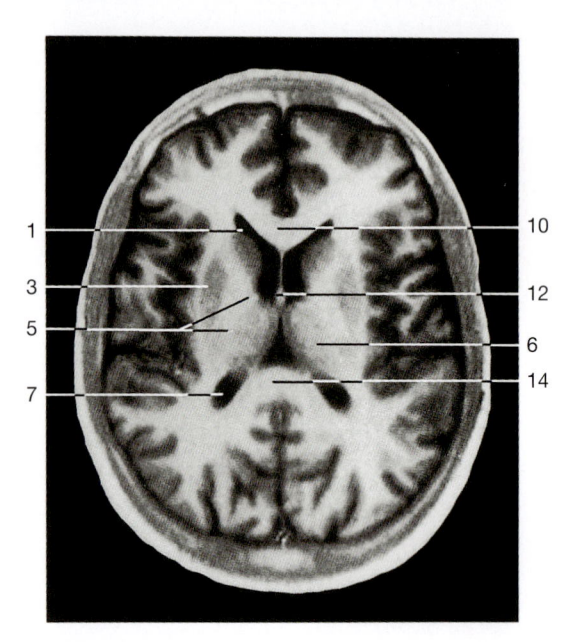

図 12.1B 左図に相当する MR 像

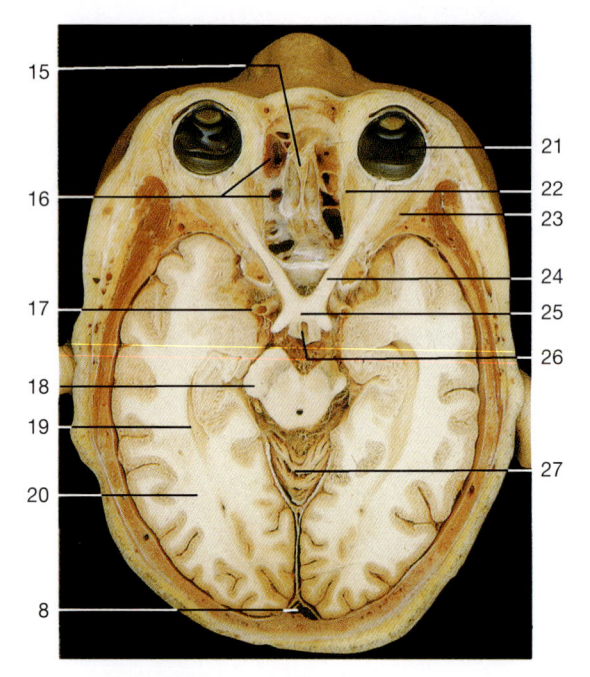

図 12.2A 頭部の水平断面(眼の高さ:2)

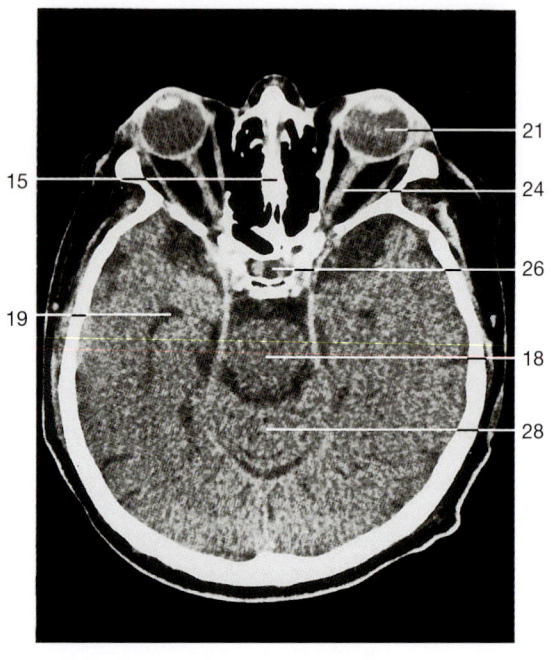

図 12.2B 左図に相当する CT 像

1　側脳室の前角
2　尾状核頭
3　被殻(レンズ核の)
4　前障
5　**内包**
6　**視床**
7　側脳室の後角
8　上矢状静脈洞
9　大脳鎌
10　脳梁膝
11　透明中隔
12　脳弓柱
13　島
14　脳梁膨大
15　鼻中隔
16　篩骨洞(篩骨蜂巣)
17　内頸動脈
18　中脳
19　側脳室
20　大脳
21　眼球
22　内側直筋
23　外側直筋
24　視神経
25　視[神経]交叉
26　漏斗
27　小脳の虫部
28　小脳

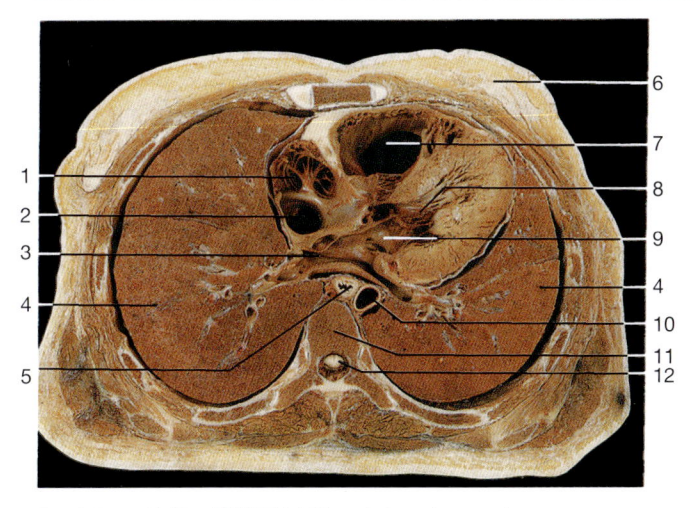

頭部と体幹の断面　133

図12.3A　胸部の横断面（心臓の高さ：3）　下面．

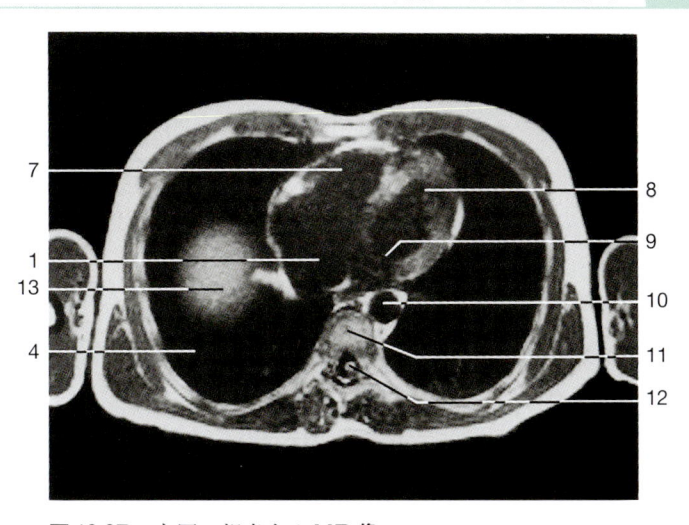

図12.3B　左図に相当するMR像

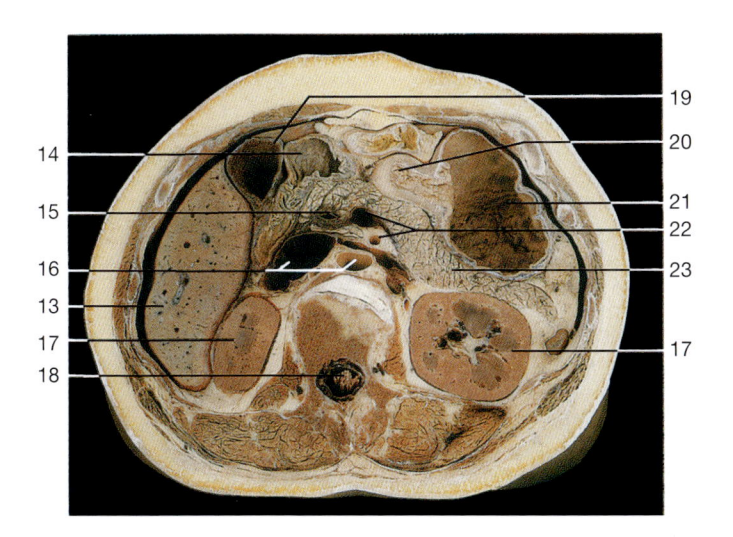

図12.4A　腹部の横断面（膵臓の高さ：4）　下面．

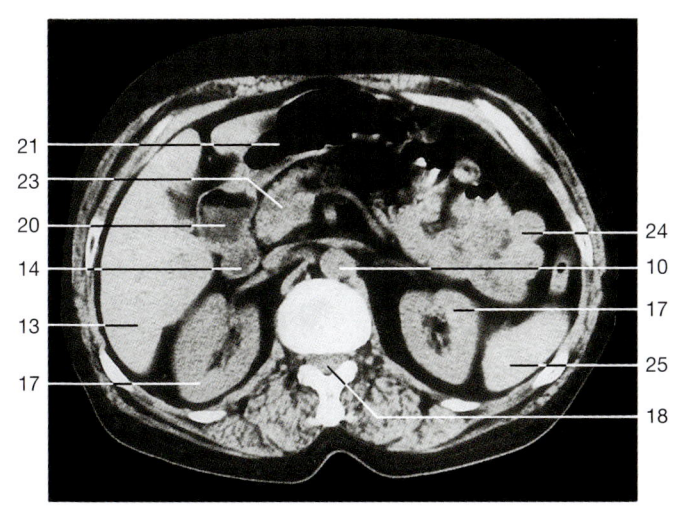

図12.4B　左図に相当するCT像

1	右心房	14	十二指腸
2	上大静脈	15	総胆管
3	右肺静脈	16	下大静脈，大動脈
4	肺	17	腎臓
5	食道	18	脊髄の馬尾
6	乳腺	19	右結腸曲
7	右心室	20	幽門
8	左心室	21	胃
9	左心房	22	上腸間膜動・静脈
10	胸大動脈	23	膵臓
11	胸椎	24	小腸
12	脊髄	25	脾臓
13	肝臓		

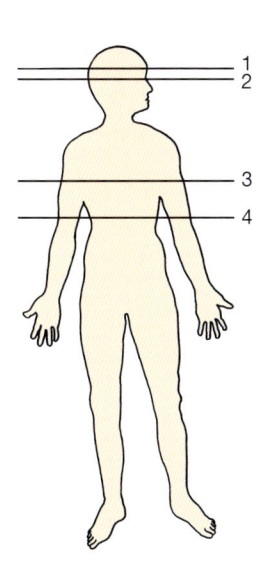

*CT＝computed tomography，コンピュータ断層撮影
MR＝magnetic resonance(imaging)，磁気共鳴画像
ここでは特に骨，皮下脂肪の表現がCTとMRでは白黒反対に写っていることに注意．
（Siemens AG, Erlangen, FRG 提供）．

134　人体の断面

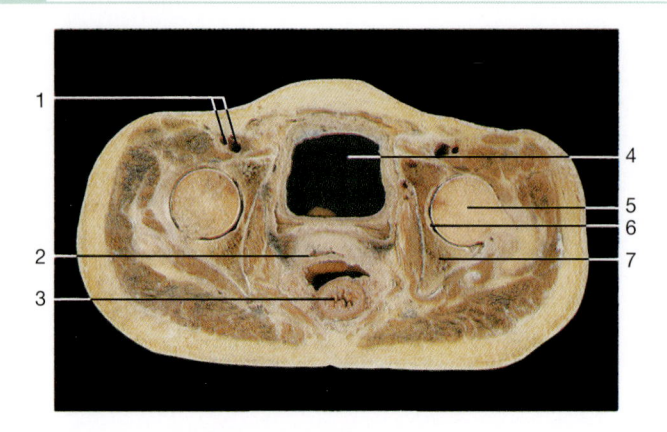

図12.5A　女性骨盤の水平断面（大腿骨頭の高さ：5）下面．

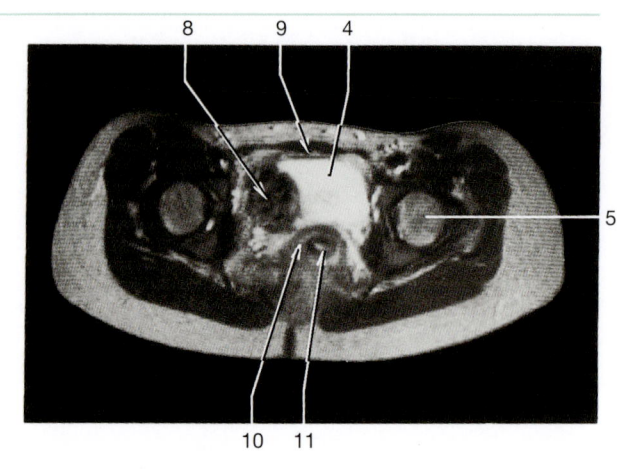

図12.5B　左図に相当するMR像

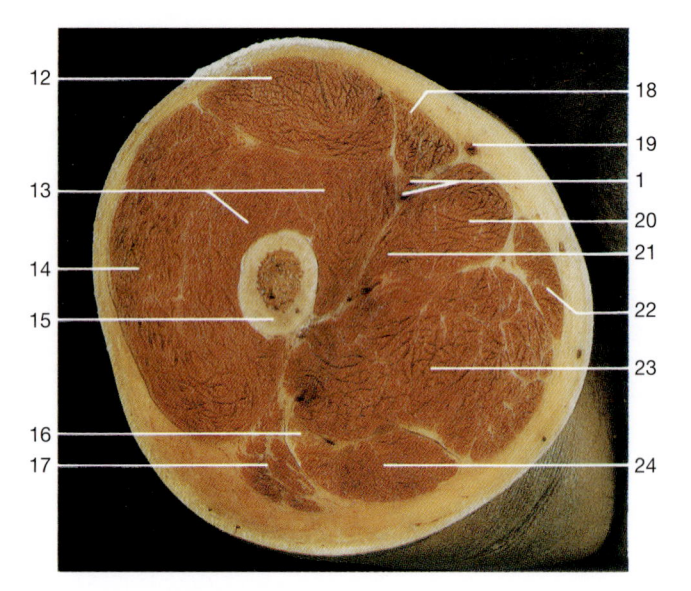

図12.6A　右大腿上端の水平断面（下面：6）写真の上が前．

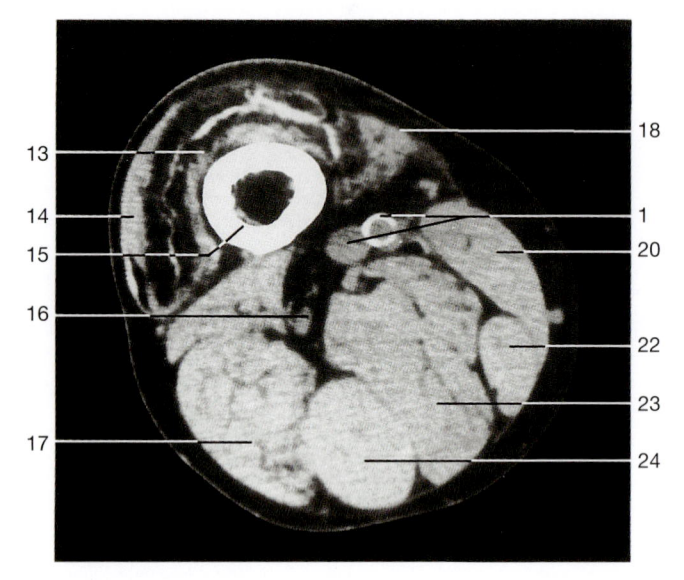

図12.6B　左図に相当するCT像

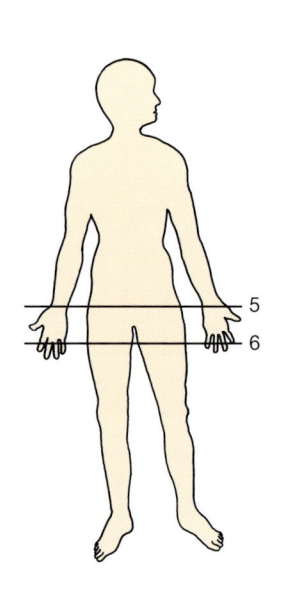

1	大腿動・静脈	13	内側広筋，中間広筋
2	腟	14	外側広筋
3	直腸	15	大腿骨
4	膀胱	16	坐骨神経
5	大腿骨頭	17	大殿筋
6	寛骨臼縁	18	縫工筋
7	寛骨	19	大伏在静脈
8	小腸	20	長内転筋
9	膀胱壁	21	短内転筋
10	子宮筋層	22	薄筋
11	子宮内膜	23	大内転筋
12	大腿直筋	24	半腱様筋

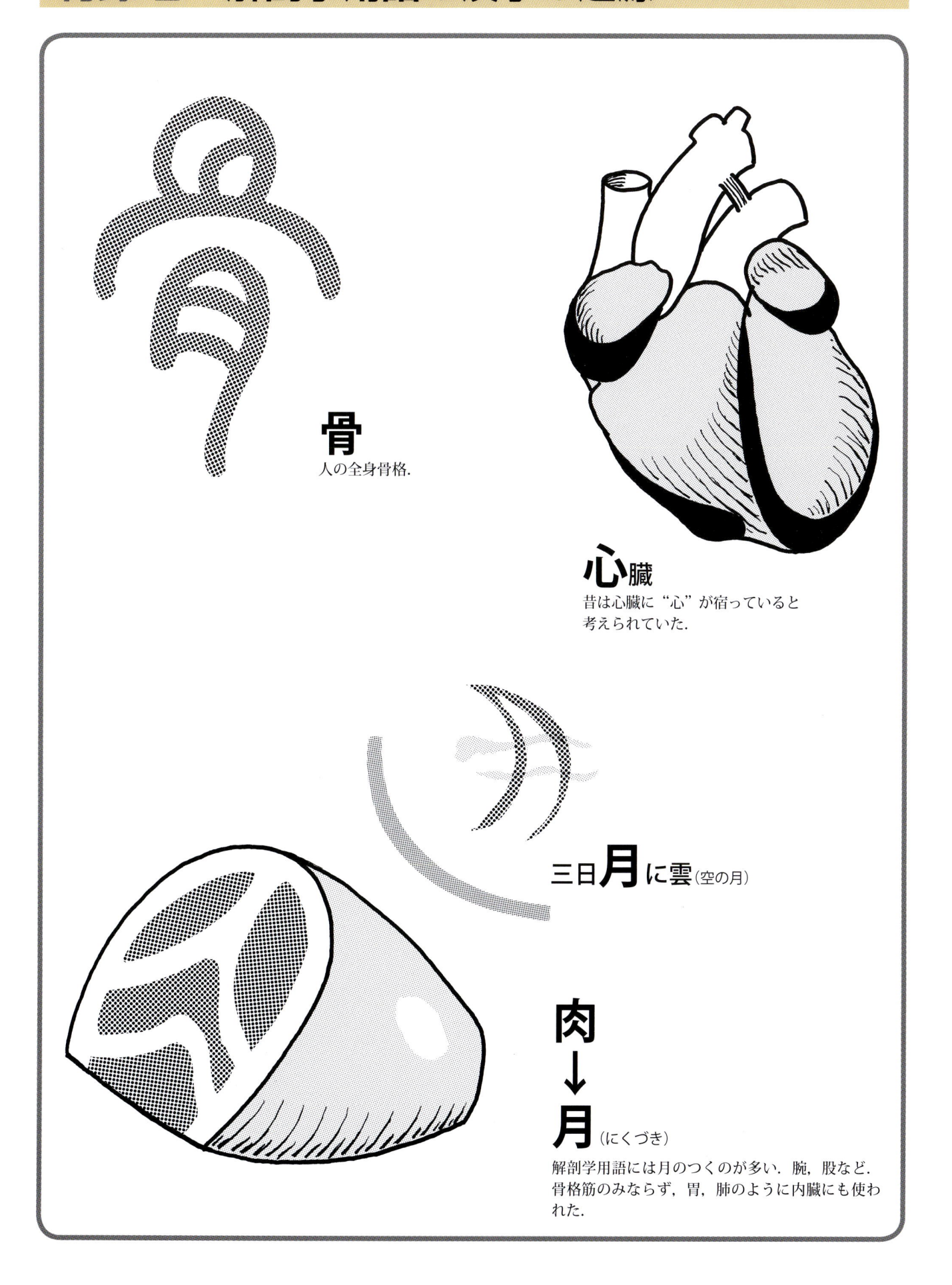

付録 1　解剖学用語の漢字の起源

骨
人の全身骨格．

心臓
昔は心臓に"心"が宿っていると考えられていた．

三日**月**に雲（空の月）

肉
↓
月（にくづき）
解剖学用語には月のつくのが多い．腕，股など．骨格筋のみならず，胃，肺のように内臓にも使われた．

付録 2　病理標本

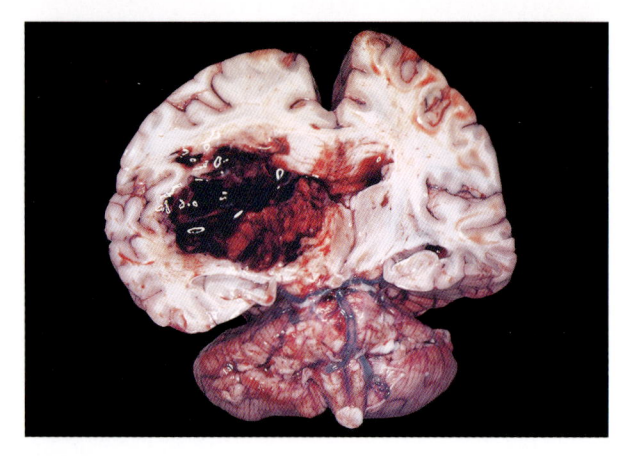

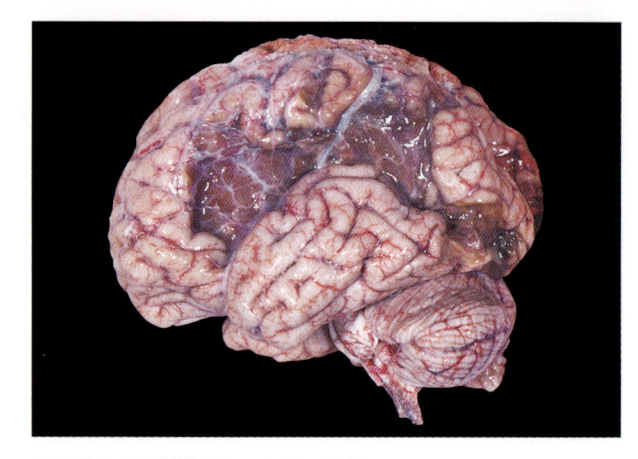

❶ 脳出血

❷ 脳軟化症（脳梗塞）　73歳，男性

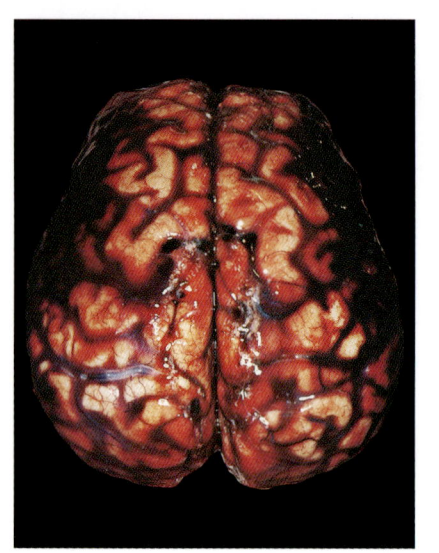

❸ くも膜下出血

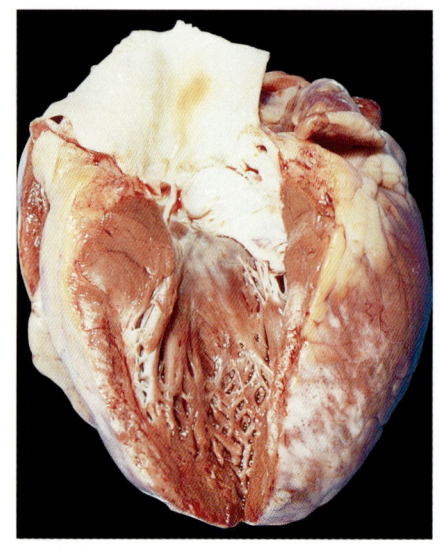

❹ 心筋梗塞(1)　白い斑点の部分

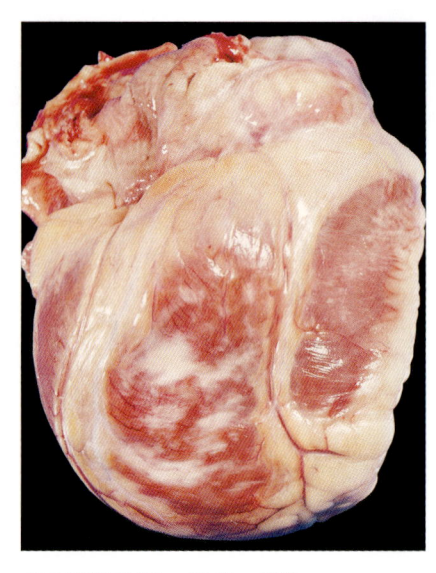

❺ 心筋梗塞(2)　68歳，男性

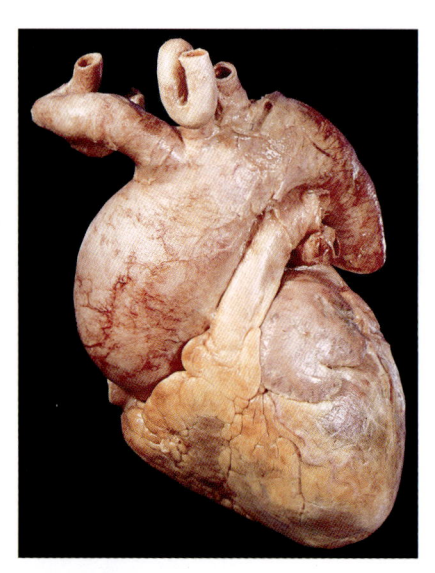

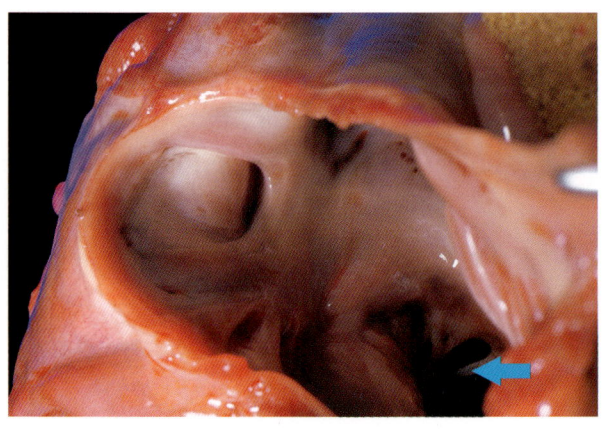

❻ 大動脈拡張

❼ 心臓（卵円孔閉鎖不全症）　8歳，女児．左上の円形の凹み．矢印は三尖弁．

病理標本　137

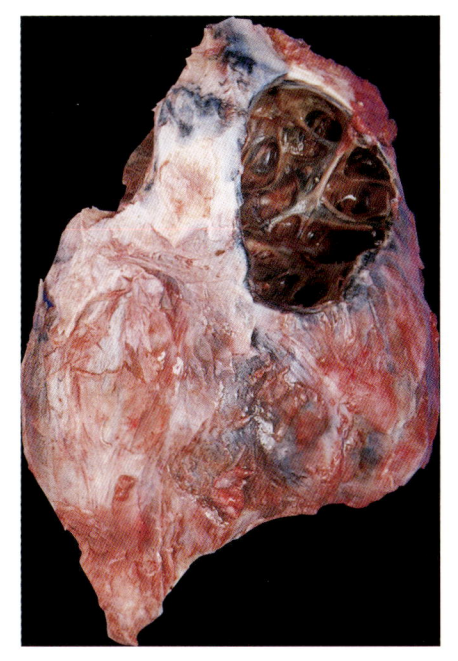

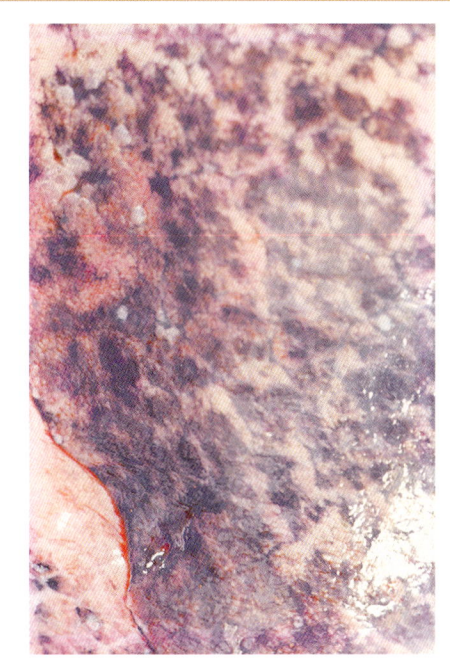

❽肺結核空洞

❾じん肺　72歳，男性

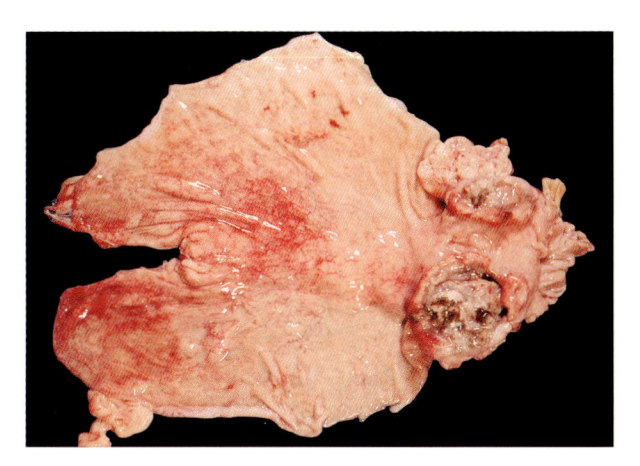

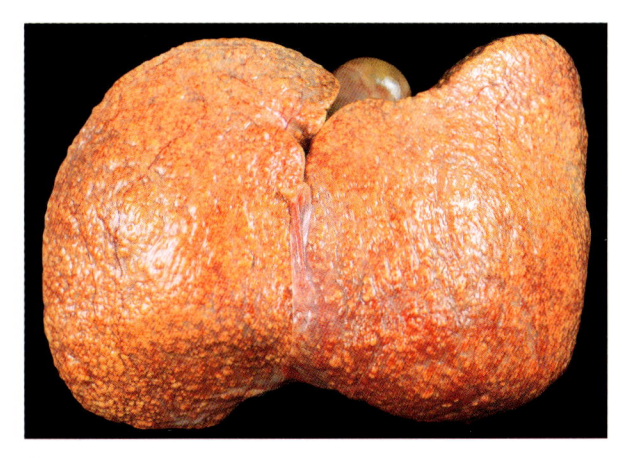

❿胃の幽門癌

⓫肝硬変　52歳，男性

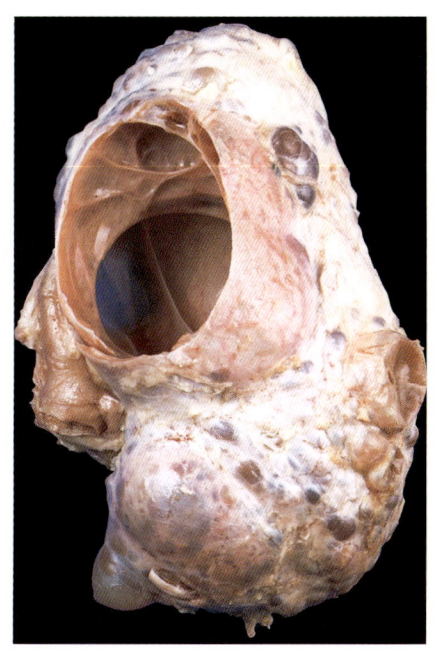

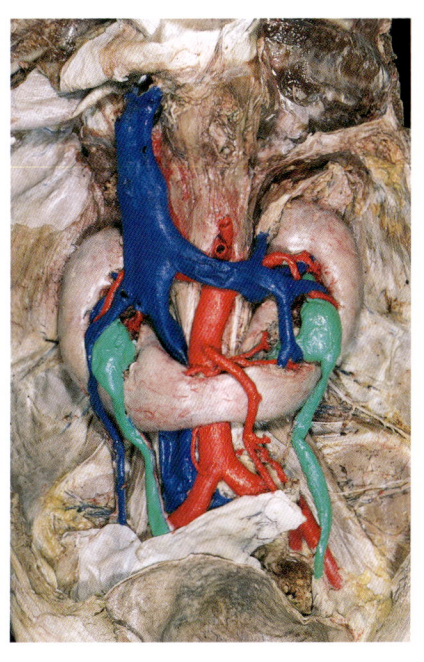

⓬腎囊胞

⓭馬蹄腎　静脈（青），動脈（赤），尿管（緑）に着色，56歳，男性

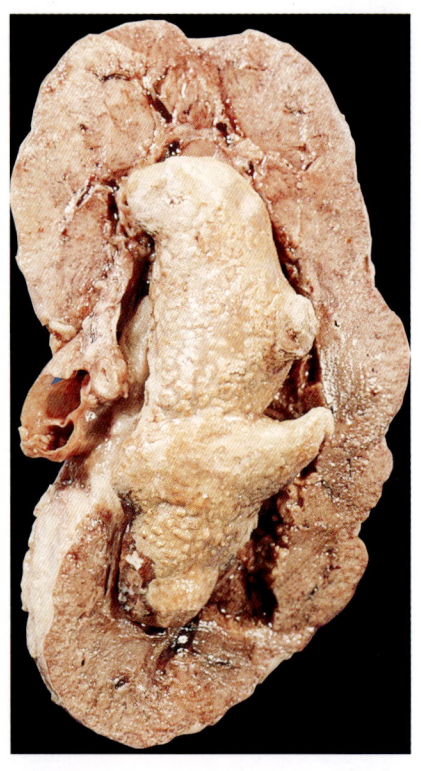

138　病理標本

⓮巨大腎結石（珊瑚樹状腎結石）　25 g

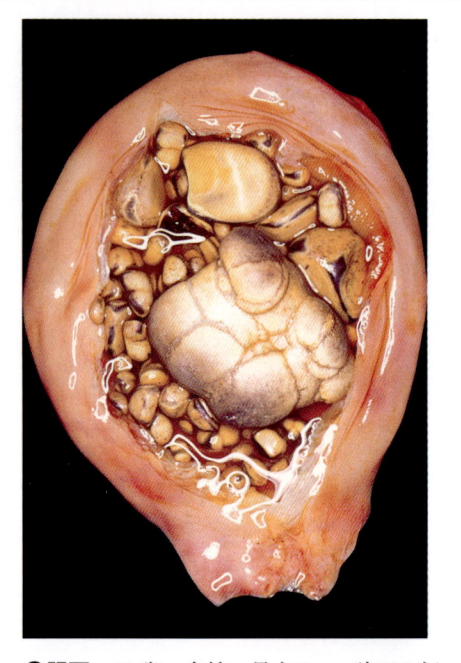

⓯胆石　41歳，女性，最大 9 g，計 136 個

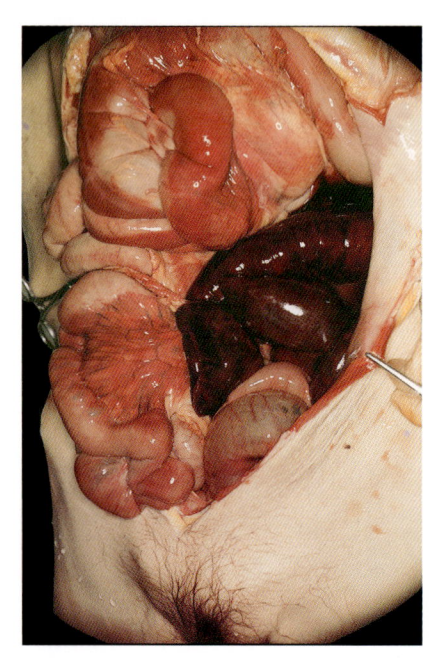

⓰腸捻転　61歳，女性（腸管壊死＝黒いところ）

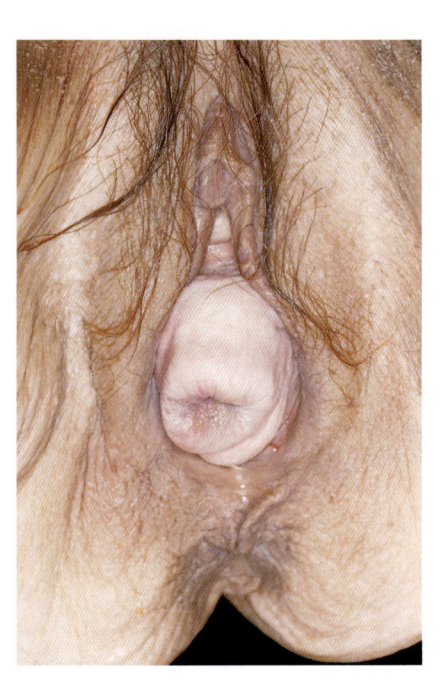

⓱子宮脱

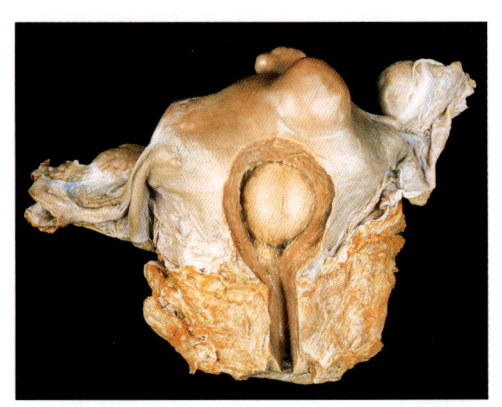

⓲子宮筋腫

索引

太字の頁数は主要説明箇所を示す．
英語は日本解剖学会監修『解剖用語，改訂13版』をもとに記載した．

あ

アキレス腱（踵骨腱）　Achilles tendon　14, 15, 51, 54, **55**, 56, 59, 60
アブミ骨　Stapes　**117**, 118
鞍関節　Saddle joint　9, 10, 12, 36

い

胃　Stomach　2, 77, **78**, 82
胃十二指腸動脈　Gastroduodenal artery　83
胃体　Body of stomach　78
胃体管　Gastric canal　78
胃底　Fundus of stomach　78
胃粘膜ヒダ　Gastric folds; Gastric rugae　78
咽頭　Pharynx　72, 105
咽頭筋　Pharyngeal muscles　**99**, 129
［咽頭］口部　Oropharynx　72, 122, 128
［咽頭］喉頭部　Laryngopharynx；Hypopharynx　72, 122, 128
咽頭収縮筋（上・下）　Constrictor　→　上咽頭収縮筋, 下咽頭収縮筋
［咽頭］鼻部　Nasopharynx　72, 128
咽頭扁桃　Pharyngeal tonsil　120
咽頭縫線　Pharyngeal raphe　129
陰核　Clitoris　90
陰核亀頭　Glans of clitoris　91, **94**
陰核脚　Crus of clitoris　91, 94
陰核体　Body of clitoris　91, 94
陰核包皮　Prepuce of clitoris　94
陰茎　Penis　85, 88, 89
陰茎海綿体　Corpus cavernosum penis　87, 89, 94
陰茎海綿体白膜　Tunica albuginea of corpora cavernosa　89
陰茎亀頭　Glans penis　87, 89, 94
陰茎脚　Crus of penis　87, 89, 94
陰茎深動脈　Deep artery of penis　89
陰茎中隔　Septum penis　89
陰茎背動脈　Dorsal artery of penis　89
陰部神経　Pudendal nerve　61
陰部大腿神経　Genitofemoral nerve　26

う

ウィリス動脈輪（大脳動脈輪）　Circle of Willis　108
右胃静脈　Right gastric vein　81
右胃大網静脈　Right gastro-omental vein; Right gastro-epiploic vein　81
右胃大網動脈　Right gastro-omental artery; Right gastro-epiploic artery　83
右胃動脈　Right gastric artery　83
右下葉気管支　Right inferior lobar bronchus　72
右肝管　Right hepatic duct　79
右冠状動脈　Right coronary artery　16, **66**, 69

右脚《房室束の》　Right bundle　70
右結腸曲　Right colic flexure; Hepatic flexure　82
右結腸動脈　Right colic artery　81, 83
右主気管支　Right main bronchus　72
右上葉気管支　Right superior lobar bronchus　72
右心耳　Right auricle　65, **66**, 69
右心室　Right ventricle　65, **66**, 68, 70
右心房　Right atrium　66, **67**, 68-70
右中葉気管支　Middle lobar bronchus　72
右肺　Right lung　72, 73
右肺静脈　Right pulmonary vein　73
右肺動脈　Right pulmonary artery　68, 75
右房室弁　Right atrioventricular valve　66
羽状筋　Pennate muscle; Bipennate muscle　13
烏口肩峰靱帯　Coraco-acromial ligament　32
烏口突起　Coracoid process　32
烏口腕筋　Coracobrachialis　41
臼状関節　Cotyloid joint　10

え

S状結腸　Sigmoid colon　2, 77, 81-83, 87, 90
S状結腸間膜　Sigmoid mesocolon　90
S状洞溝　Groove for sigmoid sinus　97, 119
エディンガー・ウェストファル核（動眼神経核）　Edinger-Westphal nucleus　110
エナメル質　Enamel　126
会陰体　Perineal body　89
会陰膜（下尿生殖隔膜筋膜）　Perineal membrane; Inferior urogenital diaphragmatic fascia　89
永久歯　Permanent teeth　125
栄養静脈　Nutrient vein　7
腋窩静脈　Axillary vein　17, 42, 43
腋窩神経　Axillary nerve　29, 42
腋窩動脈　Axillary artery　16, 40, 43, 63, 102
腋窩部　Axillary region　43
腋窩リンパ節　Axillary lymph nodes　71, 74
円回内筋　Pronator teres　14, 38, 44
延髄　Medulla oblongata　31, **105**, **107**, 111
遠位　Distal　4
嚥下作用　Swallowing function　128

お

オステオン（骨単位）　Osteon　6, 7
オトガイ下静脈　Submental vein　103
オトガイ下動脈　Submental artery　102
オトガイ下リンパ節　Submental nodes　101
オトガイ筋　Mentalis　98
オトガイ孔　Mental foramen　95, 97
オトガイ神経　Mental nerve　104
オトガイ舌筋　Genioglossus　99, 128
オトガイ舌骨筋　Geniohyoid　99

オトガイ隆起　Mental protuberance　95, 97
オリーブ　Inferior olive　105, 107
黄色骨髄　Yellow bone marrow　7
横隔神経　Phrenic nerve　43, 65, 67, **75**
横隔膜　Diaphragm　2, 3, 65, 67, **74**-**76**, 83, 84, 86, 113, 131
横行結腸　Transverse colon　2, 77, 81, 82, 83
横行結腸間膜　Transverse mesocolon　83
横静脈洞　Transverse sinus　105
横舌筋　Transverse muscle　128
横突起《椎骨の》　Transverse process　20
横突孔《頸椎の》　Foramen transversarium　20
横突肋骨窩　Transverse costal facet　21
横披裂筋　Transverse arytenoid　122, 123
横紋筋　Striated muscle　13

か

カウパー腺(尿道球腺)　Cowper's gland　85, **87**, 89
下咽頭収縮筋　Inferior constrictor　99, 129
下横隔動脈　Inferior phrenic artery　83
下外側静脈《網膜の》　Inferior temporal retinal venule　115
下外側動脈《網膜の》　Inferior temporal retinal arteriole　115
下角《肩甲骨の》　Inferior angle　22, 27
下角《側脳室の》　Temporal horn, Inferior horn　109, 110
下顎後静脈　Retromandibular vein　99, 103
下顎骨　Mandible　8, 11, 19, **95**, **97**
下顎歯　Submandibular teeth　125
下顎神経　Mandibular nerve; Mandibular division [Vc; V3]　97
下関節突起　Inferior articular process　21
下眼窩裂　Inferior orbital fissure　95
下丘　Inferior colliculus　**107**, 110
下丘腕　Brachium of inferior colliculus　107
下頸神経節　Inferior cervical ganglion　112
下結膜円蓋　Inferior conjunctival fornix　114
下瞼板　Inferior tarsus　114, 116
下甲状腺静脈　Inferior thyroid vein　65
下甲状腺動脈　Inferior thyroid artery　102
下行結腸　Descending colon　77, 82, 84
下行肩甲動脈(肩甲背動脈)　Dorsal scapular artery　40
下行膝動脈　Descending genicular artery　58
下行大動脈　Descending aorta　16, **63**, 65
下後鋸筋　Serratus posterior inferior　15, 28, 30
下後腸骨棘　Posterior inferior iliac spine　22
下肢　Lower limb　32
下肢帯　Pelvic girdle　19
下歯神経叢　Inferior dental plexus　104
下歯槽神経　Inferior alveolar nerve　99, 104
下斜筋　Inferior oblique　114
下尺側側副動脈　Inferior ulnar collateral artery　40, 41
下縦舌筋　Inferior longitudinal muscle　128
下小脳脚　Inferior cerebellar peduncle　107
下伸筋支帯《足の》　Inferior extensor retinaculum　53, 56
下唇下制筋　Depressor labii inferioris　14, 98, 100
下唇静脈　Inferior labial veins　103
下唇動脈　Inferior labial branch　102
下深頸リンパ節　Inferior deep cervical lymph nodes　101
下垂体　Pituitary gland　130
下垂体窩　Hypophysial fossa　97
下垂体茎(漏斗)　Infundibulum　105-108, 110
下前腸骨棘　Anterior inferior iliac spine　45

下双子筋　Gemellus inferior; Inferior gemellus　54
下側頭溝　Inferior temporal sulcus　105
下大静脈　Inferior vena cava　17, **63**, 64, 69, 76, 83
下大静脈口　Opening of inferior vena cava　68
下腸間膜静脈　Inferior mesenteric vein　17, 81
下腸間膜動脈　Inferior mesenteric artery　63
下腸間膜動脈神経節　Inferior mesenteric ganglion　113
下腸間膜動脈神経叢　Inferior mesenteric plexus　113
下直筋　Inferior rectus　114
下直腸神経　Inferior rectal nerve　61
下椎切痕　Inferior vertebral notch　21
下殿神経　Inferior gluteal nerve　61
下殿動脈　Inferior gluteal artery　59, 61, 89
下殿皮神経　Inferior clunial nerves　29
下頭斜筋　Obliquus capitis inferior　30
下橈尺関節　Distal radio-ulnar joint　35, 36
下尿生殖隔膜筋膜(会陰膜)　Perineal membrane; Inferior urogenital diaphragmatic fascia　89
下鼻甲介　Inferior nasal concha　8, 72, 95, **97**, 120
下鼻道　Inferior nasal meatus　120
下腹部(恥骨部)　Pubic region　6
下腹壁静脈　Inferior epigastric vein　25, 26, 89
下腹壁動脈　Inferior epigastric artery　25, 26, 89
下方　Inferior　4
下葉《肺の》　Inferior lobe; Lower lobe　73
下腰三角(プティの三角)　Inferior lumbar triangle　15, 27, 29
下肋骨窩　Inferior costal facet　21
下肋部　Hypochondrium　6
可動関節　Diarthrosis　9
仮肋　False ribs [VIII-XII]　22
蝸牛　Cochlea　**117**, 118, 119
蝸牛神経　Cochlear nerve　119
蝸牛窓　Round window　118
蝸牛頂　Cochlear cupula　118
蝸牛底　Base of cochlea　118
顆間窩　Intercondylar fossa　47
顆間隆起《脛骨の》　Intercondylar eminence　48
介在層板　Interstitial lamellae　7
回外　Supination　12, 32, 35
回外筋　Supinator　38
回結腸動脈　Ileocolic artery　81, 83
回腸　Ileum　2, 77, 81, 82
回腸動脈　Ileal arteries　81
回内　Pronation　12, 32, 35
海馬足　Pes　109
海馬傍回　Parahippocampal gyrus　105, 106
海綿質　Spongy bone; Trabecular bone　6, 7
解剖学　Anatomy　1
解剖学的姿勢　Anatomical position　4
解剖頸《上腕骨の》　Anatomical neck　32
外　External　4
外陰部静脈　External pudendal veins　26, 58
外陰部動脈　External pudendal arteries　26, 58
外果　Lateral malleolus　52, 55, 56, 60
外環状層板　External circumferential lamellae　7
外眼筋　Extra-ocular muscles; Extrinsic muscles of eyeball　114
外頸静脈　External jugular vein　17, 37, 42, 99-101, **103**
外頸動脈　External carotid artery　16, 40, **102**
外肛門括約筋　External anal sphincter　87, 89, 90
外耳　External ear　117

外耳孔　External acoustic pore; External acoustic aperture　97
外耳道　External acoustic meatus　117, 118. 127
外側　Lateral　4
外側下膝動脈　Inferior lateral genicular artery　58
外側顆《大腿骨の》　Lateral condyle　47
外側眼瞼靱帯　Lateral palpebral ligament　116
外側弓状靱帯　Lateral arcuate ligament　76
外側嗅条　Lateral stria　115
外側距踵靱帯　Lateral talocalcaneal ligament　51
外側胸筋神経　Lateral pectoral nerve　43
外側胸静脈　Lateral thoracic vein　74
外側胸動脈　Lateral thoracic artery　40
外側楔状骨　Lateral cuneiform　51
外側広筋　Vastus lateralis　52
外側溝　Lateral sulcus　106
外側骨半規管　Lateral semicircular canal　117-119
外側骨膨大部　Lateral bony ampulla　118
外側膝状体　Lateral geniculate body　115, 119
外側縦条　Lateral longitudinal stria　109
外側上膝動脈　Superior lateral genicular artery　58
外側上腕筋間中隔　Lateral intermuscular septum of arm　39
外側神経束《腕神経叢の》　Lateral cord　43, 44
外側仙骨稜　Lateral sacral crest　20
外側前腕皮神経　Lateral cutaneous nerve of forearm; Lateral antebrachial cutaneous nerve　44
外側足底神経　Lateral plantar nerve　62
外側足底動脈　Lateral plantar artery　62
外側側副靱帯《膝関節の》　Lateral collateral ligament　9, 35
外側大腿回旋動脈　Lateral circumflex femoral artery　58
外側大腿皮神経　Lateral cutaneous nerve of thigh; Lateral femoral cutaneous nerve　58, 89
外側直筋　Lateral rectus　114
外側二頭筋溝　Lateral bicipital groove　37
外側半月《膝関節の》　Lateral meniscus　48, 49
外側輪状披裂筋　Lateral crico-arytenoid　122, 123
外側腓腹皮神経　Lateral sural cutaneous nerve　61
外側翼突筋　Lateral pterygoid　99, 127
外腸骨静脈　External iliac vein　17
外腸骨動脈　External iliac artery　16, 89
外転神経　Abducent nerve; Abducens nerve [VI]　97, **105**, 108, 116
外尿道口　External urethral orifice　85, 91, **94**
外皮系　Integumentary system　1
外腹斜筋　External oblique　4, 14, 15, 24-29
外包　External capsule　110
外リンパ管　Perilymphatic duct　118
外肋間筋　External intercostal muscle　24, 30, **74**
蓋板（四丘体板）　Tectal plate; Quadrigeminal plate　119, 130
角切痕《胃の》　Angular incisure　78
角膜　Cornea　114
顎下神経節　Submandibular ganglion　99
顎下腺　Submandibular gland　43, 99, 104, 124, 127
顎下腺管　Submandibular duct　124
顎下リンパ節　Submandibular nodes　101
顎関節　Temporomandibular joint　127
顎舌骨筋　Mylohyoid　99, 128
顎舌骨筋神経　Nerve to mylohyoid　99, 104
顎動脈　Maxillary artery　**99**, 102
顎二腹筋　Digastric　99, 127, 129
括約筋　Sphincter　13

滑液　Synovial fluid　9
滑液包　Synovial bursa　9, 48
滑車上動脈　Supratrochlear artery　102
滑車神経　Trochlear nerve [IV]　**104**, **105**, 107, 116
滑車切痕　Trochlear notch　35
滑動関節　Gliding joint　9, 23
滑膜　Synovial membrane; Synovial layer　9
滑膜性関節　Synovial joint　9
滑膜性の連結　Synovial joint; Diarthrosis　12
鎌状間膜《肝臓の》　Falciform ligament　79, 80
体　Body
　――の部位　Body regions　4, 6
　――の方向　Direction of human body　4
　――の面　Body planes　5
肝円索　Round ligament of liver　2, 79, 80, 83
［肝］鎌状間膜　Falciform ligament　79, 80
［肝］冠状間膜　Coronary ligament　79
肝静脈　Hepatic veins　79
肝神経叢　Hepatic plexus　83
肝臓　Liver　2, 77, 79
肝門　Porta hepatis　79
肝門脈（門［静］脈）　Hepatic portal vein　17, 64, 79-81
冠状間膜《肝臓の》　Coronary ligament　79
冠状静脈洞　Coronary sinus　17, **66**, **69**
冠状静脈弁　Valve of coronary sinus　68
冠状縫合　Coronal suture　95, 97
冠状面（前頭面，前額面）　Frontal planes; Coronal planes　5
貫通管（フォルクマン管）　Perforans canal　7
貫通動脈《外側大腿回旋動脈の》　Perforating arteries　58
寛骨　Hip bone; Coxal bone; Pelvic bone　8, 134
寛骨臼　Acetabulum　22, 45, 47
寛骨臼縁　Acetabular margin　46
幹神経節《交感神経の》　Ganglion of sympathetic trunk　28, 112
感覚器　Sense organs　114
関節　Articulations; joints　9
関節下結節《肩関節の》　Infraglenoid tubercle　22, 32
関節窩《肩関節の》　Glenoid cavity　22, 32
関節腔　Articular cavity　9, 32
関節上結節《肩関節の》　Supraglenoid tubercle　22
関節唇《肩関節の》　Glenoid labrum　33
関節唇《股関節の》　Acetabular labrum　10, 47
関節軟骨　Articular cartilage　7, 33
関節包　Joint capsule; Articular capsule　9, 36
環状筋　Circular muscle　13
環椎（第1頸椎）　Atlas [CI]　20, 22
眼窩　Orbital cavity　11, 19
眼窩下孔　Infra-orbital foramen　95
眼窩下神経　Infra-orbital nerve　104
眼窩下動脈　Infra-orbital artery　99
眼窩回　Orbital gyri　105
眼窩脂肪体　Retrobulbar fat; Orbital fat body　128
眼窩上静脈　Supra-orbital vein　103
眼窩上神経　Supra-orbital nerve　104
眼窩上切痕　Supra-orbital notch/foramen　95
眼窩上動脈　Supra-orbital artery　102
眼角筋（上唇鼻翼挙筋）　Levator labii superioris alaeque nasi　14, 98, 100, 127
眼角静脈　Angular vein　103
眼角動脈　Angular artery　100, 102
眼球　Eyeball　104, **114**

眼瞼　Eyelids　116
眼神経　Ophthalmic nerve; Ophthalmic division [Va; V$_1$]　97, **104**, 116
眼動脈　Ophthalmic artery　108
眼輪筋　Orbicularis oculi　13, 14, 98, 100, 127
顔面横動脈　Transverse facial artery　99, 100, 102
顔面筋　Facial muscles　98
顔面静脈　Facial vein　100, 101
顔面神経　Facial nerve [VII]　**99**, 105, **105**, 107
顔面神経管　Facial canal　119
顔面神経丘　Facial colliculus　107
顔面頭蓋　Viscerocranium; Facial skeleton　96
顔面動脈　Facial artery　40, 99, 100, 102

き

キヌタ骨　Incus　**117**, 118
気管　Trachea　63, 72, **75**
気管支　Bronchi　73
気管支樹　Bronchial tree　75
気管支縦隔リンパ本幹　Bronchomediastinal trunk　71, 101
気管支動脈　Bronchial branches　73
気管支肺リンパ節　Bronchopulmonary nodes　75
気管軟骨　Tracheal cartilages　123
気管分岐部　Tracheal bifurcation　72, **75**
気管リンパ節　Tracheal nodes　75
奇静脈　Azygos vein　68
基節骨《足の》　Proximal phalanx　51
基節骨《手の》　Proximal phalanx　35
脚間窩　Interpeduncular fossa　105
脚間線維《浅鼡径輪の》　Intercrural fibres　26
弓《輪状軟骨の》　Arch of cricoid cartilage　123
弓状線《腹直筋鞘の》　Arcuate line　25
弓状動脈《足背動脈の》　Arcuate artery　58
球海綿体筋　Bulbospongiosus　89
球関節　Ball and socket joint; Spheroidal joint　9, 10, 12, 33
球形嚢　Saccule　118
球形嚢陥凹　Spherical recess; Saccular recess　118
球形嚢斑　Macula of saccule　118
嗅球　Olfactory bulb　**105**, 106, 121
嗅溝　Olfactory sulcus　105
嗅索　Olfactory tract　105, 107, 108, 115, 121
嗅三角　Olfactory trigone　105, 107, 115
嗅神経　Olfactory nerve [I]　121
距骨　Talus　11, 19, 50
距骨下関節　Subtalar joint; Talocalcaneal joint　51
距骨滑車　Trochlea of talus　50
距骨後突起　Posterior process　50
距舟靱帯　Talonavicular ligament　51
距踵舟関節　Talocalcaneonavicular joint　50
距腿関節　Ankle joint　51
鋸状縁《網膜の》　Ora serrata　115
胸横筋　Transversus thoracis　74
胸郭　Thorax　22
胸管　Thoracic duct　64, 71, **101**
胸棘筋　Spinalis thoracis　29, 30
胸腔　Thoracic cavity　2, 3
胸肩峰動脈　Thoraco-acromial artery　40, 74
胸骨　Sternum　4, 6, 8, 11, 19, 22, 32
胸骨角　Sternal angle　22
胸骨舌骨筋　Sternohyoid　14

胸骨体　Body of sternum　22, 74
胸骨柄　Manubrium of sternum　22
胸鎖関節　Sternoclavicular joint　22, 32
胸鎖乳突筋　Sternocleidomastoid　14, 15, 24, 27-29, 37, 98-100
胸最長筋　Longissimus thoracis　28, 29, 30
胸腺　Thymus　2, 130, 131
胸腺静脈　Thymic veins　65
胸大動脈　Thoracic aorta　42, **63**, 75, 133
胸腸肋筋　Iliocostalis thoracis　28, 30
胸椎　Thoracic vertebrae [T I-T XII]　8, 11, 19, 20, 22, 133
胸背神経　Thoracodorsal nerve　43
胸半棘筋　Semispinalis thoracis　30
胸部　Thorax　24
胸部後弯　Thoracic kyphosis　20
胸部内臓　Thoracic viscera　**63**, 65
胸腹壁静脈　Thoraco-epigastric veins　42
胸壁　Thoracic wall　24
胸腰筋膜　Thoracolumbar fascia　25, 27-29
胸肋三角　Sternocostal triangle　76
強膜　Sclera　115
頬筋　Buccinator　98, 99, 127
頬骨　Zygomatic bone　8, 11, 19, **95**, 97
頬骨眼窩動脈　Zygomatico-orbital artery　100
頬骨弓　Zygomatic arch　97
頬骨神経　Zygomatic nerve　104
頬神経　Buccal nerve　99, 100, 104
頬動脈　Buccal artery　99
橋　Pons　105, **107**, 108, 111
橋枝《脳底動脈の》　Pontine arteries　108
局所解剖学　Regional anatomy　1
棘下窩　Infraspinous fossa　22
棘下筋　Infraspinatus　15, 27, 28
棘筋　Spinalis　27
棘孔　Foramen spinosum　97
棘上窩　Supraspinous fossa　22
棘突起《椎骨の》　Spinous process　20
近位　Proximal　4
筋　Muscles　13
筋系　Muscles; Muscular system　1
筋型動脈　Muscular artery　16
筋周膜　Perimysium　13
筋上膜　Epimysium　13
筋線維　Myofibers　13
筋皮神経　Musculocutaneous nerve　43, 44
筋腹　Belly　13
筋膜　Fascia　28

く

クモ膜　Arachnoid mater　31
クモ膜下腔　Subarachnoid space; Leptomeningeal space　31
クモ膜顆粒　Arachnoid granulations　**106**, 109
空腸　Jejunum　2, 77, 81-83
空腸動脈　Jejunal arteries　81, 83
屈筋支帯《足の》　Flexor retinaculum　56
屈筋支帯《手の》　Flexor retinaculum　38

け

外科頸《上腕骨の》　Surgical neck　32
系統解剖学　Systemic anatomy　1

索引（けいじ～こうけ） 143

茎状突起《尺骨の》　Ulnar styloid process　35, 36
茎状突起《橈骨の》　Radial styloid process　35, 36
茎突咽頭筋　Stylopharyngeus　129
茎突舌筋　Styloglossus　99
茎突舌骨筋　Stylohyoid　99
茎乳突孔　Stylomastoid foramen　97
脛骨　Tibia　8, 9, 11, 19, **48**, 51, 53, 56
脛骨神経　Tibial nerve　54, 55, 59-61
脛骨粗面　Tibial tuberosity　52, 56
脛骨体　Shaft; Body　48
脛腓関節　Tibiofibular joint; Superior tibiofibular joint　48
頸横静脈　Transverse cervical veins　103
頸横神経　Transverse cervical nerve　37, 43, 100
頸横動脈　Transverse cervical artery　74
頸最長筋　Longissimus cervicis　29, 30
頸静脈弓　Jugular venous arch　103
頸静脈肩甲舌骨筋リンパ節　Jugulo-omohyoid node　101
頸静脈孔　Jugular foramen　97
頸静脈二腹筋リンパ節　Jugulodigastric node　101
頸神経　Cervical nerves［C1-C7］　31, 105
頸神経叢　Cervical plexus　40, 43, 102
頸神経ワナ　Ansa cervicalis　43, 105
頸切痕《胸骨の》　Jugular notch; Suprasternal notch　24
頸腸肋筋　Iliocostalis cervicis　30
頸椎［C1-C7］　Cervical vertebrae［CⅠ-CⅦ］　8, 11, 19, 20
頸動脈管　Carotid canal　97
頸半棘筋　Semispinalis cervicis　29, 30
頸部前弯　Cervical lordosis　20
頸リンパ節（前・外側）　Cervical nodes　71
頸リンパ本幹　Jugular trunk　71, 101
鶏冠《篩骨の》　Crista galli　121
血管　Blood vessel　16
結節間溝《上腕骨の》　Intertubercular sulcus; Bicipital groove　33
結腸　Colon　82
結腸曲（右・左）　Colic flexure　83
結腸ヒモ　Taeniae coli　82
結腸膨起　Haustra of colon　82
楔舟関節　Cuneonavicular joint　50
楔状束結節　Cuneate tubercle　107
月状溝　Lunate sulcus　109
犬歯　Canine tooth　125
剣状突起　Xiphoid process　22, 74
肩関節　Glenohumeral joint; Shoulder joint　10, 11, 32, 33
肩甲下動脈　Subscapular artery　40
肩甲回旋静脈　Circumflex scapular vein　37
肩甲回旋動脈　Circumflex scapular artery　37
肩甲挙筋　Levator scapulae　28, 29
肩甲棘　Spine of scapula　22, 27, 32, 37
肩甲骨　Scapula　6, 8, 11, 19, 22, 32
肩甲鎖骨三角（大鎖骨上窩）　Omoclavicular triangle; Greater supraclavicular fossa　24
肩甲上静脈　Suprascapular vein　103
肩甲上神経　Suprascapular nerve　43
肩甲上動脈　Suprascapular artery　40, 43, 102
肩甲切痕　Suprascapular notch　32
肩甲舌骨筋　Omohyoid　43
肩甲背動脈（下行肩甲動脈）　Dorsal scapular artery　40
肩鎖関節　Acromioclavicular joint　22, 32
肩峰　Acromion　22, 32, 39, 41
腱画《腹直筋の》　Tendinous intersections　24

腱間結合　Intertendinous connections　39
腱索　Chordae tendineae; Tendinous cords　67
腱中心　Central tendon　76

こ

呼吸細気管支　Respiratory bronchioles　73
固有肝動脈　Hepatic artery proper　79, 80, 83
固有掌側指神経　Proper palmar digital nerves　44
固有底側趾(指)神経　Proper plantar digital nerves　62
固有底側趾(指)動脈　Plantar digital arteries proper　62
固有卵巣索　Ligament of ovary　91
股関節　Hip joint　10
孤立リンパ小節《小腸の》　Solitary lymphoid nodules　82
鼓索神経　Chorda tympani; Parasympathetic root of submandibular ganglion　104
鼓室　Tympanic cavity　117-119
鼓膜　Tympanic membrane　**117**, 118
鼓膜張筋　Tensor tympani　117
口蓋咽頭弓　Palatopharyngeal arch; Posterior pillar of fauces　124
口蓋咽頭筋　Palatopharyngeus　129
口蓋骨　Palatine bone　8, **97**
口蓋垂　Uvula　124, 128, 129
口蓋舌弓　Palatoglossal arch; Anterior pillar of fauces　124
口蓋帆(軟口蓋)　Soft palate　72, 120, 121, 128, 129
口蓋帆挙筋　Levator veli palatini　117
口蓋扁桃　Palatine tonsil　124, 128
口角下制筋　Depressor anguli oris　14, 98, 100
口角挙筋　Levator anguli oris　14, 98
口腔　Oral cavity　124
口部《咽頭の》　Oropharynx　→［咽頭］口部
口輪筋　Orbicularis oris　98, 100, 127
広頸筋　Platysma　14, 41, 98, 100, 127
広背筋　Latissimus dorsi　13-15, 24, 27-29, 37, 38
甲状頸動脈　Thyrocervical trunk　40, 67, 102
甲状舌骨筋　Thyrohyoid　122
甲状舌骨膜　Thyrohyoid membrane　123
甲状腺　Thyroid gland　2, 67, 130, **131**
甲状軟骨　Thyroid cartilage　99, 122, 123
交感神経幹　Sympathetic trunk　28, 112, 113
［交感神経］幹神経節　Ganglion of sympathetic trunk　28, 112
交通枝《脊髄神経と交感神経幹の》　Rami communicantes　28, 112
肛門　Anus　89, 90
肛門管　Anal canal　87, 90
肛門挙筋　Levator ani　85, 89
肛門尾骨靱帯　Anococcygeal body; Anococcygeal ligament　89
岬角《仙骨の》　Promontory　20, 90
咬筋　Masseter　98, 100, 124, 127
咬筋神経　Masseteric nerve　99
咬筋動脈　Masseteric artery　99
後　Posterior　4
後陰唇交連　Posterior commissure　94
後下小脳動脈　Posterior inferior cerebellar artery　108
後角《側脳室の》　Occipital horn, Posterior horn　109
後脛骨筋　Tibialis posterior　55, 56
後脛骨静脈　Posterior tibial veins　17, 59, 61
後脛骨動脈　Posterior tibial artery　16, 59, 61
後脛骨反回動脈　Posterior tibial recurrent artery　58

後交通動脈　Posterior communicating artery　108
後骨半規管　Posterior semicircular canal　117-119
後骨膨大部　Posterior bony ampulla　118
後根《脊髄神経の》　Posterior root; Sensory root; Dorsal root　31, 112
後耳介静脈　Posterior auricular vein　103
後耳介動脈　Posterior auricular artery　99, 102
後十字靱帯　Posterior cruciate ligament　48
後上歯槽動脈　Posterior superior alveolar artery　99
後上腕回旋動脈　Posterior circumflex humeral artery　40
後神経束《腕神経叢の》　Posterior cord　43, 44
後脊髄動脈　Posterior spinal artery　31
後仙骨孔　Posterior sacral foramina　21
後側頭泉門　Mastoid fontanelle　97
後大腿皮神経　Posterior cutaneous nerve of thigh; Posterior femoral cutaneous nerve　61
後大脳動脈　Posterior cerebral artery　108
後頭下神経　Suboccipital nerve　29
後頭筋　Occipital belly　15
後頭骨　Occipital bone　8, 11, 19, **95**, 97
後頭静脈　Occipital vein　100, 103
後頭前頭筋　Occipitofrontalis　28
後頭動脈　Occipital artery　16, 29, 40, 100, 102
後頭葉　Occipital lobe　106, 109
後頭リンパ節　Occipital nodes　101
後乳頭筋　Posterior papillary muscle　67, 68
後半月大腿靱帯　Posterior meniscofemoral ligament　48
後鼻孔　Choanae; Posterior nasal apertures　121
後方　Posterior　4
後輪状披裂筋　Posterior crico-arytenoid　122
鉤　Uncus　106
鉤状突起《尺骨の》　Coronoid process　35
鉤突窩　Coronoid fossa　33, 35
喉頭　Larynx　72
喉頭蓋　Epiglottis　72, 122, 123, 129
喉頭蓋谷　Epiglottic vallecula　124
喉頭蓋軟骨　Epiglottic cartilage　123
喉頭筋　Laryngeal muscles　122, 123
喉頭口　Laryngeal inlet　124
喉頭室　Laryngeal ventricle　122
［喉頭］前庭ヒダ　Vestibular fold　122, 123
喉頭部《咽頭の》　Laryngopharynx；Hypopharynx　→　［咽頭］喉頭部
項横筋　Transversus nuchae　28
硬口蓋　Hard palate　72, 120
硬膜《脳の》　Dura mater　106
硬膜下腔　Subdural space　31
硬膜上腔《脊髄硬膜の》　Epidural space; Extradural space　31
硬膜静脈洞　Dural venous sinuses　17
黒質　Substantia nigra　110
骨　Bones　6
骨格　Skeleton　**18**, 10
骨格筋　Skeletal muscle　13
骨格系　Bones; Skeletal system　1
骨間距踵靱帯　Talocalcaneal interosseous ligament　51
骨間膜　Interosseous membrane　35, 36
骨幹　Diaphysis　6
骨幹端　Metaphysis　6, 7
骨小腔　Lacunae　6, 7
骨単位（オステオン）　Osteon　6, 7
骨端　Epiphysis　6, 7
骨端線　Epiphysial line　6-8, 18
骨端板　Epiphysial plate; Growth plate　6
骨内膜　Endosteum　7
骨盤　Pelvis　22, **45**
骨盤隔膜　Pelvic diaphragm; Pelvic floor　89
骨盤腔　Pelvic cavity　2, 3, 45
骨鼻中隔　Bony nasal septum　97
骨膜　Periosteum　6, 7
骨迷路　Bony labyrinth　119
根管　Root canal；Pulp canal　126

さ

左胃静脈　Left gastric vein　81
左胃大網静脈　Left gastro-omental vein; Left gastro-epiploic vein　81
左胃大網動脈　Left gastro-omental artery; Left gastro-epiploic artery　83
左胃動脈　Left gastric artery　81, 83
左下葉気管支　Left inferior lobar bronchus　72
左肝管　Left hepatic duct　79
左冠状動脈　Left coronary artery　66, 69
左脚《房室束の》　Left bundle　70
左結腸曲　Left colic flexure; Splenic flexure　82
左鎖骨下リンパ本幹　Left subclavian trunk　101
左主気管支　Left main bronchus　72
左上葉気管支　Left superior lobar bronchus　72
左心耳　Left auricle　**66**, 69, 70
左心室　Left ventricle　65, **66**, **67**, 68-70
左心房　Left atrium　68, 70
左精巣静脈　Left testicular vein　86
左肺　Left lung　72, 73
左肺動脈　Left pulmonary artery　73
左房室弁(僧帽弁)　Left atrioventricular valve; Mitral valve　66, 68
鎖胸三角(三角筋胸筋三角)　Clavipectoral triangle; Deltopectoral triangle　24, 37, 41, 42
鎖骨　Clavicle　8, 19, 22, 24, 32, 37
鎖骨下窩　Infraclavicular fossa　37
鎖骨下静脈　Subclavian vein　17, 65, 71, 101, 103
鎖骨下動脈　Subclavian artery　16, 40, **63**, 65, 75, 102, 113
鎖骨下動脈溝　Groove for subclavian artery　73
鎖骨下リンパ本幹　Subclavian trunk　71
鎖骨上窩(大・小)　Supraclavicular fossa　41
鎖骨上神経　Supraclavicular nerves　37, 43, 100
鎖骨上リンパ節　Supraclavicular nodes　101
坐骨　Ischium　11, 19, 45
坐骨棘　Ischial spine　22, 45, 46
坐骨結節　Ischial tuberosity　22, 45, 46, 54
坐骨枝　Ramus of ischium　46
坐骨神経　Sciatic nerve　60, 61
坐骨大腿靱帯　Ischiofemoral ligament　46
細気管支　Bronchioles　73
細静脈　Venule　17
細動脈　Arteriole　16
最上胸動脈　Superior thoracic artery　40
最上肋間動脈　Supreme intercostal artery　40
最長筋　Longissimus　27, 30
載距突起　Sustentaculum tali; Talar shelf　51
臍　Umbilicus　85, 90
臍静脈　Umbilical vein　64

臍動脈　Umbilical artery　64, 89
臍動脈索　Cord of umbilical artery　89
臍部　Umbilical region　6
三角筋　Deltoid　13-15, 27-29, 37-39, 41
三角筋胸筋三角（鎖胸三角）　Clavipectoral triangle; Deltopectoral triangle　24, 37, 41
三角筋胸筋リンパ節　Deltopectoral nodes; Infraclavicular nodes　101
三角筋粗面　Deltoid tuberosity　33
三叉神経　Trigeminal nerve［V］　**104**, 105, 107
三叉神経節（半月神経節）　Trigeminal ganglion　116
三尖弁　Tricuspid valve　**66, 67**, 68
三頭筋　Three-headed muscle　13

し

子宮　Uterus　**91**, 93
子宮円索　Round ligament of uterus　91
子宮頸　Cervix of uterus　90, 91
子宮頸管　Cervical canal　91
子宮広間膜　Broad ligament of uterus　91
子宮体　Body of uterus　91
子宮脱　Uterine prolapse　94
子宮底　Fundus of uterus　**90, 91**
子宮内膜　Endometrium　91
四丘体板（蓋板）　Tectal plate; Quadrigeminal plate　119, 130
四頭筋　Four-headed muscle　13
矢状静脈洞（上・下）　Sagittal sinus　17
矢状縫合　Sagittal suture　95
矢状面　Sagittal planes　5
糸状乳頭　Filiform papillae　124
刺激伝導系　Conducting system of heart　70
指伸筋　Extensor digitorum → ［総］指伸筋
指節間関節　Interphalangeal joints of hand　10, 32, 35, 36
指［節］骨　Phalanges　8, 11, 19, 32
視覚伝導路　Optic pathway　119
視覚路　Visual pathway　115
視交叉　Optic chiasm; Optic chiasma → 視［神経］交叉
視索　Optic tract　105, 110, 115, 119
視床　Thalamus　106, **107, 109**, 111, 132
視床下部　Hypothalamus　**111**, 130
視床間橋　Interthalamic adhesion; Massa intermedia　106, 111
視床髄条　Stria medullaris of thalamus　106, 107
視床線条体静脈（上・下）　Thalamostriate vein　107, 109
視床枕　Pulvinar　115
視神経　Optic nerve　97, **104, 105**, 107, 108, 114-116, 119
視神経円板（視神経乳頭）　Optic disc　115
視神経管　Optic canal　95, 97
視［神経］交叉　Optic chiasm; Optic chiasma　105, 106, 111
視神経乳頭（視神経円板）　Optic disc　115
視放線　Optic radiation; Geniculocalcarine fibres　115, 119
趾（指）節間関節　Interphalangeal joints of foot　51
趾（指）［節］骨　Phalanges　8, 11, 19
歯冠　Crown　126
歯頸　Neck; Cervix　126
歯根　Root　126
歯状靱帯　Denticulate ligament　31
歯髄　Dental pulp　126
歯槽骨　Dental alveolus; Tooth socket　126
歯突起　Dens　20

歯列弓　Alveolar arch　125
篩骨　Ethmoid; Ethmoidal bone　8, 95, **95, 97**
篩骨洞（篩骨蜂巣）　Ethmoidal cells　120
示指伸筋　Extensor indicis　39
耳下腺　Parotid gland　98, 100, 124, 129
耳下腺管　Parotid duct　99, 100
耳下腺リンパ節（浅・深）　Parotid nodes　101
耳介後リンパ節　Retroauricular nodes　101
耳介側頭神経　Auriculotemporal nerve　99, 100, 104
耳管　Pharyngotympanic tube; Auditory tube　117
耳管咽頭口　Pharyngeal opening of auditory tube　120, 121
耳管咽頭ヒダ　Salpingopharyngeal fold　120
耳管半管　Canal for pharyngotympanic tube; Canal for auditory tube　119
耳管隆起　Torus tubarius　120
耳小骨　Auditory ossicles　8, **117**, 118
耳神経節　Otic ganglion　104
自由ヒモ　Free taenia　82
自律神経系　Autonomic division; Autonomic part of peripheral nervous system　112
茸状乳頭　Fungiform papillae　124
軸椎（第2頸椎）　Axis［C II］　20, 22
室間孔（モンロ孔）　Interventricular foramen　106, **109, 110**
膝横靱帯　Transverse ligament of knee　48
膝窩　Posterior part of knee　54
膝窩筋　Popliteus　55
膝窩静脈　Popliteal vein　17, 59, 60, 61
膝窩動脈　Popliteal artery　16, 58, 59, 61, 63
膝窩面《大腿骨の》　Popliteal surface　47
膝蓋下脂肪体　Infrapatellar fat pad　48
膝蓋骨　Patella　8, 11, 19, 48, 53, 56
膝蓋上包　Suprapatellar bursa　48
膝蓋靱帯　Patellar ligament　48, 52, 56
膝蓋面　Patellar surface　47, 48
膝関節　Knee joint　48, 49
膝関節腔　Articular cavity of knee joint　48
膝十字靱帯　Cruciate ligaments of knee　49
膝神経節　Geniculate ganglion　117
車軸関節　Pivot joint　9, 12, 34
射精管　Ejaculatory duct　85, 89
斜線維《幽門括約筋の》　Oblique fibres　78
斜披裂筋　Oblique arytenoid　122, 123
斜裂《左肺の》　Oblique fissure　73
尺骨　Ulna　8, 11, 19, 32, 34-36
尺骨神経　Ulnar nerve　37, 42, 44
尺骨神経溝　Groove for ulnar nerve　33
尺骨切痕《橈骨の》　Ulnar notch　35
尺骨粗面　Tuberosity of ulna　35
尺骨体　Shaft of ulna; Body of ulna　35
尺骨頭《尺骨の》　Ulnar head　35
尺骨動脈　Ulnar artery　16, 40, 41, 44, 63
尺側手根屈筋　Flexor carpi ulnaris　15, 38, 39
尺側手根伸筋　Extensor carpi ulnaris　15, 39
尺側正中皮静脈　Basilic vein of forearm　42
尺側反回動脈　Ulnar recurrent artery　40, 41
尺側皮静脈　Basilic vein　17, 41, 42
手根　Wrist　32
手根骨　Carpal bones　6, 8, 11, 19, 32, 34, 35
手根中央関節　Midcarpal joint　32, 35
手根中手関節　Carpometacarpal joints　10, 32, 35, 36
手掌　Palm　32

日本語	English	ページ
手掌腱膜	Palmar aponeurosis	38
手背静脈網	Dorsal venous network of hand	39, 42
舟状骨《足の》	Navicular	50
終糸	Filum terminale; Terminal filum	31
終板	Lamina terminalis	111
終末細気管支	Terminal bronchioles	73
集合リンパ小節	Aggregated lymphoid nodules	82
皺眉筋	Corrugator supercilii	98
十二指腸	Duodenum	77, 79, 81, 83
縦筋層	Longitudinal layer	78
縦走筋	Longitudinal muscle	13
循環器系	Circulatory system	1, 16
処女膜	Hymen	90, 91, **94**
女性外陰部	Pudendum; Vulva	94
女性生殖器	Female genital system	91
鋤骨	Vomer	8, **95**, 97
鋤骨翼	Ala of vomer	97
小陰唇	Labium minus	85, 90, **94**
小円筋	Teres minor	27, 37
小角軟骨	Corniculate cartilage	123
小臼歯	Premolar tooth	125
小胸筋	Pectoralis minor	40, 74
小頬骨筋	Zygomaticus minor	14, 98, 100
小結節	Lesser tubercle	33
小結節稜	Crest of lesser tubercle; Medial lip	33
小後頭神経	Lesser occipital nerve	29, 43, 100
小後頭直筋	Rectus capitis posterior minor	30
小鎖骨上窩	Lesser supraclavicular fossa	24
小坐骨切痕	Lesser sciatic notch	46
小指外転筋	Abductor digiti minimi	14
小指球	Hypothenar eminence	41
小指伸筋	Extensor digiti minimi	39
小趾(指)外転筋	Abductor digiti minimi	56, 57, 62
小趾(指)対立筋	Opponens digiti minimi	56
小十二指腸乳頭	Minor duodenal papilla	79
小循環(肺循環)	Pulmonary circulation	64
小心[臓]静脈	Small cardiac vein	69
小腎杯	Minor calyces	86
小舌《左肺の》	Lingula of left lung	73
小泉門	Posterior fontanelle	95
小腸	Small intestine	2, 77, 90
小腸粘膜	Mucosa of small intestine	82
小転子	Lesser trochanter	47
小内臓神経	Lesser splanchnic nerve	112
小内転筋	Adductor minimus	54
小脳	Cerebellum	31, **105**, 106, 108
小脳延髄槽	cerebellomedullary cistern	31, 106, 110, **111**
小脳脚	Cerebellar peduncles	107
小脳虫部	Vermis of cerebellum [I-X]	106, 109, 111
小脳テント	Tentorium cerebelli; Cerebellar tentorium	105, 106
小脳扁桃	Tonsil of cerebellum; Ventral paraflocculus [H IX]	105
小鼻翼軟骨	Minor alar cartilages	114
小伏在静脈	Small saphenous vein; Short saphenous vein	60, 61
小葉間中隔	Interlobular bile ducts	73
小弯	Lesser curvature	78
松果体	Pineal gland; Pineal body	106, **107**, **130**
松果体陥凹	Pineal recess	110
松果体上陥凹	Suprapineal recess	110
消化器系	Alimentary system	1, **120**
笑筋	Risorius	14, 98
掌側	Palmar; Volar	4
掌側尺骨手根靱帯	Palmar ulnocarpal ligament	36
掌側靱帯	Palmar ligaments	36
掌側橈骨手根靱帯	Palmar radiocarpal ligament	36
硝子軟骨	Hyaline cartilage	9
漿膜	Serosa; Serous coat	82
踵骨	Calcaneus	11, 19, 51, 54
踵骨腱(アキレス腱)	Calcaneal tendon	14, 15, 51, 54, **55**, 56, 59, 60
踵骨隆起	Calcaneal tuberosity	51, 55, 56, 62
踵腓靱帯	Calcaneofibular ligament	51
踵立方関節	Calcaneocuboid joint	51
上胃部	Epigastric region; Epigastric fossa	6
上咽頭収縮筋	Superior constrictor	99, 129
上黄斑静脈	Superior macular venule	115
上黄斑動脈	Superior macular arteriole	115
上下腹神経叢	Superior hypogastric plexus; Presacral nerve	113
上外側静脈《網膜の》	Superior temporal retinal venule	115
上外側動脈《網膜の》	Superior temporal retinal arteriole	115
上顎骨	Maxilla	8, 11, 19, **95**, **97**
上顎歯	Maxillary teeth	125
上顎神経	Maxillary nerve; Maxillary division [Vb; V₂]	97, **104**
上顎洞	Maxillary sinus	120121
上関節突起《椎骨の》	Superior articular process	20
上眼窩裂	Superior orbital fissure	97
上眼瞼挙筋	Levator palpebrae superioris	114
上気管気管支リンパ節	Superior tracheobronchial nodes	75
上丘	Superior colliculus	**107**, 110
上頸神経節	Superior cervical ganglion	112
上結膜円蓋	Superior conjunctival fornix	114
上瞼板	Superior tarsus	114, 116
上甲状腺静脈	Superior thyroid vein	103
上甲状腺動脈	Superior thyroid artery	102
上行頸動脈	Ascending cervical artery	102
上行結腸	Ascending colon	77, 82, 84
上行大動脈	Ascending aorta	16, **63**, 65, **66**, 67, 68
上後腸骨棘	Posterior superior iliac spine	22, 27, 45, 54
上喉頭動脈	Superior laryngeal artery	102
上矢状静脈洞	Superior sagittal sinus	128, 132
上肢	Upper limb	32
上肢帯	Pectoral girdle; Shoulder girdle	22, 32
上視床線条体静脈(分界静脈)	Superior thalamostriate vein	109
上歯神経叢	Superior dental plexus	104
上耳介筋	Auricularis superior	98
上斜筋	Superior oblique	114
上尺側側副動脈	Superior ulnar collateral artery	40, 41
上縦隔リンパ節	Superior mediastinal nodes	101
上縦舌筋	Superior longitudinal muscle	128
上小脳脚	Superior cerebellar peduncle	107
上小脳動脈	Superior cerebellar artery	108
上伸筋支帯《足の》	Superior extensor retinaculum	53, 56
上唇挙筋	Levator labii superioris	98, 100
上唇静脈	Superior labial vein	103
上唇動脈	Superior labial branch	102
上唇鼻翼挙筋(眼角筋)	Levator labii superioris alaeque nasi	14, 98, 100, 127

上深頸リンパ節　Superior deep cervical nodes　101
上髄帆　Superior medullary velum　107
上髄帆小帯　Frenulum of superior medullary velum　107
上前腸骨棘　Anterior superior iliac spine　22, 24, 26, 45, 46
上前頭溝　Superior frontal sulcus　109
上双子筋　Gemellus superior; Superior gemellus　54
上大静脈　Superior vena cava　17, 64, 65, **66**, 67-69
上腸間膜静脈　Superior mesenteric vein　17, 81, **83**
上腸間膜動脈　Superior mesenteric artery　**63**, 81, **83**
上腸間膜動脈神経節　Superior mesenteric ganglion　113
上腸間膜動脈神経叢　Superior mesenteric plexus　83
上直筋　Superior rectus　114
上直腸動脈　Superior rectal artery　89
上椎切痕　Superior vertebral notch　21
上殿動脈　Superior gluteal artery　59
上殿皮神経　Superior clunial nerves　29
上頭斜筋　Obliquus capitis superior　29, 30
上橈尺関節　Proximal radio-ulnar joint　35
上皮小体　Parathyroid gland　130, **131**
上鼻甲介　Superior nasal concha　72, 120
上鼻道　Superior nasal meatus　120
上腹壁静脈　Superior epigastric veins　74
上腹壁動脈　Superior epigastric artery　74
上方　Superior　4
上膀胱動脈　Superior vesical arteries　89
上葉《肺の》　Superior lobe; Upper lobe　73
上肋骨窩　Superior costal facet　21
上腕　Arm　32
上腕筋　Brachialis　14, 15, 38, 41
上腕骨　Humerus　8, 11, 19, 32, 33, 35
上腕骨滑車　Trochlea of humerus　33, 35
上腕骨小頭　Capitulum of humerus　33, 35
上腕骨体　Shaft of humerus; Body of humerus　33
上腕骨頭　Head of humerus　32
上腕三頭筋　Triceps brachii　14, 15, 27, 37, 38
上腕静脈　Brachial veins　17, 42
上腕深動脈　Profunda brachii artery; Deep artery of arm　40
上腕頭《円回内筋の》　Humeral head　38
上腕動脈　Brachial artery　16, 40, 41, 44, 63
上腕二頭筋　Biceps brachii　27, 37, 38, 41
上腕二頭筋腱膜　Bicipital aponeurosis　38
静脈管　Ductus venosus　64
静脈管索　Ligamentum venosum　80
静脈系　Venous system　17
静脈叢　Venous plexus　17
静脈弁　Venous valve　17
静脈瘤　Varix　60
食道　Oesophagus　72, 77, 78
食道神経叢　Oesophageal plexus　75, 112, 113
心圧痕　Cardiac impression　73
心筋　Myocardium　13
心耳　Auricle　65
心室中隔　Interventricular septum　66, 70
心尖　Apex of heart　66
心臓　Heart　2, 112
心臓神経　Cardiac nerves　112
心膜(心囊)　Pericardium　2, 67, **75**, 131
心膜横隔静脈　Pericardiacophrenic veins　65
心膜横隔動脈　Pericardiacophrenic artery　65
心膜横洞　Transverse pericardial sinus　65
心膜腔　Pericardial cavity　2, 3

伸筋支帯《手の》　Extensor retinaculum　39
神経下垂体　Neurohypophysis　130
神経系　Nervous system　1
神経葉《下垂体の》　Neural lobe; Pars nervosa　130
真肋　True ribs [I-VII]　22
深陰茎筋膜　Deep fascia of penis　89
深陰茎背静脈　Deep dorsal vein of penis　89
深会陰横筋　Deep transverse perineal muscle　89
深横中手靱帯　Deep transverse metacarpal ligament　36
深頸動脈　Deep cervical artery　102
深頸リンパ節　Deep cervical nodes　71, 101
深指屈筋　Flexor digitorum profundus　38, 44
深掌動脈弓　Deep palmar arch　40
深静脈　Deep vein　17
深側頭動脈　Deep temporal veins　99
深腸骨回旋動脈　Deep circumflex iliac artery　58
深腓骨神経　Deep fibular nerve; Deep peroneal nerve　53, 61, 62
人字縫合(ラムダ[状]縫合)　Lambdoid suture　11, 95, 97
靭帯結合　Syndesmosis　9
腎上体(副腎)　Suprarenal gland; Adrenal gland　84, 86, 130, 131
腎静脈　Renal veins　86
[腎]髄質　Renal medulla　86
腎臓　Kidney　80, 84-86
腎柱　Renal columns　86
腎動脈　Renal artery　**63**, 83, 86
腎乳頭　Renal papilla　86
腎盤(腎盂)　Renal pelvis　84-86
[腎]皮質　Renal cortex　86

す

水晶体　Lens　115
水平面　Horizontal planes　5
垂直舌筋　Vertical muscle　128
錐体　Pyramid　105
錐体筋　Pyramidalis　24, 25
錐体路　Pyramidal tract　119
膵管　Pancreatic duct　79, 80
膵静脈　Pancreatic veins　81
膵臓　Pancreas　77, 79, 81, 83, 84, 130
髄核《椎間円板の》　Nucleus pulposus　21
髄腔　Medullary cavity; Marrow cavity　6, 7
髄質《腎臓の》　Renal medulla　86

せ

セメント質　Cement　126
正円孔　Foramen rotundum　97
正中臍索　Median umbilical ligament　85, 87
正中臍ヒダ　Median umbilical fold　89
正中神経　Median nerve　42, 44
正中仙骨動脈　Median sacral artery　89
正中仙骨稜　Median sacral crest　20
正中面　Median plane; Median sagittal plane　5
生殖器系　Genital systems　1
声帯　Vocal cord　122
声帯筋　Vocalis　123
声帯靱帯　Vocal ligament　122, 123
声帯ヒダ　Vocal fold　72, 123

声門　Glottis　123
声門裂　Rima glottidis　122, 124
精管　Ductus deferens; Vas deferens　26, 76, 85, **87**, 89
精管膨大部　Ampulla of ductus deferens　87, 89
精索　Spermatic cord　26
精巣　Testis　85, 87, 89, 130
精巣挙筋　Cremaster　26
精巣鞘膜　Tunica vaginalis　26
精巣上体(副睾丸)　Epididymis　85, 87, 89
［精巣上体］頭　Head of epididymis　89
［精巣上体］尾　Tail of epididymis　89
精巣動脈　Testicular artery　83
精嚢　Seminal vesicle　85, **87**, 89
赤核　Red nucleus　110
赤色骨髄　Red bone marrow　6, 7
赤脾髄　Red pulp　71
脊髄　Spinal cord　3, 28, 31, 112, 133
脊髄円錐　Conus medullaris; Medullary cone　21, 31
脊髄クモ膜　Spinal arachnoid mater　31
脊髄硬膜　Spinal dura mater　31
脊髄神経　Spinal nerves　28, 31
　——の後根　Dorsal root of spinal nerve　28, 31, 112
　——の後枝　Posterior branches of spinal nerve　29, 31, 112
　——の前根　Ventral root of spinal nerve　31, 112
　——の前枝　Anterior branches of spinal nerve　28, 31, 112
脊髄神経節　Spinal ganglion　28, 31, 112
脊柱　Vertebral column　20, 22
脊柱管　Vertebral canal　3, 31
脊柱起立筋　Erector spinae　25, 27
切歯　Incisor tooth　126
切歯管　Incisive duct　121
切歯骨　Incisive bone; Premaxilla　97
舌　Tongue　99, **124**
舌咽神経　Glossopharyngeal nerve［IX］　105, **105**, 107
舌下神経　Hypoglossal nerve［XII］　43, 97, 99, **105**, 107, 124
舌下神経管　Hypoglossal canal　97
舌下神経三角　Hypoglossal trigone; Trigone of hypoglossal nerve　107
舌下腺　Sublingual gland　124, 128
舌筋　Muscles of tongue　13, **99**, **128**
舌骨　Hyoid bone　8, 128
舌骨下筋　Infrahyoid muscles　103
舌骨舌筋　Hyoglossus　99
舌根　Root of tongue　122, 124, 128, 129
舌神経　Lingual nerve　**99**, 104
舌正中溝　Midline groove of tongue; Median sulcus of tongue　124
舌動脈　Lingual artery　102
舌背　Dorsum of tongue　124
舌扁桃　Lingual tonsil　124, 128
舌盲孔　Foramen caecum of tongue　124
仙棘靱帯　Sacrospinous ligament　46
仙結節靱帯　Sacrotuberous ligament　46, 61
仙骨(仙椎)　Sacrum［Sacral vertebrae I-V］　8, 11, 19, 20, 22, 45
仙骨角　Sacral cornu; Sacral horn　21
仙骨神経叢　Sacral plexus　61
仙骨部後弯　Sacral kyphosis　20
仙腸関節　Sacro-iliac joint　45, 46
仙椎　Sacrum［Sacral vertebra I-V］　→　仙骨
先天性股関節脱臼　congenital dislocation of hip joint　46

浅会陰横筋　Superficial transverse perineal muscle　89
浅頸動脈　Superficial cervical artery　40, 102
浅指屈筋　Flexor digitorum superficialis　14, 15, 38
浅掌動脈弓　Superficial palmar arch　44
浅鼠径輪　Superficial inguinal ring　26
浅側頭静脈　Superficial temporal veins　100, 103
浅側頭動脈　Superficial temporal artery　40, **99**, 100, 102
浅腸骨回旋静脈　Superficial circumflex iliac vein　26
浅腸骨回旋動脈　Superficial circumflex iliac artery　26
浅腓骨神経　Superficial fibular nerve; Superficial peroneal nerve　53, 61, 62
浅腹壁静脈　Superficial epigastric vein　26
腺下垂体　Adenohypophysis; Anterior lobe　130
線維軟骨結合　Symphysis　9, 10
線維被膜《腎臓の》　Fibrous capsule　86
線維輪《椎間円板の》　Anulus fibrosus　21
前　Anterior　4
前下小脳動脈　Anterior inferior cerebellar artery　108
前外果動脈　Anterior lateral malleolar artery　58, 62
前角《側脳室の》　Frontal horn, Anterior horn　109
前額面(前頭面，冠状面)　Frontal planes; Coronal planes　5
前距腓靱帯　Anterior talofibular ligament　51
前鋸筋　Serratus anterior　13, 14, 24, 29, 74
前脛骨筋　Tibialis anterior　13, 14, 52, 56
前脛骨静脈　Anterior tibial veins　17
前脛骨動脈　Anterior tibial artery　16, 53, 58, 59, 62
前脛腓靱帯　Anterior tibiofibular ligament　51
前頸静脈　Anterior jugular vein　103
前結節《頸椎の》　Anterior tubercle　20
前交通動脈　Anterior communicating artery　108
前交連　Anterior commissure　106, 107, 110, 111, 115
前骨間神経　Anterior interosseous nerve　→　前［前腕］骨間神経
前骨間動脈　Anterior interosseous artery　44
前骨半規管　Anterior semicircular canal　118, 119
前骨膨大部　Anterior bony ampulla　118
前篩骨神経　Anterior ethmoidal nerve　121
前篩骨動脈　Anterior ethmoidal artery　121
前斜角筋　Scalenus anterior; Anterior scalene　65, 67
前十字靱帯　Anterior cruciate ligament　48
前障　Claustrum　132
前上腕回旋動脈　Anterior circumflex humeral artery　40
前心［臓］静脈　Anterior vein(s) of right ventricle; Anterior cardiac veins　69
前脊髄動脈　Anterior spinal artery　108
前［前腕］骨間神経　Anterior interosseous nerve　44
前側頭泉門　Sphenoidal fontanelle　97
前大脳動脈　Anterior cerebral artery　108
前ツチ骨靱帯　Anterior ligament of malleus　117
前庭《骨迷路の》　Vestibule　119
前庭蝸牛神経　Vestibulocochlear nerve［VIII］　→　内耳神経［VIII］
前庭球　Bulb of vestibule　85, **94**
前庭窓　Oval window　118
前庭ヒダ《喉頭の》　Vestibular fold　122, 123
前頭筋　Frontal belly　14
前頭骨　Frontal bone　8, 11, 19, **95**, 97
前頭神経　Frontal nerve　104
前頭洞　Frontal sinus　72, 97, 120, 121
前頭縫合　Frontal suture; Metopic suture　95
前頭面(前額面，冠状面)　Frontal planes; Coronal planes　5

前頭葉　Frontal lobe　106, 109
前乳頭筋　Anterior papillary muscle　68
前鼻棘　Anterior nasal spine　97
前方　Anterior　4
前有孔質　Anterior perforated substance　105
前立腺　Prostate; Prostate gland　85, 87, 89
前腕　Forearm　32, 35, 36
前腕正中皮静脈　Median antebrachial vein; Median vein of forearm　41

そ

ゾウゲ質（象牙質）　dentin　126
咀嚼筋　Masticatory muscles　127
鼠径管　Inguinal canal　26
鼠径靱帯　Inguinal ligament　24, 26, 53, 58
鼠径部　Inguinal region; Groin　6, 26
鼠径ヘルニア　inguinal hernia　26
鼠径リンパ節　Inguinal lymph nodes　26, 71
粗線　Linea aspera　47
僧帽筋　Trapezius　15, 27-30, 37, 41, 100
僧帽弁（左房室弁）　Left atrioventricular valve; Mitral valve　66, 68
総肝管　Common hepatic duct　79, 80
総肝動脈　Common hepatic artery　83
総脚《半規管の》　Common membranous limb　118
総頸動脈　Common carotid artery　16, 42, **63**, 65, **102**
総腱輪　Common tendinous ring; Common anular tendon　114
総骨間動脈　Common interosseous artery　40
［総］指伸筋　Extensor digitorum　39
総掌側指神経《尺骨神経の》　Common palmar digital nerves　44
総掌側指神経《正中神経の》　Common palmar digital nerves　44
総掌側指動脈　Common palmar digital arteries　41, 44
総胆管　Bile duct　79, 80, 83
総腸骨静脈　Common iliac vein　17, 89
総腸骨動脈　Common iliac artery　16, **63**, 89, 113
総底側趾（指）神経　Common plantar digital nerves　62
総底側趾（指）動脈　Common plantar digital arteries　62
総腓骨神経　Common fibular nerve; Common peroneal nerve　53-56, 61, 62
象牙質（ゾウゲ質）　dentin　126
臓側胸膜（肺胸膜）　Visceral pleura; Pulmonary pleura　73
足根骨　Tarsal bones　8, 11, 19
足根中足関節　Tarsometatarsal joints　51
足根洞　Tarsal sinus　51
足底筋　Plantaris　54, 55, 61
足底腱膜　Plantar aponeurosis　56, 62
足底側　Plantar　4
足底方形筋　Quadratus plantae; Flexor accessorius　56, 62
足背趾（指）神経　Dorsal digital nerves of foot　62
足背静脈弓　Dorsal venous arch of foot　52, 60
足背動脈　Dorsalis pedis artery; Dorsal artery of foot　53, 58, 62
側頭窩　Temporal fossa　97
側頭筋　Temporalis; Temporal muscle　15, 99, 127
側頭筋膜　Temporal fascia　98, 99
側頭骨　Temporal bone　8, 11, 19, **95**, **97**
側頭頭頂筋　Temporoparietalis　98, 100
側頭葉　Temporal lobe　105, 106
側脳室　Lateral ventricle　**109**, 110
［側脳室］脈絡叢　Choroid plexus　107, **109**, 111
側副靱帯《指節間関節の》　Collateral ligaments　36
側副靱帯《中手指節間関節の》　Collateral ligaments　36
側副隆起《側脳室の》　Collateral eminence　109
側腹部　Lateral region; Flank　6

た

タバチエール　anatomical snuff box　39
ダグラス窩　Pouch of Douglas　90
手綱三角　Habenular trigone　107
多裂筋　Multifidus　29, 30
唾液腺　Salivary glands　124
楕円関節　Ellipsoid joint; Condylar joint　9, 10, 12, 34
体幹　Trunk　4, 71
　──の骨格　Skeleton of trunk　22
体腔　Body cavities　2
体肢　Limbs　4
体循環（大循環）　Systemic circulation　16
対立運動　Opposition　36
胎児　Fetus　92
　──の発育　Development of fetus　92
胎児循環　Fetal circulation　64
帯状回　Cingulate gyrus　106
帯状溝　Cingulate sulcus　106
大陰唇　Labium majus　90, **94**
大円筋　Teres major　15, 27-30, 37, 39
大臼歯　Molar tooth　126
大胸筋　Pectoralis major　14, 24, 37, 38, 40, 41
大頬骨筋　Zygomaticus major　14, 98, 100
大結節　Greater tubercle　32
大結節稜　Crest of greater tubercle; Lateral lip　33
大後頭神経　Greater occipital nerve　29, 31
大後頭直筋　Rectus capitis posterior major　29, 30
大鎖骨上窩（肩甲鎖骨三角）　Omoclavicular triangle; Greater supraclavicular fossa　24
大坐骨切痕　Greater sciatic notch　46
大耳介神経　Great auricular nerve　29, 43, 99, 100
大十二指腸乳頭　Major duodenal papilla　79
大循環（体循環）　Systemic circulation　16
大心［臓］静脈　Great cardiac vein　69
大腎杯　Major calyces　86
大泉門　Anterior fontanelle　**95**, 97
大前庭腺　Greater vestibular gland　94
大腿筋膜　Fascia lata　26
大腿筋膜張筋　Tensor fasciae latae; Tensor of fascia lata　14, 15, 52, 54
大腿骨　Femur; Thigh bone　6, 7, 8, 11, 19, 47, **48**
大腿骨頸　Neck of femur　47
大腿骨体　Shaft of femur; Body of femur　47
大腿骨頭　Head of femur　46, 47
大腿骨頭窩　Fovea for ligament of head　47
大腿骨頭靱帯　Ligament of head of femur　47
大腿四頭筋　Quadriceps femoris　14, 48
大腿深動脈　Deep artery of thigh　58, 59
大腿静脈　Femoral vein　17, 26, 58, 60
大腿神経　Femoral nerve　58, 61, 89
大腿直筋　Rectus femoris　52, 58
大腿動脈　Femoral artery　16, 26, 58, 59, **63**

索引（だいた〜ちゅう）

大腿二頭筋　Biceps femoris　15, 55, 59-61
大腿方形筋　Quadratus femoris　54, 61
大腸　Large intestine　81
大転子　Greater trochanter　27, 46, 47, 52, 54
大殿筋　Gluteus maximus　15, 27-29, 54, 61, 89
大動脈　Aorta　16, 64, 69
大動脈弓　Arch of aorta; Aortic arch　42, **63**, 66, 75, 112, 113
大動脈球　Aortic bulb　68
大動脈洞　Aortic sinus　70
大動脈弁　Aortic valve　63, 66, 68, 70
大内臓神経　Greater splanchnic nerve　112, 113
大内転筋　Adductor magnus　27, 54, 134
大脳　Telencephalon; Cerebrum　106
大脳鎌　Falx cerebri; Cerebral falx　105
大脳脚　Cerebral peduncle　105, **107**, **110**
大脳溝　Cerebral sulci　106
大脳縦裂　Longitudinal cerebral fissure　105, 106, 109
大脳動脈輪（ウィリス動脈輪）　Cerebral arterial circle　108
大脳半球　Cerebral hemisphere　106, 111
大脳葉　Cerebral lobes　106
大鼻翼軟骨　Major alar cartilage　114
大伏在静脈　Great saphenous vein; Long saphenous vein　17, 26, 58, **60**
大網　Greater omentum　2, 81, 82
大網ヒモ　Omental taenia　82
大翼《蝶形骨の》　Greater wing　95
大菱形筋　Rhomboid major　15, 27-30, 37
大弯　Greater curvature　78
第1頸椎（環椎）　Atlas［CⅠ］　20, 22
第2頸椎（軸椎）　Axis［CⅡ］　20, 22
第3後頭神経　Third occipital nerve　29
第3腓骨筋　Fibularis tertius; Peroneus tertius　53
第5中足骨粗面　Tuberosity of fifth metatarsal bone［Ⅴ］　51, 56
第7頸椎（隆椎）　Vertebra prominens［CⅦ］　22
第三脳室　Third ventricle　106, **107**, **110**, 111
第三脳室脈絡叢　Choroid plexus of third ventricle　109
第四脳室　Fourth ventricle　**110**, 111
第四脳室外側陥凹（ルシュカ孔）　Lateral recess　110
第四脳室正中口（マゲンディー孔）　Median aperture　110
第四脳室脈絡叢　Choroid plexus of fourth ventricle　107
胆汁　Bile　80
胆嚢　Gallbladder　77, 79-81, 83
胆嚢管　Cystic duct　79, 80
胆嚢頸　Neck of gallbladder　79
胆嚢静脈　Cystic vein　81
胆嚢体　Body of gallbladder　79
胆嚢底　Fundus of gallbladder　79
胆嚢動脈　Cystic artery　79, 83
淡蒼球　Pallidum; Paleostriatum　110
短胃静脈　Short gastric veins　81
短骨　Short bone　6
短趾(指)屈筋　Flexor digitorum brevis　56, 62
短趾(指)伸筋　Extensor digitorum brevis　53, 56
短小趾(指)屈筋　Flexor digiti minimi brevis　56
短掌筋　Palmaris brevis　14, 38
短橈側手根伸筋　Extensor carpi radialis brevis　39
短内転筋　Adductor brevis　134
短腓骨筋　Fibularis brevis; Peroneus brevis　15, 55, 56
短母指外転筋　Abductor pollicis brevis　38
短母指伸筋　Extensor pollicis brevis　39

短母趾(指)屈筋　Flexor hallucis brevis　56
短母趾(指)伸筋　Extensor hallucis brevis　53, 62
短毛様体神経　Short ciliary nerves　104
短肋骨挙筋　Levatores costarum breves　30
男性生殖器　Male genital system　**87**, 88
弾性型動脈　Elastic artery　16

ち

恥骨　Pubis　11, 19, 45, 46, 85
恥骨下角　Subpubic angle　45
恥骨弓　Pubic arch　45
恥骨筋　Pectineus　14, 53
恥骨結合　Pubic symphysis　10, 11, 19, 21, 22, 45, 46, 87, 90
恥骨結節　Pubic tubercle　45, 46
恥骨櫛　Pecten pubis; Pectineal line　45
恥骨前立腺靱帯　Puboprostatic ligament　89
恥骨大腿靱帯　Pubofemoral ligament　46
恥骨部（下腹部）　Pubic region　6
緻密質　Compact bone　6, 7
腟　Vagina　**90**, **91**
腟円蓋　Vaginal fornix　90, 91
腟口　Vaginal orifice　94
腟前庭　Vestibule　85
中咽頭収縮筋　Middle constrictor　129
中間楔状骨　Intermediate cuneiform; Middle cuneiform　50
中間広筋　Vastus intermedius　14
中間仙骨稜　Intermediate sacral crest　20
中頸神経節　Middle cervical ganglion　112
中結腸動脈　Middle colic artery　81, 83
中硬膜動脈　Middle meningeal artery　97, 106
中耳　Middle ear　117
中膝動脈　Middle genicular artery　58
中手骨　Metacarpals［I-V］　8, 11, 19, 32, 35, 36
中手指節関節　Metacarpophalangeal joints　32, 35, 36
中小脳脚　Middle cerebellar peduncle　107
中心窩　Fovea centralis　115
中心灰白質　Periaqueductal grey substance; Central grey substance　110
中心管（ハバース管）　Central canal　6, 7, 111
中心後回　Postcentral gyrus　106, 109
中心後溝　Postcentral sulcus　106, 109
中心溝　Central sulcus　**106**, 108, 109
中心静脈　Central vein　69
中心前回　Precentral gyrus　**106**, 109
中心前溝　Precentral sulcus　106, 109
中心［臓］静脈　Middle cardiac vein; Posterior interventricular vein　69
中節骨　Middle phalanx　35
中前頭回　Middle frontal gyrus　109
中足骨　Metatarsals［I-V］　8, 11, 19, 51
中足趾(指)節関節　Metatarsophalangeal joints　51
中側頭静脈　Middle temporal vein　103
中大脳動脈　Middle cerebral artery　108
中殿筋　Gluteus medius　15, 27, 28, 52, 54, 61
中殿皮神経　Medial clunial nerves　29
中脳　Midbrain　**105**, **110**, **111**
中脳蓋　Tectum of midbrain　111
中脳水道　Aqueduct of midbrain; Cerebral aqueduct　**110**, 111
中鼻甲介　Middle nasal concha　72, 95, 120, 121

中鼻道　Middle nasal meatus　120
中鼻道前房　Atrium of middle meatus　120
虫垂　Appendix; Vermiform appendix　77, 82-84
虫様筋《足の》　Lumbrical muscle　56
虫様筋《手の》　Lumbrical muscle　38
肘窩　Cubital fossa　41
肘関節　Elbow joint　32, 34
肘筋　Anconeus　15, 27, 39
肘正中皮静脈　Median cubital vein　41, 42
肘頭　Olecranon　35
肘頭窩　Olecranon fossa　33
肘部　Cubital region　42
長胸神経　Long thoracic nerve　43
長骨　Long bone　6
長趾(指)屈筋　Flexor digitorum longus　14, 55, 56
長趾(指)伸筋　Extensor digitorum longus　53, 56
長掌筋　Palmaris longus　14, 38
長足底靱帯　Long plantar ligament　51, 56
長・短橈側手根伸筋の腱鞘　Tendinous sheath of extensores carpi radiales　39
長橈側手根伸筋　Extensor carpi radialis longus　39
長内転筋　Adductor longus　14, 53, 58, 134
長腓骨筋　Fibularis longus; Peroneus longus　15, 55, 56, 62
長母指外転筋　Abductor pollicis longus　14, 39
長母指屈筋　Flexor pollicis longus　38, 44
長母趾(指)屈筋　Flexor hallucis longus　55
長母趾(指)伸筋　Extensor hallucis longus　14, 53
長毛様体神経　Long ciliary nerves　115
長肋骨挙筋　Levatores costarum longi　30
鳥距溝　Calcarine sulcus　106, 115
腸間膜　Mesentery　90
腸間膜根　Root of mesentery　90
腸間膜動脈(上・下)　Mesenteric artery　64
腸脛靱帯　Iliotibial tract　15, 27, 52, 54, 61
腸骨　Ilium　11, 19, 22, 45
腸骨下腹神経　Iliohypogastric nerve; Iliopubic nerve　26
腸骨窩　Iliac fossa　45
腸骨筋　Iliacus　14, 76
腸骨鼠径神経　Ilio-inguinal nerve　26
腸骨体　Body of ilium　47
腸骨大腿靱帯　Iliofemoral ligament　46
腸骨稜　Iliac crest　22, 24, 27-30, 45, **46**, 52, 54
腸絨毛　Intestinal villi　82
腸恥隆起　Iliopubic ramus　45, 46
腸腰筋　Iliopsoas　53
腸腰靱帯　Iliolumbar ligament　46
腸リンパ本幹　Intestinal trunks　71
腸肋筋　Iliocostalis　27, 29
蝶形骨　Sphenoid; Sphenoidal bone　8, **97**
蝶形骨洞　Sphenoidal sinus　72, 97, 120
蝶口蓋動脈　Sphenopalatine artery　99, 121
蝶番関節　Hinge joint　9, 10, 12
聴覚伝導路　Acoustic pathway　119
聴放線　Acoustic radiation; Geniculotemporal fibres　119
直回　Straight gyrus　105
直静脈洞　Straight sinus　105
直腸　Rectum　77, 82, 84, 89, 90
直腸子宮窩　Recto-uterine pouch　90
直腸膨大部　Rectal ampulla　87

つ

ツチ骨　Malleus　**117**, 118
ツチ骨頭　Head of malleus　117
ツチ骨柄　Handle of malleus　117
椎間円板　Intervertebral disc　11, 19-21
椎間関節　Zygapophysial joints　20
椎間孔　Intervertebral foramina　21
椎骨　Vertebra　6
椎骨動脈　Vertebral artery　16, 29, 40, 63, 102, 108
椎体　Vertebral body　20

て

手
　── の骨　Bones of hand　35
　── の靱帯　Ligaments of hand　36
底側骨間筋　Plantar interossei　56, 57
底側踵舟靱帯　Plantar calcaneonavicular ligament; Spring ligament　51
釘植　Gomphosis　9
転子間線　Intertrochanteric line　47
転子間稜　Intertrochanteric crest　47
殿溝　Gluteal fold; Gluteal sulcus　54
殿裂　Intergluteal cleft; Natal cleft　54

と

トルコ鞍　Sella turcica　97
豆鉤靱帯　Pisohamate ligament　36
豆状骨　Pisiform　36
豆状突起《キヌタ骨の》　Lenticular process　117
豆中手靱帯　Pisometacarpal ligament　36
島　Islet　108, 110
透明中隔　Septum pellucidum　109, 110
頭《精巣上体の》　Head of epididymis　89
頭蓋冠　Calvaria　96, 106
頭蓋腔　Cranial cavity　3
頭蓋骨　Bones of cranium　6, 95, 96
頭蓋底　Cranial base; Basicranium　96, 97
頭頸部　Craniocervical part　95
頭最長筋　Longissimus capitis　30
頭頂後頭溝　Parieto-occipital sulcus　106
頭頂骨　Parietal bone　8, 11, 19, **95**, **97**
頭頂葉　Parietal lobe　106, 109
頭半棘筋　Semispinalis capitis　28-30
頭板状筋　Splenius capitis　28, 29
頭方　Cranial　4
橈骨　Radius　8, 11, 19, 32, 34-36
橈骨窩　Radial fossa　33, 35
橈骨頸　Neck of radius　35
橈骨手根関節　Wrist joint　10, 32, 35
橈骨神経　Radial nerve　44
橈骨神経溝　Radial groove; Groove for radial nerve　33
橈骨切痕《尺骨の》　Radial notch　35
橈骨粗面　Radial tuberosity　35
橈骨体　Shaft of radius; Body of radius　35
橈骨頭　Radial head　35
橈骨動脈　Radial artery　16, 40, 41, 63
橈骨輪状靱帯　Anular ligament of radius　34, 35

橈側手根屈筋　Flexor carpi radialis　14, 38
橈側側副動脈　Radial collateral artery　40
橈側反回動脈　Radial recurrent artery　40
橈側皮静脈　Cephalic vein　17, 39, 41, 42
洞房結節　Sinu-atrial node　70
動眼神経　Oculomotor nerve［Ⅲ］　**104**, **105**, 107, 108, 115, 116
動眼神経核（エディンガー・ウェストファル核）　Nucleus of oculomotor nerve　110
動眼神経根（副交感神経根；毛様体神経節への動眼神経根）　Parasympathetic root; Oculomotor root; Branch of oculomotor nerve to ciliary ganglion　110
動眼神経副核　Accessory nuclei of oculomotor nerve　115
動脈　Artery　16
動脈円錐　Conus arteriosus; Infundibulum　67
動脈管（ボタロー管）　Ductus arteriosus　64
動脈管索　Ligamentum arteriosum　**66**, 69
動脈系　Arterial system　16

な

内　Internal　4
内陰部動脈　Internal pudendal artery　89
内果　Medial malleolus　53, 55, 60
内果溝《脛骨の》　Malleolar groove　48
内環状層板　Internal circumferential lamellae　7
内胸静脈　Internal thoracic vein　74
内胸動脈　Internal thoracic artery　65, 67, **74**, 102
内頸静脈　Internal jugular vein　17, 42, **63**, 65, 67, 75, 99, 101, 102, **103**
内頸動脈　Internal carotid artery　16, 40, 63, **102**, 105, 108
内肛門括約筋　Internal anal sphincter　87, 90
内耳　Internal ear　117
内耳神経（前庭蝸牛神経）　Vestibulocochlear nerve［Ⅷ］　105, **105**, 107
内耳道　Internal acoustic meatus　97
内側　Medial　4
内側下膝動脈　Inferior medial genicular artery　58
内側顆《大腿骨の》　Medial condyle　47
内側眼瞼靱帯　Medial palpebral ligament　116
内側弓状靱帯　Medial arcuate ligament　76
内側嗅条　Medial stria　115
内側楔状骨　Medial cuneiform　50
内側広筋　Vastus medialis　58
内側後頭側頭回　Medial occipitotemporal gyrus　105
内側膝状体　Medial geniculate body　107, 119
内側縦条　Medial longitudinal stria　109
内側上顆《大腿骨の》　Medial epicondyle　47
内側上膝動脈　Superior medial genicular artery　58
内側上腕筋間中隔　Medial intermuscular septum of arm　38, 44
内側上腕皮神経　Medial cutaneous nerve of arm; Medial brachial cutaneous nerve　44
内側神経束《腕神経叢の》　Medial cord　43, 44
内側前腕皮神経　Medial cutaneous nerve of forearm; Medial antebrachial cutaneous nerve　37, 44
内側足底神経　Medial plantar nerve　62
内側足底動脈　Medial plantar artery　62
内側側副靱帯《膝関節の》　Tibial collateral ligament　48
内側側副靱帯《肘関節の》　Ulnar collateral ligament　35
内側大腿回旋動脈　Medial circumflex femoral artery　58

内側直筋　Medial rectus　114
内側二頭筋溝　Medial bicipital groove　41
内側半月　Medial meniscus　48
内側腓腹皮神経　Medial sural cutaneous nerve　60, 61
内側翼突筋　Medial pterygoid　99, 127
内腸骨静脈　Internal iliac vein　17
内腸骨動脈　Internal iliac artery　16, 89
内尿道口　Internal urethral orifice; Internal urinary meatus　85, 87
内腹斜筋　Internal oblique　4, 25, 26
内分泌腺　Endocrine glands　130
内閉鎖筋　Obturator internus　54, 85, 89
内包　Internal capsule　**107**, **109**, 110, 132
内リンパ管　Endolymphatic duct　118
内リンパ嚢　Endolymphatic sac　118
内肋間筋　Internal intercostal muscle　24, **74**
軟口蓋（口蓋帆）　Soft palate　72, 120, 121, 128, 129
軟骨結合　Synchondrosis　9
軟膜　Pia mater　31

に

二尖弁　Bicuspid valve　**66**, 68
二頭筋　Two-headed muscle　13
二分靱帯　Bifurcate ligament　51
肉眼解剖学　Gross anatomy　1
乳歯　Deciduous teeth　125
乳腺　Mammary gland　74
乳頭　Nipple　74
乳頭管　Papillary duct　86
乳頭筋　Papillary muscles　70
乳頭体　Mammillary body　105, 106
乳突蜂巣　Mastoid cells　118
乳ビ槽　Cisterna chyli; Chyle cistern　71
乳様突起　Mastoid process　97
尿管　Ureter　84-86, **87**, 89
尿管口　Ureteric orifice　85
尿生殖隔膜　Urogenital diaphragm　89
尿道　Urethra　85, **87**, 89, 90
　――の隔膜部　Membranous part　87, 89
　――の前立腺部　Prostatic urethra　87
尿道海綿体　Corpus spongiosum penis　**87**, 89, 94
尿道海綿体白膜　Tunica albuginea of corpus spongiosum　89
尿道括約筋　Sphincter urethrae　87, 89
尿道球　Bulb of penis　87, 89, 94
尿道球腺（カウパー腺）　Bulbo-urethral gland　85, **87**, 89
尿道球腺管　Duct of bulbo-urethral gland　85

の

脳幹　Brainstem　107
脳弓　Fornix　106, **109**, 111
脳弓柱　Column of fornix　107, 110
脳硬膜　Cranial dura mater　106
脳室　Ventricle　110
脳神経　Cranial nerves　99
脳脊髄液　Cerebrospinal fluid　109
脳底動脈　Basilar artery　106, **108**
脳頭蓋　Neurocranium; Brain box　96
脳の動脈　Arteries of brain　108
脳梁　Corpus callosum　**111**, 115

脳梁幹　Trunk; Body　106
脳梁溝　Sulcus of corpus callosum　106
脳梁膝　Genu　106, 109, 110
脳梁膨大　Splenium　106, 109

は

ハバース管（中心管）　Haversian canal　6, 7, 111
ハバース系　Haversian system　6, 7
パイエル板　Peyer's patch　82
破水　Membrane rupture　92
破裂孔　Foramen lacerum　97
歯　Teeth　125, 126
馬尾　Cauda equina　21, 31
背側　Dorsal　4
背側楔舟靱帯　Dorsal cuneonavicular ligaments　51
背側骨間筋《足の》　Dorsal interossei　56, 57
背側骨間筋《手の》　Dorsal interossei　15
背側趾（指）神経　Dorsal digital nerves of foot　51
背側足根中足靱帯　Dorsal tarsometatarsal ligaments　51
背側中足動脈　Dorsal metatarsal arteries　58
背部　Back　24
　　── の筋　Muscles of back　27, 28
　　── の神経支配　Innervation of back　29
肺間膜　Pulmonary ligament　73
肺胸膜（臓側胸膜）　Visceral pleura: Pulmonary pleura　73
肺循環（小循環）　Pulmonary circulation　64
肺静脈　Pulmonary veins　17, 64, 69
肺尖　Apex of lung　73
肺動脈[幹]　Pulmonary trunk　16, **63**, 64, **66**, 68, 69, 75
肺動脈弁　Pulmonary valve　67
肺胞　Alveoli　73
肺胞管　Alveolar ducts　73
肺胞嚢　Alveolar sacs　73
白線　Linea alba　24
白脾髄　White pulp　71
薄筋　Gracilis　14, 15, 27, 53, 134
薄束結節　Gracile tubercle　107
反回骨間動脈　Recurrent interosseous artery　40
反回神経　Recurrent laryngeal nerve　42, 65, 75, 112, 113
半羽状　Semipennate muscle; Unipennate muscle　13
半関節　Amphiarthrosis　9
半月神経節（三叉神経節）　Trigeminal ganglion　116
半月ヒダ　Semilunar fold　82
半月弁（左・右・前・後）　Semilunar cusp　70
半月裂孔　Semilunar hiatus　121
半腱様筋　Semitendinosus　13, 15, 48, 54, 55, 59, 60, 134
半膜様筋　Semimembranosus　13, 15, 27, 54, 55, 59, 60
板《輪状軟骨の》　Lamina of cricoid cartilage　123
板間層　Diploe　106

ひ

ヒス束　Bundle of His　70
ヒラメ筋　Soleus　14, 15, 53-56, 59, 61
皮質《腎臓の》　Renal cortex　86
皮質視覚中枢　Visual cortex　115
皮神経　Cutaneous nerve　44
披裂喉頭蓋筋　Aryepiglotticus　122
披裂喉頭蓋ヒダ　Ary-epiglottic fold　122, 123
披裂軟骨　Arytenoid cartilage　123

泌尿器系　Urinary system　1
泌尿生殖器　Urogenital system　84
被殻　Putamen　110, 132
脾静脈　Splenic vein　17, 71, 81
脾臓　Spleen　**71**, 79, 81, 83
脾動脈　Splenic artery　71, **83**
脾門　Splenic hilum　71
腓骨　Fibula　8, 9, 11, 19, **48**, 51
腓骨筋滑車　Fibular trochlea; Peroneal trochlea; Peroneal tubercle　51
腓骨静脈　Fibular veins; Peroneal veins　17, 59
腓骨体　Shaft of fibula; Body of fibula　48
腓骨頭　Head of fibula　48, 55, 56
腓骨動脈　Fibular artery; Peroneal artery　16, 58, 59
腓側交通枝　Sural communicating branch　60
腓腹筋　Gastrocnemius　14, 15, 52, 54
腓腹神経　Sural nerve　60
腓腹動脈　Sural arteries　61
尾《精巣上体の》　Tail of epididymis　89
尾骨（尾椎[1-4]）　Coccyx [Coccygeal vertebrae I-IV]　8, 11, 19, 20, 22, 45, 89
尾骨筋　Ischiococcygeus; Coccygeus　89
尾状核頭　Head　**107**, 109, 110, 132
尾状核尾　Tail　107
尾状葉　Caudate lobe　80, 83
尾方　Caudal　4
眉毛下制筋　Depressor supercilii　98
鼻筋　Nasalis　98, 100
鼻腔　Nasal cavity　11, 19, 72
鼻口蓋神経　Nasopalatine nerve　121
鼻骨　Nasal bone　8, **95**, **97**
鼻根筋　Procerus　14, 98
鼻前庭　Nasal vestibule　120
鼻中隔　Nasal septum　120, **121**
鼻中隔弯曲症　Septal deviation　121
鼻背動脈　Dorsal nasal artery; External nasal artery　102
鼻部《咽頭の》　Nasopharynx　→ [咽頭]鼻部
鼻涙管　Nasolacrimal duct　116, 121
「左（ひだり）」　Left　→左（さ）
表情筋　Muscles of facial expression　98

ふ

フォルクマン管（貫通管）　Volkmann's canal　7
プティの三角（下腰三角）　Triangle of Petit　29
プルキンエ線維　Purkinje's fibers　70
不規則骨　Irregular bone　6
不随意運動　Involuntary movement　13
不動関節　Synarthrosis　9
付着板　Lamina affixa　107
浮遊肋　Floating ribs [XI-XII]　22
伏在神経　Saphenous nerve　61
伏在裂孔　Saphenous opening　60
副神経　Accessory nerve [XI]　**105**, 107
副交感神経　Parasympathetic part　113
副交感神経根　Parasympathetic root; Oculomotor root; Branch of oculomotor nerve to ciliary ganglion　→ 動眼神経根
副睾丸（精巣上体）　Epididymis　85, 87, 89
副腎（腎上体）　Suprarenal gland; Adrenal gland　84, 86, 130, 131

副膵管　Accessory pancreatic duct　79
副橈側皮静脈　Accessory cephalic vein　42
副鼻腔　Paranasal sinuses　120
腹横筋　Transversus abdominis; Transverse abdominal　25, 26, 76
腹腔　Abdominal cavity　2, 3
腹腔神経節　Coeliac ganglia　112, 113
腹腔神経叢　Coeliac plexus　83
腹腔動脈　Coeliac trunk　63, 83
腹側　Ventral　4
腹大動脈　Abdominal aorta　63
腹直筋　Rectus abdominis　13, 14, 24, 25, 74, 90
腹直筋鞘　Rectus sheath　14, 24, 25
腹部　Abdomen　24
腹部内臓　Abdominal viscera　77
腹壁　Abdominal wall　24
腹膜　Peritoneum　79
腹膜後器管　Retroperitoneal organs　2, **84**
腹膜垂　Omental appendices; Fatty appendices of colon　82
噴門　Cardia; Cardial part　78
噴門口　Cardial orifice　78
噴門切痕　Cardial notch　78
分界溝《舌の》　Terminal sulcus of tongue　124
分界条　Stria terminalis　107, 109
分界線《骨盤の》　Linea terminalis　46
分界静脈（上視床線条体静脈）　Superior thalamostriate vein　109

へ

平滑筋　Smooth muscle　13
閉鎖孔　Obturator foramen　22, 45, 46
閉鎖静脈　Obturator veins　89
閉鎖神経　Obturator nerve　89
閉鎖動脈　Obturator artery　89
閉鎖膜　Obturator membrane　46
壁側胸膜　Parietal pleura　74
扁桃体　Amygdaloid body; Amygdaloid complex　107, 110
扁平骨　Flat bone　6

ほ

ボタロー管（動脈管）　Bottaro's duct　64
母指球　Thenar eminence　14, 41
母指主動脈　Princeps pollicis artery　40
母趾（指）　Great toe [I]　50
母趾（指）外転筋　Abductor hallucis　14, 54, 56, 57, 62
母趾（指）内転筋　Adductor hallucis　57
方形葉　Quadrate lobe　80
包皮　Prepuce; Foreskin　87
放射状筋　Radiate muscle　13
放線状手根靱帯　Radiate carpal ligament　36
縫工筋　Sartorius　13, 14, 26, 48, 53, 54, 58, 60
縫合　Suture　9, 11
房室結節　Atrioventricular node　70
房室束　Atrioventricular bundle　70
帽状腱膜　Epicranial aponeurosis　98, 100
膀胱括約筋　Sphincter vesicae　87
膀胱三角　Trigone of bladder　85
膀胱子宮窩　Vesico-uterine pouch　**90**, 91

ま　み　め

マゲンディー孔（第四脳室正中口）　Foramen of Magendie　110
末節骨　Distal phalanges　35
「右（みぎ）」　Right　→右（う）
脈絡膜　Choroid　115
迷走神経　Vagus nerve [X]　42, 43, 65, 69, 74, **75**, **105**, 107, 112, 113

も

モンロ孔（室間孔）　Foramen of Monro　106, **109**, **110**
毛細血管　Capillary　16, 73
毛様体神経節　Ciliary ganglion　104
　── への動眼神経根　Parasympathetic root; Oculomotor root; Branch of oculomotor nerve to ciliary ganglion　→動眼神経根
毛様体突起　Ciliary processes　115
盲腸　Caecum　2, 77, 81-84
網膜　Retina　115
網膜内側静脈　Medial retinal venule　115
網膜内側動脈　Medial retinal arteriole　115
門［静］脈（肝門脈）　Hepatic portal vein　17, 64, 79-81

ゆ

有郭乳頭　Vallate papillae　124
幽門　Pylorus　79
幽門括約筋　Pyloric sphincter　78
幽門管　Pyloric canal　78
幽門洞　Pyloric antrum　78
幽門部　Pyloric part　78
指　Digits of hand; Fingers including thumb　32

よ

羊膜　Amnion　92
羊膜液（羊水）　Amniotic(amnionic) fluid　92
葉気管支　Lobar bronchi　72, **73**
葉状乳頭　Foliate papillae　124
腰筋（大・小）　Psoas　85
腰神経叢　Lumbar plexus　61
腰腸肋筋　Iliocostalis lumborum　30
腰椎　Lumbar vertebrae [L I-L V]　8, 11, 19-22
腰部前弯　Lumbar lordosis　20
腰方形筋　Quadratus lumborum　76
腰リンパ本幹　Lumbar trunk　71
翼口蓋神経　Pterygopalatine nerve　104
翼口蓋神経節　Pterygopalatine ganglion　104
翼突管　Pterygoid canal　97
翼突管神経　Nerve of pterygoid canal　97
翼突筋静脈叢　Pterygoid plexus　103

ら

ライマーの三角　Laimer's triangle　129
ラムダ［状］縫合（人字縫合）　Lambdoid suture　11, 95, 97
ランゲルハンス島　Islets of Langerhans　130
卵円窩　Fossa ovalis; Oval fossa　68

卵円孔　Foramen ovale　64, 97
卵黄嚢　Yolk sac　92
卵管間膜　Mesosalpinx　91
卵管峡部　Isthmus　91
卵管采　Fimbriae　91
卵管漏斗　Infundibulum　91
卵形嚢　Utricle　118
卵形嚢陥凹　Elliptical recess; Utricular recess　118
卵形嚢斑　Macula of utricle　118
卵巣　Ovary　**91**, 130
卵巣間膜　Mesovarium　91
卵巣提索（卵巣提靱帯）　Suspensory ligament of ovary; Infundibulopelvic ligament　91

り

リンパ管　Lymphatic ducts　**71**, 74, 86
リンパ系　Lymphoid system　1
リンパ節　Lymph node　86
梨状陥凹　Piriform fossa; Piriform recess　122
梨状筋　Piriformis　54, 61
梨状口　Piriform aperture　95
立方骨　Cuboid　51
隆椎（第7頸椎）　Vertebra prominens[CⅦ]　20, 22
菱形窩　Rhomboid fossa; Floor of fourth ventricle　105, **107**
菱形靱帯　Trapezoid ligament　33
輪状甲状筋　Cricothyroid　122
輪状軟骨　Cricoid cartilage　122, 123
［輪状軟骨］弓　Arch of cricoid cartilage　123
［輪状軟骨］板　Lamina of cricoid cartilage　123
輪状ヒダ　Circular folds　82
輪帯《股関節の》　Zona orbicularis　46
鱗状縫合　Squamous suture　97

る　れ

ルシュカ孔（第四脳室外側口）　Foramen of Luschka　110
涙器　Lacrimal apparatus　116
涙骨　Lacrimal bone　8, **95**, **97**
涙小管　Lacrimal canaliculus　116
涙腺　Lacrimal gland　104, 116, 128
涙腺神経　Lacrimal nerve　104, **104**
涙腺動脈　Lacrimal artery　116
涙嚢　Lacrimal sac　116
レンズ核　Lentiform nucleus; Lenticular nucleus　**107**, **109**, 110

ろ

漏斗（下垂体茎）　Infundibulum　105-108, 110
漏斗陥凹　Infundibular recess　110
肋下神経　Subcostal nerve　26
肋間上腕神経　Intercostobrachial nerves　74
肋間静脈　Posterior intercostal veins　24, 25, 74
肋間神経　Intercostal nerves; Anterior rami; Ventral rami　24, 25, 29, 31, 37, 74, 112, 113
肋間動脈　Posterior intercostal arteries　24, 25, 37, 74
肋頸動脈　Costocervical trunk　40, 102
肋骨　Ribs [I-XII]　4, 8, 11, 19, 22, 84
肋骨横隔洞　Costodiaphragmatic recess　76
肋骨角　Angle of rib　22
肋骨弓　Costal margin; Costal arch　22, 24, 72, 74, 76
肋骨挙筋　Levatores costarum　30
肋骨胸膜　Costal pleura　74
肋骨頭　Head　23
肋骨突起　Costal process　21
肋軟骨　Costal cartilage　11, 19, 22

わ

腕尺関節　Humero-ulnar joint　35
腕神経叢　Brachial plexus　42-44, 65, 67
腕頭静脈　Brachiocephalic vein　17, 42, 65, 101
腕頭動脈　Brachiocephalic trunk　16, **63**, 65, 67, 68, 75, **102**, 113
腕橈関節　Humeroradial joint　35
腕橈骨筋　Brachioradialis　14, 38, 39, 41

【裏表紙写真】Atlas

　アトラスとはギリシア神話に出てくる巨人で，オリンポスの神々との戦に破れた結果，地の果てにおいて天空を支える罰を与えられた．
　欧米の宮殿や広場には，天球儀を担いでいる銅像がしばしば見られる．天球を頭蓋骨に見立てた場合，これを支える第一頸椎に対してこの名を与えたのが命名の由来である．
　ちなみにアトラスはタイタン（巨人族 Titan）の一人で，悲劇の巨船「タイタニック」の名もこれに由来している．

MANDALA

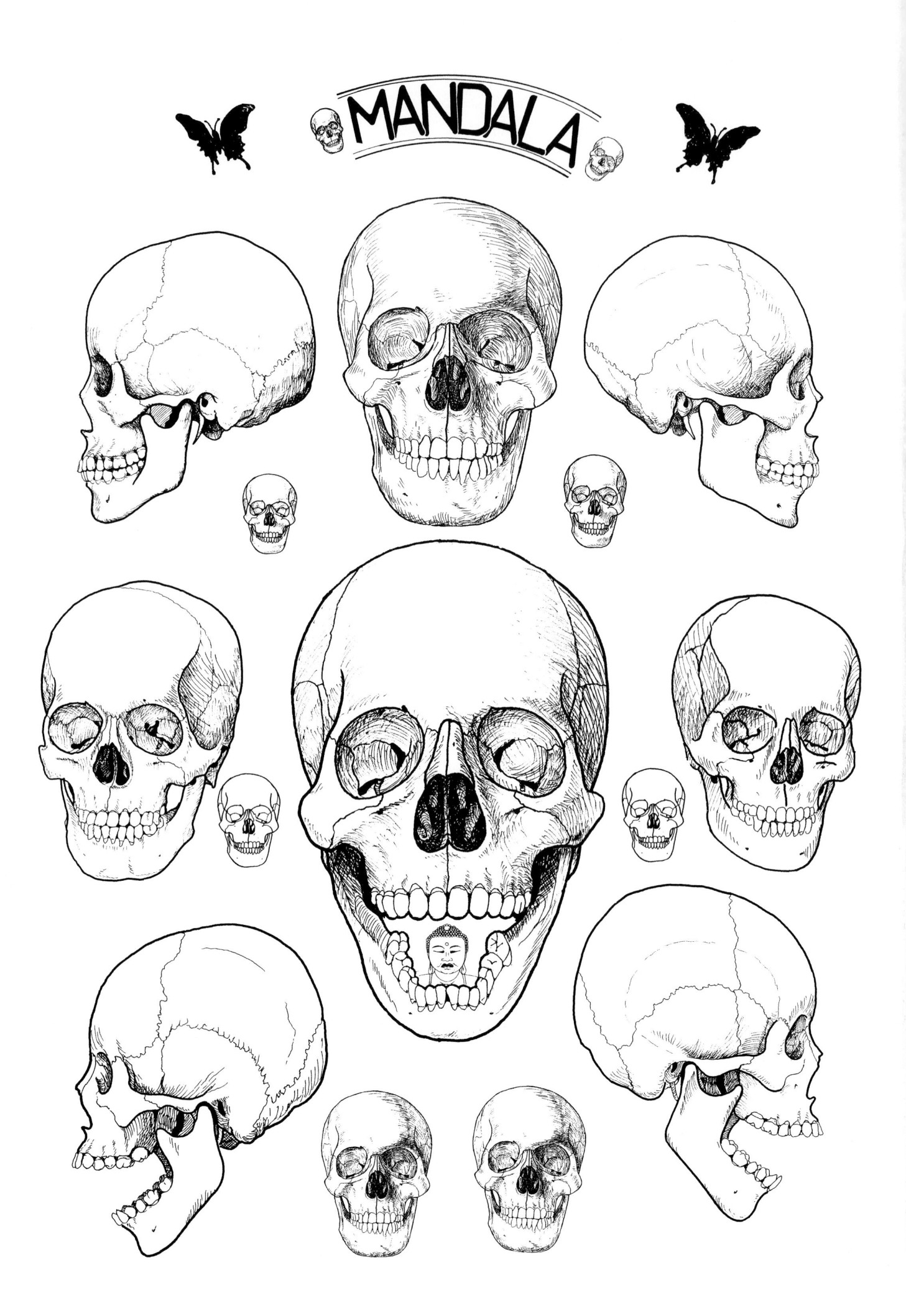